高职高专"十三五"规划教材

生物药物分析与检验

（第二版）

朱德艳　主编

化学工业出版社

·北京·

《生物药物分析与检验》（第二版）遵循"以就业为导向、职业能力为本位"的教学指导思想，贯彻"实用为主，必需、够用为度"的原则，重点强调对职业岗位所需的基本技能的掌握。内容主要包括生物药物分析与检验常用的方法，杂质与安全检查，氨基酸、多肽和蛋白质类药物的分析与检验，酶类药物的分析与检验，脂类药物的分析与检验，核酸类药物的分析与检验，糖类药物的分析与检验，基因工程药物质量控制，生物药物的现代分析方法与检验技术。为了增强教材内容的实用性，本教材在各章中设计了大量的实例，并专门设计了实训项目作为一章，以利于培养学生规范操作及处理实验结果的实际工作能力。教材每章前面以知识要点为引导；章末有习题供学生自学、复习之用；教师也可以根据教学大纲对每章的重点要求，选出一些复习题供学生讨论和自学。

　　本书可作为高职高专院校生物药品生产技术、药品质量与安全、药品生物技术、生物产品检验检疫相关专业的教材，也可供从事生物药物生产、分析与检验的工作人员参考。

图书在版编目（CIP）数据

生物药物分析与检验/朱德艳主编. —2版. —北京：化学工业出版社，2016.10（2022.5重印）

高职高专"十三五"规划教材

ISBN 978-7-122-27877-7

Ⅰ. ①生…　Ⅱ. ①朱…　Ⅲ. ①生物制品-药物分析-高等学校-教材②生物制品-药品检定-高等学校-教材　Ⅳ. ①R917②R392-33

中国版本图书馆 CIP 数据核字（2016）第 197541 号

责任编辑：李植峰　迟　蕾　　　　　　　　　装帧设计：张　辉
责任校对：王素芹

出版发行：化学工业出版社（北京市东城区青年湖南街13号　邮政编码100011）
印　　装：涿州市般润文化传播有限公司
787mm×1092mm　1/16　印张12　字数233千字　2022年5月北京第2版第2次印刷

购书咨询：010-64518888　　　　　　　售后服务：010-64518899
网　　址：http://www.cip.com.cn
凡购买本书，如有缺损质量问题，本社销售中心负责调换。

定　　价：38.00元

《生物药物分析与检验》（第二版）编写人员

主　　编　　朱德艳

副主编　　陈　晗　谭锡军　曾青兰

参编人员　（以姓名笔画为序）

王　宏　（吉林工业职业技术学院）

孔庆新　（江苏食品药品职业技术学院）

朱德艳　（荆楚理工学院）

刘程诚　（黑龙江农业职业技术学院）

陈立波　（吉林工业职业技术学院）

陈　晗　（荆楚理工学院）

易庆平　（荆楚理工学院）

徐美佳　（黑龙江职业学院）

曾青兰　（咸宁职业技术学院）

谭锡军　（荆楚理工学院）

潘　宁　（广西工业职业技术学院）

前　言

　　本教材是在《生物药物分析与检验》第一版（2008 年）的基础上修订而成的。本教材遵循"以就业为导向、职业能力为本位"的教学指导思想，依据高职高专教育的基本特点，结合职教工作的实际，贯彻"实用为主，必需、够用为度"的原则，重点强调对职业岗位所需的基本技能的掌握。

　　本教材继承了第一版教材的特点，并结合《中国药典》（2015 年版）进行了内容修订。每章以"知识要点"为引导；章末有习题供学生自学、复习之用；每章中设计了大量的实例，并专门设计了"实训项目"作为一章，以利于培养学生规范操作及处理实验结果的实际工作能力。全书内容主要包括生物药物分析与检验常用的方法，杂质与安全检查，氨基酸、多肽和蛋白质类药物的分析与检验，酶类药物的分析与检验，脂类药物的分析与检验，核酸类药物的分析与检验，糖类药物的分析与检验，基因工程药物质量控制，生物药物的现代分析与检验技术。

　　本编写组在编写过程中得到了荆楚理工学院、吉林工业职业技术学院、江苏食品药品职业技术学院、咸宁职业技术学院、广西工业职业技术学院和化学工业出版社的领导和同仁的大力支持与帮助；在编写过程中也收到不少同行的宝贵意见和建议，在此一并表示衷心感谢。

　　本书可作为高职高专院校药品生物技术、药品生产技术、药品质量与安全相关专业的教材，也可供从事生物药物生产、分析与检验的工作人员作为参考书使用。

　　由于编者水平有限，书稿中难免存在一些缺点和疏漏，热忱希望使用本教材的师生及其他读者提出宝贵意见，以便进一步修正。

编者

2016 年 5 月

第一版前言

　　生物药物分析与检验是一门研究生物药物制品全面质量控制和分析方法的学科，它的基本任务和作用是：使学生掌握生物药物分析与检验的基本理论知识和生物药物基本分析检验方法，培养学生重视生物药物质量的观念，从而不断提高分析问题和解决问题的能力，使学生能在今后的工作中通过所学的知识对药品进行严格的分析检验，实现药品的全面质量控制。

　　本书共分十一章，按 72 学时编写。编写过程中，遵循"以就业为导向、职业能力为本位"的教学指导思想，依据高职高专教育的基本特点，结合职教工作的实际，贯彻"实用为主，必需、够用为度"的原则，重点强调对职业岗位所需的基本技能的掌握。内容主要包括生物药物分析与检验常用的方法，杂质与安全检查，氨基酸、多肽和蛋白质类药物的分析与检验，酶类药物的分析与检验，脂类药物的分析与检验，核酸类药物的分析与检验，糖类药物的分析与检验，基因工程药物质量控制，生物药物的现代分析方法与检验技术。为了增强教材内容的实用性，本教材在各章中设计了大量的实例，并专门设计了实验项目作为一章，以利于培养学生规范操作及处理实验结果的实际工作能力。教材每章前面以知识要点为引导；章末有习题供学生自学、复习之用；教师也可以根据教学大纲对每章的重点要求，选出一些复习题供学生讨论和自学。

　　参加本书编写的人员有朱德艳、陈立波、谭锡军、孔庆新、王宏、易庆平、曾青兰、潘宁。荆楚理工学院的陈可夫教授审阅了全稿。本编写组在编写过程中得到了荆楚理工学院、吉林工业职业技术学院、江苏食品职业技术学院、咸宁职业技术学院、广西工业职业技术学院和化学工业出版社的领导和同仁们的大力支持与帮助；在编写过程中也收到不少同行们的宝贵意见和建议，在此一并表示衷心感谢。

　　本书可作为高职高专院校生物制药、生物技术类相关专业的教材，也可供从事生物药物生产、分析与检验的工作人员作为参考书使用。

　　由于编者水平有限，书稿中难免存在一些缺点和疏漏，热忱希望使用本教材的师生及其他读者提出宝贵意见，以便进一步修正。

编者

2008 年 3 月

目　　录

第一章 绪 论

知识要点

1. 生物药物的定义及其分类、特性；
2. 生物药物质量控制的标准，进行质量控制的重要性和特殊性。

第一节 生物药物的概述

一、生物药物及其分类

生物药物（biological drugs）是利用生物体、生物组织或其成分，综合应用生物学、生物化学、微生物学、免疫学、物理化学和药学的原理与方法进行加工、制造而成的一大类用于预防、诊断、治疗的制品。

生物药物发展迅速、应用广泛，与化学药物、中药并称为三大药源。早期的生物药物是由来自生物体某些天然活性物质加工制成的制剂，称为第一代生物药物。来自动物脏器的生物药物曾有脏器制剂之称，如胎盘制剂、脑垂体后叶制剂、眼制剂、混合血清等。第二代生物药物是指利用近代生化技术从生物材料中分离、纯化获得的具有针对性治疗作用的生物活性物质，如纯化胰岛素、前列腺素 E、尿激酶、肝素钠、人丙种球蛋白、转铁蛋白、狂犬病免疫球蛋白等。第三代生物药物是利用生物技术生产的天然生化物质及经过生物工程手段改造的具有比天然物质更高药理活性的新物质，为新型的生物药物，其种类繁多。

广义的生物药物包括从动物、植物、微生物等生物体中制取的各种天然生物活性物质及其人工合成或半合成的天然物质类似物。由于抗生素已成为药物的独立门类，所以除抗生素之外，生物药物按其来源和生产方法分主要包括生化药物、生物技术药物与生物制品及其相关的生物医药产品。

1. 生化药物

生化药物（biochemical drugs）一般是指从动物、植物及微生物中提取的，也可用生物化学半合成或用现代生物技术制得的生命基本物质及其衍生物、降解物、大分子结构修饰物等，如氨基酸、多肽、蛋白质、酶、辅酶、核苷酸、多糖、脂类等。

2. 生物技术药物

生物技术药物（biotechnology drugs）是指由微生物代谢所产生的药物和必须利用微生物及其酶转化反应共同完成的半合成药物，如醇酮类、有机酸、氨基酸、核苷酸、维生素、生物碱、甾体激素、抗生素、酶与辅酶类等。

3. 生物制品

凡是从微生物、原虫、动物或人体材料直接制备或用现代生物技术、化学方法制成，作为预防、治疗、诊断特定传染病或其他疾病的制剂，通称为生物制品（biological product），如疫苗、免疫血清、血液制剂、免疫调节剂（各种细胞因子、转移因子、胸腺肽、免疫核糖核酸）、诊断试剂等。

实际上这三大类生物药物并无明显的界线，它们的关系愈来愈密切，其内涵也愈来愈接近，有时不易划分清楚，只是生物制品更多地涉及免疫学、预防医学和微生物学。随着现代化生物制药技术的发展和应用，上述三者正在彼此交叉，互相融合，因而可统称为生物药物。

二、生物药物的特性

1. 生物学特性

（1）在化学构成上，生物药物十分接近于人体内的正常生理物质，进入人体内后也更易为机体吸收利用和参与人体的正常代谢与调节。

（2）在药理学上，生物药物具有更高的生化机制合理性和特异治疗有效性。如细胞色素 c 为呼吸链的一个重要成员，用它治疗因组织缺氧所引起的一系列疾病，效果显著。

（3）在医疗上，生物药物具有药理活性高、针对性强、毒性低、副作用小、疗效可靠及营养价值高等特点。生物药物主要有蛋白质、核酸、糖类、脂类等。这些物质可直接供给机体，对人体不仅无害，而且还是重要的营养物质。

（4）生物药物的有效成分在生物材料中浓度都很低，杂质的含量相对比较高，生理副作用常有发生。生物进化的结果使不同生物，甚至相同生物的不同个体之间的活性物质的结构都有很大差异。这种差异使在应用生物药物时表现出副作用，如免疫反应、过敏反应等。

2. 在生产、制备、检验中的特殊性

（1）原料中的有效物质含量低　如胰腺中胰岛素含量仅为 0.002%，还含有多种酶、蛋白质等杂质，提纯工艺很复杂。

（2）稳定性差　生物药物的分子结构中一般具有特定的活性部位，生物大分子药物是以其严格的空间构象来维持其生物活性功能的，一旦遭到破坏，就会失去其药理作用。引起活性破坏的因素有：温度、压力、重金属、pH 以及自身酶水解等。

（3）易腐败　由于生物药物原料及产品均为营养高的物质，因此极易染菌、腐败，从而造成有效物质被破坏，失去活性，并且产生热原或致敏物质等。因此生产过程中对于低温、无菌操作要求严格。

（4）注射用药有特殊要求　生物药物由于易被胃肠道中的酶所分解，所以给药途径主要是注射用药，因此对药品制剂的均一性、安全性、稳定性、有效性等都有严格要求。同时对其理化性质、检验方法、剂型、剂量、处方等都有明确的要求。

（5）检验上的特殊性 由于生物药物具有特殊的生理功能，因此检验时除了应用一般化学方法外，更应根据制品的特异生理效应或专一生化反应拟定其生物活性检测方法。

三、生物药物分析与检验的特点

1. 需进行相对分子质量的测定

生物药物除氨基酸、核苷酸、辅酶及甾体激素等属化学结构明确的小分子化合物外，大部分为大分子的物质（如蛋白质、多肽、核酸、多糖类等），其相对分子质量一般为几千至几十万。对大分子的生物药物而言，即使组分相同，往往由于相对分子质量不同而产生不同的生理活性。所以，生物药物常需进行相对分子质量的测定。

2. 需检查生物活性

在制备多肽或蛋白质类药物时，有时因工艺条件的变化，导致活性多肽或蛋白质失活。因此，对这类生物药物除了用通常采用的理化法检验外，尚需用生物检定法进行检定，以证实其生物活性。

3. 需做安全性检查

由于生物药物的性质特殊，生产工艺复杂，易引入特殊杂质，故生物药物常需做安全性检查，如热原检查、过敏试验、异常毒性试验等。

4. 需做效价测定

生化药物多数可通过含量测定，以表明其主药的含量。但对某些药物需进行效价测定或酶活力测定，以表明其有效成分含量的高低。

5. 要用生化法确证结构

在大分子生物药物中，由于有效结构或相对分子质量不确定，其结构的确证很难沿用元素分析、红外、紫外、核磁、质谱等方法加以证实，往往还要用生化法如氨基酸序列分析等方法加以证实。

四、生物药物的用途

生物药物广泛用作医疗用品，特别是在传染病的预防和某些疑难病的诊断和治疗上起着其他药物所不能替代的独特作用。随着预防医学和保健医学的发展，生物药物正日益渗入到人民生活的各个领域，大大扩展了其应用范围。

1. 作为治疗药物

对许多常见病和多发病，生物药物都有较好的疗效。对目前危害人类健康最严重的一些疾病如恶性肿瘤、艾滋病、糖尿病、心血管疾病、乙型肝炎、内分泌障碍、免疫性疾病，遗传病等，生物药物发挥着其他药物不可比拟的治疗作用。

按其药理作用主要有以下几大类：①内分泌障碍治疗剂；②维生素类药物；③中枢神经系统药物；④血液和造血系统药物；⑤呼吸系统药物；⑥心血管系统药物；⑦消化系统药物；⑧抗病毒药物；⑨抗肿瘤药物；⑩抗辐射药物；⑪计划生育用药；⑫生物制品类治疗药。

2. 作为预防药物

许多疾病，尤其是传染病的预防比治疗更为重要。通过预防，许多传染病得以控制，直到根绝。常见预防用生物药物有菌苗、疫苗、类毒素及冠心病防治药物等。

3. 作为诊断药物

生物药物用作诊断试剂是其最突出又独特的另一临床用途，具有速度快、灵敏度高、特异性强等特点，绝大部分临床诊断试剂都来自生物药物。

诊断用药有体内（注射）和体外（试管）两大使用途径。诊断药物发展迅速，品种繁多，主要有：①免疫诊断试剂；②酶诊断试剂；③器官功能诊断药物；④放射性核素诊断药物；⑤单克隆抗体（McAb）诊断试剂；⑥基因诊断药物。

4. 用作其他生物医药用品

生物药物应用的另一个重要发展趋势就是渗入到生化试剂、生物医学材料、保健品、营养品、食品、日用化工和化妆品等各个领域。

五、生物药物的制备

生物药物的提取与分离方法因为原材料、药物的种类和性质不同而有很大差异。由于这些方法在其他教材中已有详细论述，本书只做综合性概述。

（一）生物药物原料的选择、预处理与保存方法

1. 原料选择

生物药物生产原料的选择原则主要是：①有效成分含量高，原料新鲜；②原料来源丰富，易得，原料产地较近；③原料中杂质含量少；④原料成本低等。但是，同时具备多种有利因素的原料不多，生产研究者可酌情选择，但第一条是最重要的。

原料的选择还要注意如下事项：植物原料要注意植物生长的季节性，选择最佳采集时间；微生物原料要注意微生物生长的对数期长短；动物原料有的要注意动物的年龄与性别。

2. 原料的预处理与保存

动物原料采集后要立即处理，去除结缔组织、脂肪组织等，并迅速冷冻贮存。植物原料确定后，要择时采集并就地去除不用的部分，将有用部分保鲜处理。收集微生物原料时，要及时将菌细胞与培养液分开，进行保鲜处理。

原料的保存方法主要有以下几种。①冷冻法。该方法适用于所有生物原料。常用-40℃速冻。②有机溶剂脱水法。常用的有机溶剂是丙酮。该法适用于原料少而价值高、有机溶剂对活性物质没有破坏作用的原料，如脑垂体等。③防腐剂保鲜。常用乙醇、苯酚等。该法适用于液体原料，如发酵液、提取液等。

（二）生物药物的提取

1. 生物组织与细胞的破碎

生物药物大部分存在于生物组织或细胞中，要提高提取率，对生物组织与细胞的破碎过程是非常重要的。常用的破碎方法一是机械破碎方法，使用的设备有组织捣碎机、胶体磨、匀浆器、球磨机、乳钵等。二是压力法,这类方法有加压与减压两种。常用的法兰西压力釜使用效果良好。三是反复冻融法,该方法设备简便,活性保持好,但用时较长。四是超声波振荡破碎法,该方法破碎效果较好,但由于局部发热,对活性有损失。五是自溶法或酶解法,用得较少。

2. 提取

生物组织与细胞破碎后要立即进行提取。提取时,首先要根据活性物质的性质,选择提取试剂。提取试剂主要有:水、缓冲溶液、盐溶液、乙醇、其他有机溶剂(如氯仿、丙酮等)。其次是考虑提取溶剂的用量及提取次数、提取时间。三是注意提取的温度、pH、变性剂等因素。这样才可以保证活性物质提取充分而且不变性。

(三)蛋白质类药物的分离纯化方法

这里所说的蛋白质类药物包括蛋白质、多肽和酶类等药物。它们的主要分离纯化方法如下。

1. 沉淀法

蛋白质、酶的初步纯化往往用沉淀法。该法的原理是使蛋白质胶体颗粒破坏,从而沉淀蛋白质。常用的有盐析法、有机溶剂沉淀法、等电点沉淀法、与靶物质结合(如抗体-抗原)沉淀法等。

2. 按分子大小分离的方法

这类方法有超滤法和透析法(即膜分离方法)、凝胶色谱法、超速离心法等。其中膜分离法可用于生物大分子物质的浓缩、分级和脱盐。

3. 按分子所带电荷进行分离的方法

氨基酸、多肽、蛋白质、酶均为两性电解质。它们具有等电点,在离开等电点的pH时便会带正或负电荷。例如某蛋白质等电点为 7.0,当溶液 pH 为 4.0 时,分子则带有正电荷。由于具有该性质,利用带电性质进行分离是极其有效的方法。利用电学性质进行分离的方法有离子交换柱色谱法、电泳法、等电聚焦法等。

4. 亲和色谱法

大部分生物活性物质都有其作用的靶物质,如酶与底物(或抑制剂)、抗原与抗体、激素与受体等,它们之间有特异的亲和作用,利用该性质设计的特异色谱分离技术称为亲和色谱。亲和色谱分离专一性强,操作简便,是当前应用很广泛的分离方法之一。

另外,最近出现的新方法还有疏水色谱等。

(四)核酸类药物的分离纯化方法

核酸类药物生产方法主要有提取法和发酵法。提取法生产 DNA 和 RNA 的主要技术是先提取核酸和蛋白质复合物,再解离核酸与蛋白质,然后分离 RNA 与 DNA。发酵法主要用于生产单核苷酸。

(五)糖类药物的分离纯化方法

由于各种糖类药物的性质和原料来源不同,没有统一规范的提取和纯化工艺。这里只介绍多糖和黏多糖的一般分离纯化方法。

1. 提取方法

非降解法适用于从含有黏多糖的动物组织中提取黏多糖，提取采用的溶剂是水或盐溶液。降解法适用于从组织中提取结合比较牢固的黏多糖：如从软骨中分离提取硫酸软骨素就是用碱处理进行降解；又如用酶处理法可提取与蛋白质结合的多糖。

2. 分离方法

常用的分离方法是沉淀法和离子交换色谱法。

乙醇沉淀法是从提取液中沉淀多糖的最简易方法，也适用于分级分离。4～5倍体积的乙醇可以使任何结缔组织中的黏多糖完全沉淀，用季铵化合物也可沉淀黏多糖。黏多糖的聚阴离子能与某些阳离子表面活性剂结合成不溶于水的盐，如十六烷基三甲基铵（CTA）等。

采用离子交换色谱法的原理是：黏多糖的聚阴离子能够很好地被阴离子交换剂吸附和分离，如 Dowex I-X$_2$ 离子交换树脂、DEAE-离子交换纤维素等。洗脱可用 NaCl 溶液进行梯度洗脱。

（六）脂类药物的分离纯化方法

1. 提取方法

脂类自然状态下是以结合形式存在的。非极性脂是与其他脂质分子或蛋白质分子的疏水区相结合的。提取生物药物就是要选择适当的溶剂来破坏这种结合键，将脂质溶解出来。常用的溶剂有组合溶剂，醇是其中的主要成分，此外还有氯仿、甲醇、水等。

2. 纯化方法

（1）沉淀法　由于不同脂质在丙酮中溶解度不同，故常用它进行沉淀。

（2）吸附色谱法　常用吸附剂有硅胶、氧化铝等。它是通过极性和离子力等把各种化合物结合到固体吸附剂上。洗脱一般是采用极性逐渐增大的洗脱液来进行，非极性的物质先流出，极性的物质后流出。

（3）离子交换色谱法　脂质分子的存在有非解离、两性离子和酸式解离三种状态。根据它们在一定 pH 条件下的解离情况，选择适当的离子交换剂可将它们提纯。如 TEAE-纤维素对分离脂肪酸和胆汁酸等特别有效。

（七）氨基酸类药物的分离纯化方法

1. 氨基酸的生产方法

（1）蛋白质水解法　水解法有酸水解、碱水解和酶水解三种。用盐酸水解为常用方法，其优点是水解迅速、完全，产物全部是 L-型氨基酸；缺点是色氨酸全部被破坏，丝氨酸等部分被破坏。碱水解法易产生消旋作用，较少应用。酶水解法水解不够完全。

（2）发酵法　发酵法主要是选育特异产生某种氨基酸的菌株，经过发酵后，从培养液中提纯氨基酸。

（3）化学合成与酶促合成法 化学合成法一般得到的是 DL-型氨基酸，尚需要对异构体拆分；酶促合成法也是酶工程在医药工业上应用的一个内容，优点是技术工艺简单，转化率高，副产物少和易提纯等。

2. 氨基酸的分离方法

常用的氨基酸分离提纯方法有沉淀法、吸附法和离子交换法。

（1）沉淀法 根据形成沉淀的原理不同分为两种：一种是依据不同氨基酸在水中或其他溶剂中的溶解度差异进行沉淀分离。另一是用特殊试剂沉淀某种氨基酸，如用邻二甲苯-4-磺酸与亮氨酸形成不溶性盐沉淀，再用氨水分解，使亮氨酸游离出来。

（2）吸附法 这是利用吸附剂根据氨基酸吸附力的差异进行氨基酸分离的方法。苯丙氨酸、酪氨酸、色氨酸的分离就是利用活性炭对其吸附的原理。

（3）离子交换法 氨基酸是两性电解质，在一定 pH 条件下，不同氨基酸带电性质及解离状态是不同的，因此在离子交换剂上被吸附的强度不同。常用的离子交换剂为强酸型阳离子交换树脂，洗脱主要用 pH 梯度洗脱。

第二节 生物药物的质量及其控制

一、生物药物质量的重要性与特殊性

生物药物是一类特殊的药品，它除用于临床治疗和诊断以外，还用于健康人特别是儿童的预防接种，以增强机体对疾病的抵抗力。生物药物的质量与人民生命密切相关，质量好的制品可增强人的免疫力，治病救人，造福于人民；质量差的制品不但不能保障人民的健康，还可能危害人的生命。如许多基因工程药物，特别是细胞因子药物都可参与人体机能的精细调节，在极微量的情况下就会产生显著的效应，任何性质或数量上的偏差，都可能贻误病情甚至造成严重危害。因此，对生物药物及其产品进行严格的质量控制就显得十分必要。

为了保证用药的安全、合理和有效，在药品的研制、生产、供应以及临床使用过程中都应该进行严格的质量控制和科学管理，并采用各种有效的分析检测方法，对药品进行严格的分析检验，从而对各个环节进行全面地控制、管理，以提高药品的质量，实现药品的全面质量控制。

二、生物药物的质量标准

药品质量标准是药品现代化生产和质量管理的重要部分，是药品生产、供应、使用和监督管理部门共同遵循的法定技术依据，也是药品生产和临床用药水平的重要标准。为了确保药品的质量，应该遵循国家规定的药品质量标准（药典、部颁标准、地方标准）进行药品检验和质量控制工作。国家卫生行政部门的药政机构和药品检验机构代表国家行使对药品的管理和质量监督。《中华人民共和国药品管理法》规定，药品必须符合国家药品标准。《中华人民共和国标准化法实施条例》规定，药品标准属于强制性标准，药典记载着各种药品的标准，是一个国家关于药品标准的法典，是国家管理药品生产与质量的依据，一般由国家卫生行政部门主持编纂、颁布实施。药典和其他法令一样具有约束力。凡属药典的药品，其质量不符合规定标准的均不得出厂、不得销售、不得使用。

我国药典的全称为《中华人民共和国药典》（Chinese Pharmacopoeia，ChP），简称《中国药典》，是我国记载药品标准的法典，由国家卫生行政部门主持编撰、颁布实施。我国第一部药典 1953 年由卫生部编印发行，共收载了药品 531 种，其中生物制品 25 种。新中国成立以来，我国先后出版了十版药典：1953 年版、1963 年版、1977 年版、1985 年版、1990 年版、1995 年版、2000 年版、2005 年版，2010 年版以及 2015 年版。

2015 年 12 月 1 日，2015 年版《中华人民共和国药典》正式执行，是新中国成立以来编制的第十版药典。《中国药典》2015 年版分为四部，各自成书，收载品种共计 5608 种，其中新增 1082 种。一部收载药材和饮片、植物油脂和提取物、成方制剂和单味制剂等，共计 2598 种。二部收载化学药品、抗生素、生化药品以及放射性药品等，共计 2603 种。三部收载生物制品 137 种，其中新增 13 种，修订 105 种，不收载 6 种。首次将通则、药用辅料单独作为第四部，四部收载通则共计 317 个，药用辅料 270 种，其中新增 137 种，修订 97 种，不收载 2 种。《中国药典》2015 年版的收载品种显著增加，检测覆盖了原料药、辅料、药品包装、生产过程等环节。在保留常规检测方法的基础上，2015 年版《中国药典》进一步扩大了对新技术、新方法的应用，以提高检测的灵敏度、专属性和稳定性。如采用超临界流体色谱法、临界点色谱法、粉末 X 射线等用于化药的质量控制；采取液相色谱法-串联质谱法、分子生物学检测技术、高效液相色谱-电感耦合等离子体质谱法等用于中药的质量控制；采用毛细管电泳分析测定重组单克隆抗体产品分子大小异构体等。在检测技术储备方面，建立了中药材 DNA 条形码分子鉴定法、色素测定法、中药中真菌毒素测定法、近红外分光光度法、基于基因芯片的药物评价技术等指导方法。

由于生物制品是不能单纯用理化方法来衡量其效力或活性的，因而只能用生物学方法来衡量。但生物学测定往往由于试验动物个体差异、所用试剂或原材料的纯度或敏感性不一致等原因，导致试验结果的不一致性。为此，需要在进行测定的同时，用一已知效价的制品作为对照来校正试验结果，这种对照品就是标准品。国际上将标准品分为两类：国际标准品和国际生物参考试剂。

1. 标准物质的种类和定义

标准物质分为两类：国家标准品和国家参考品。前者系指用国际标准品标定的，或我国自行研制的（尚无国际标准品者）用于衡量某一制品效价或毒性的特定物质，其生物活性以国际单位或以单位表示。后者系指用国际参考品标定的，或我国自行研制的（尚无国际参考品者）用于微生物（或其产物）鉴定或疾病诊断的生物诊断试剂、生物材料或特异性抗血清以及用于某些不用国际单位表示的制品的定量检定用特定物质。

2. 标准物质的制备

标准物质的制备由国家药品检定机构负责。国际标准品、国际参考品由国家药品检定机构向 WHO 索取，并保管和使用。生物标准物质原材料应与待检样品同质，不应含有干扰性杂质，应有足够的稳定性和高度的特异性，并有足够的数量。根据各种标准物质的要求，进行配制、稀释。需要添加的保护剂等物质应对标准物质活性、稳定性和试验操作过程无影响，并且其本身在干燥时不挥发。经一般质量检定合格后，精确分装，精确度应在 $\pm 1\%$ 以内。需要干燥保存者，分装后立即进行冻干和熔封，冻干者水分含量应不高于 3%。整个分装、冻干和熔封过程，必须密切注意各安瓿间效价和稳定性的一致性。

3. 标准物质的标定

标准物质的标定也由国家药品检定机构负责。新建标准物质的研制或标定一般需有至少 3 个有经验的实验室协作进行。参加单位应采用统一的设计方案、统一的方法、统一的记录格式，标定结果须经统计学处理（标定结果至少需取得 5 次独立的有效结果）。活性值（效价单位或毒性单位）的确定一般用各协作单位结果的均值表示，由国家药品检定机构收集各协作单位标定结果，统一整理统计并上报国家药品管理当局批准。研制过程应进行加速破坏试验，根据制品性质以不同温度、不同时间作活性测定，评估其稳定情况。标准物质建立以后应定期与国际标准物质比较，观察活性是否下降。

三、生物药物质量控制与管理

要确保药品的质量能符合药品质量标准的要求，在药物存在的各个环节加强管理是必不可少的，许多国家都根据本国的实际情况制定了一些科学管理规范和条例。这些规范对加强药品的全面质量控制都有十分重要的意义和作用。其中有的规范我国已经执行，有的条例还有待拟订。

对药品质量控制的全过程起指导作用的法令性文件有 GLP、GMP、GSP、GCP 四个。

GLP 即《药品非临床研究质量管理规范》。科研单位或研究部门为了研制安全、有效的药物，必须按照 GLP 的规定开展工作。规范从各个方面明确规定了如何严格控制药物研制的质量，以确保实验研究的质量与实验数据的准确可靠。

GMP 即《药品生产质量管理规范》。在我国制药行业称之为《生产质量管理规范》，是对生产的全面质量管理，即涉及人员、厂房和设备、原材料采购、入库、检验、发料、加工、制品及半成品检验、分包装、成品检定、出品销售、运输、用户意见及反应处理等在内的全过程质量管理。生产企业为了生产出全面符合药品质量标准的药品，必须按照 GMP 的规定组织生产和加强管理。GMP 作为制药企业指导药品生产和质量管理的法规，在国际上已有 30 余年历史。

GSP 即《药品经营质量管理规范》。药品供应部门为了药品在运输、贮存和销售过程中的质量和效力，必须按照 GSP 的规定进行工作。

GCP 即《药品临床试验质量管理规范》。为了保证药品临床试验资料的科学性、可靠性和重现性，涉及新药临床研究的所有人员都应明确责任，必须执行 GCP 的规定。本规范主要起两个作用：一是为了在新药研究中保护志愿受试者和病人的安全和权利；二是有助于生产厂家申请临床试验和销售许可时，能够提供有价值的临床资料。

除了药品研究、生产、供应和临床各环节的科学管理外，还有其他质量管理规范与指导原则，如《药用辅料生产质量管理规范》、《中药材生产质量管理规范》、《中药天然药物提取纯化工艺研究技术指导原则》等。

第三节　生物药物的分析检验

一、生物药物质量检验的程序与方法

生物药物检验工作的基本程序一般为取样、鉴别、检查、含量测定、写出检验报告。

（一）药物的取样

分析任何药品首先是取样，要从大量的样品中取出少量样品进行分析，应考虑取样的科学性、真实性和代表性，不然就失去了检验的意义。据此，取样的基本原则应该是均匀、合理。如生产规模的固体原料药的取样须采用取样探子。

（二）药物的鉴别试验

鉴别是采用化学法、物理法及生物学方法来确证生物药物的真伪。通常需用标准品或对照品在同一条件下进行对照试验。依据药物的化学结构和理化性质进行某些化学反应，测定某些理化常数或光谱特征，来判断药物及其制剂的真伪。药物的鉴别不是由一项试验就能完成，而是采用一组试验项目全面评价一种药物，力求使结论正确无误。常用的鉴别方法有：化学反应法、紫外分光光度法、酶法、电泳法、生物法等。

（三）药物的杂质检查

可用来判定药物的优劣。药物在不影响疗效及人体健康的原则下，可以允许生产过程和贮藏过程中引入的微量杂质的存在。通常按照药品质量标准规定的项目进行"限度检查"，以判断药物的纯度是否符合限量规定要求，所以也可称为纯度检查。药物的杂质检查又分为一般杂质检查和特殊杂质检查，后者主要是指从生产过程中引入

或原料中带入的杂质。

（四）药物的安全性检查

生物药物应保证符合无毒、无菌、无热原、无致敏原和降压物质等一般安全性要求，故需进行下列安全性检查。

1. 异常毒性试验

用一定剂量的药物按指定的操作方法和给药途径给予规定体重的某种实验动物，观察其急性毒性反应。反应的判断以实验动物死亡与否为终点。

2. 无菌检查

无菌检查法是检查药品及敷料是否染有活菌的一种方法，是药典中较重要的检查项目之一。由于许多生物药物是在无菌条件下制备的，且不能高温灭菌，因此无菌检查就更有必要。

3. 热原检查

本法是将一定剂量的供试品，静脉注入家兔体内（家兔法），以其体温升高的程度，判定该供试品中所含热原是否符合规定，是一种限度试验法。

4. 过敏试验

过敏试验是检查异性蛋白的试验。药物中若夹杂有异性蛋白，在临床使用时易引起病人多种过敏反应，因此，有可能存在异性蛋白的药物应作过敏试验。

5. 降压物质检查

降压物质是指某些药物中含有的能导致血压降低的杂质，包括组胺、类组胺或其他导致血压降低的物质。《中国药典》采用猫（或狗）血压法检查药物中所含的降压物质。

此外，某些生物药物还需要进行药代动力学和毒理学（致突变、致癌、致畸等）的研究。

（五）药物的含量（效价）测定

含量测定也可用于判定药物的优劣。含量测定就是测定药物中主要有效成分的含量。一般采用化学分析或理化分析方法来测定，以确定药物的含量是否符合药品标准的规定要求。生物药物的含量表示方法通常有两种：一种用百分含量表示，适用于结构明确的小分子药物或经水解后变成小分子的药物；另一种用生物效价或酶活力单位表示，适用于多肽、蛋白质和酶类等药物。

所以，判断一种药物的质量是否符合要求，必须全面考虑鉴别、检查与含量测定三者的检验结果。除此之外，尚有药物的性状（外观、色泽、气味、晶形、物理常数等）也能综合地反映药物的内在质量。

（六）检验报告的书写

上述药品检验及其结果必须有完整的原始记录，实验数据必须真实，不得涂改。全部项目检验完毕后，还应写出检验报告，并根据检验结果作出明确的结论。药物分析工作者在完成药品检验工作，写出书面报告后，还应对不符合规定的药品提出处理意见，以便供有关部门参考，并尽快地使药品的质量符合要求。

二、生物药物常用定量分析法

（一）酶法

酶法通常包括两种类型：一种是酶活力测定法，是以酶为分析对象，目的在于测定样品中某种酶的含量或活性，测定方法有取样测定法和连续测定法；另一种是酶分析法，是以酶为分析工具或分析试剂，测定样品中酶以外的其他物质的含量，分析的对象可以是酶的底物、酶的抑制剂和辅酶活化剂，检测方法可采用动力学分析法和总变量分析法。两者检测的对象虽有所不同，但原理和方法都是以酶能专一而高效地催化某化学反应为基础，通过对酶反应速度的测定或对生成物等浓度的测定而检测相应物质的含量。

（二）电泳法

由于电泳法具有灵敏度高、重现性好、检测范围广、操作简便并兼备分离、鉴定、分析等优点，故已成为生物技术及生物药物分析的重要手段之一。电泳法的基本原理是：在电解质溶液中，带电粒子或离子在电场作用下以不同的速度向其所带电荷相反方向迁移，电泳分离就是基于溶质在电场中的迁移速度不同而进行的。根据电泳的分离特点及工作方式，电泳可分为三大类：①自由界面电泳；②区带电泳；③高效毛细管电泳。常用的电泳法有纸电泳法、醋酸纤维素薄膜电泳法、聚丙烯酰胺凝胶电泳法、SDS-聚丙烯酰胺凝胶电泳法、琼脂糖凝胶电泳法等。

（三）理化法

1. 质量法

根据样品中分离出的单质或化合物的质量测定所含成分的含量。根据被测组分分离方法的不同，可分为提取法、挥发法、沉淀法。

2. 滴定法

根据样品中某些成分与标准溶液能定量地发生酸碱中和、氧化还原或配合反应等进行测定。

3. 比色法

根据样品与显色剂可发生颜色反应，可依颜色反应的强度测定含量。

4. 紫外分光光度法

样品或转化后的产物在某一波长处有最大吸收，在一定的浓度范围内，其浓度与吸收度成正比，则可进行定量测定。

5. 高效液相色谱法

高效液相色谱法（HPLC）的种类很多，应用也十分广泛。生物药物分析中常用的方法有：反相高效液相色谱法（RP-HPLC）、高效离子交换色谱法（HPIEC）、高效凝胶过滤色谱法（HPGFC）等。

（四）生物检定法

生物检定法是利用药物对生物体（整体动物、离体组织、微生物等）的作用以测定其效价或生物活性的一种方法。它的应用范围如下。

1. 药物的效价测定

对一些采用理化方法不能测定含量或理化测定不能反映临床生物活性的药物，可用生物检定法来控制药物质量。

2. 微量生理活性物质的测定

一些神经介质、激素等微量生理活性物质，由于其有很强的生理活性，在体内的浓度很低，加上体液中各种物质的干扰，很难用理化方法测定。而不少活性物质的生物测定法由于灵敏度高、专一性强，对供试品稍作处理即可直接测定。

3. 中药质量的控制

中药成分复杂，大部分中药的有效成分尚未搞清，难以用理化方法加以控制，但可用一些以其疗效为基础的生物测定方法来控制其质量。

4. 某些有害杂质的限度检查

如农药残留量、内毒素等致热物质、抗生素及生化制剂中降压物质的限度。

三、生物制品的质量检定

生物制品的质量检定的依据是《生物制品规程》，它是国家技术法规。规程中对每个制品的检定项目、检定方法和质量指标都有明确的规定。生物制品的检定一般分理化检定、安全检定和效力检定三个方面。

（一）生物制品的理化检定

生物制品中的某些有效成分和无效有害成分，需要通过物理的或化学的方法才能检查出来，这是保证制品安全有效的一个重要方面。近年来由于蛋白质化学、分子生物学和基因工程技术的迅猛发展，纯化菌苗、亚单位疫苗和基因工程产品的不断问世，因而理化检定更显重要。

1. 物理性状检查

（1）外观检查　制品外观异常往往会涉及制品的安全和效力，因此必须认真进行检查。通过特定的人工光源检测澄明度，对外观类型不同的制品（透明液、混悬液、冻干品）有不同的要求。

（2）真空度及溶解时间检查　冻干制品进行真空封口，可进一步保持制品的生物活性和稳定性。因此真空封口的冻干制品应进行真空度和溶解时间检查，通常可用高频火花真空测定器检查其真空程度，凡有真空度者瓶内应出现蓝紫色辉光。取一定量冻干制品，按规程要求，加适量溶剂，检查溶解时间，其溶解速度应在规定时限内。

2. 蛋白质含量测定

类毒素、抗毒素、血液制品、基因工程产品等，需要测定蛋白质含量，以检查其有效成分，计算纯度和比活性。目前常用的测定蛋白质含量的方法有：①半微量凯氏定氮法；②酚试剂法（Lowry法）；③紫外吸收法。

3. 防腐剂含量测定

生物制品在制造过程中，为了脱毒、灭活和防止杂菌污染，常加入适量的苯酚、甲醛、氯仿、汞制剂等作为防腐剂或灭活剂。《生物制品规程》中对各种防腐剂的含量都要求控制在一定限度内，并采用相应的测定方法。①苯酚含量测定常用溴量法测定；②汞类防腐剂（硫柳汞或硝酸汞苯）含量测定可用双硫腙法测定；③氯仿含量测定；④游离甲醛含量测定。

4. 纯度检查

精制抗毒素、类毒素、血液制品以及基因工程产品在制造过程中经过精制提纯后，要求检查其纯度是否达到《生物制品规程》要求。检查纯度的方法通常采用电泳和色谱法。

（1）区带电泳　带电粒子在某种固态介质上经过电泳，被分离成各个不同的区带，从而达到分析、鉴定或制备的目的，这种实验技术称为区带电泳。因支持介质的不同，区带电泳有：醋酸纤维素薄膜电泳、聚丙烯酰胺凝胶电泳（PAGE）、SDS-聚丙烯酰胺凝胶电泳（SDS-PAGE）等多种类型。

（2）免疫电泳　它是琼脂电泳与免疫扩散相联合，以提高对混合组分分辨率的一种免疫化学分析技术，应用于可溶性抗原-抗体系统的检测。免疫电泳较其他电泳的优点在于具有特异性沉淀弧，即使电泳迁移率相同的组分也能检出。主要有火箭免疫电泳（RIE）技术和对流免疫电泳（CIE）技术。

（3）凝胶色谱　生物大分子通过凝胶柱时，根据它们在网状凝胶孔隙中分配系数的不同而进行分离的技术叫凝胶色谱，又称凝胶过滤。它具有操作简便、条件温和、分辨率好、重复性强、回收率高等优点，在蛋白质、多肽、核酸、多糖等方面应用日益广泛，而且还可以进行相对分子质量的测定。

5. 其他测定项目

（1）水分含量测定　冻干制品中残余水分的含量高低，可直接影响制品的质量和稳定性。一些活菌苗和活疫苗含残余水分过高，易造成活菌苗、活疫苗的死亡而失效；含水分过低，使菌体脱水，也可造成活菌苗、活疫苗死亡。冻干血浆、白蛋白、抗毒素等则要求水分越低越好，有利于长期保存，不易变性。水分测定方法很多，有烘干失重法、五氧化二磷真空干燥失重法和费休（Fischer）水分测定法，其中后者由于快速、简便、准确而被列为常规。

（2）氢氧化铝与磷酸铝含量测定　精制破伤风类毒素、白喉类毒素、流脑多糖菌苗等常用氢氧化铝作吸附剂，以提高制品的免疫原性，因此吸附制剂应测定氢氧化铝的含量。制品的铝含量用配合物滴定法测定。

（3）磷含量测定　流脑多糖菌苗需要测定磷含量，以控制其有效成分的含量。常用的测定方法为钼蓝法。

（二）生物制品的安全检定

生物制品在生产全过程中须进行安全性方面的全面检查，排除可能存在的不安全因素，以保证制品用于人体时不致引起严重反应或意外事故。为此，必须抓好以下三方面的安全性检查：①菌毒种和主要原材料的检查；②半成品检查；③成品检查。

1. 一般安全性检查

（1）安全试验 常采用较大剂量样品注射小鼠或豚鼠，观察是否对动物健康有不良影响。

（2）无菌试验 生物制品不得含有杂菌（有专门规定者除外），灭活疫苗还不得含有活的本菌、本毒。检查方法除有专门规定外，均应按《生物制品无菌试验规程》执行。

（3）热原质试验 生物制品在制造过程中有可能被细菌或其他物质所污染，可引起机体的致热反应，这就是通常所说的热原反应。目前公认的致热物质主要是指细菌性热原质，即革兰阴性细菌内毒素，其本质为脂多糖。目前采用家兔试验法作为检查热原的基准方法。本试验是将一定剂量的供试品静脉注入家兔，在规定期间内观察家兔体温升高情况，以判定供试品中所含热原质的限度是否符合规定。试验应按《生物制品热原质试验规程》执行。国内外也在致力于研究和推广鲎试验法检测内毒素和热原。因后者灵敏度高，特异性好，简便。

2. 杀菌、灭活和脱毒情况的检查

灭活疫苗、类毒素等制品，常用甲醛或苯酚作为杀菌剂或灭活剂。这类制品的菌毒种多为致病性强的微生物，如未被杀死或解毒不完善，就会在使用时发生严重事故，因此需要进行安全性检查。

（1）活毒检查 主要是检查灭活疫苗解毒是否完善，需用对原毒种敏感的动物进行试验，一般多用小鼠。如制品中有残留未被灭活的病毒，则注射小鼠后，能使小鼠发病或死亡。

（2）解毒试验 主要用于检查类毒素等需要脱毒的制品，要用敏感动物进行检查。

（3）残余毒力试验 用于活疫苗的检查。生产这类制品的菌毒种本身是活的减毒株，允许有一定的轻微残余毒力存在。

3. 外源性污染检查

（1）野毒检查 组织培养疫苗有可能通过培养病毒的细胞带入有害的潜在病毒。这种外来的病毒也可在培养过程中同时繁殖，污染制品，因此需要进行野毒检查。

（2）支原体检查 由于细胞培养的病毒性疫苗不断增多，产生单克隆抗体的杂交瘤的大量出现，因此在各种细胞培养液和疫苗生产中支原体污染的问题日益引起人们的关注。检测支原体的方法除培养外，尚有 DNA 荧光染色法、同位素掺入法等。

（3）乙肝表面抗原（HBsAg）和丙肝抗体（HCAb）的检查 血液制品除了对所用的原材料（血浆、胎盘）要严格进行 HBsAg 和 HCAb 检查外，还应对其成品进行检测。较为灵敏的 HBsAg 检测方法是用放免（RIA）或酶联免疫法（EIA），检测

HCAb 可用 EIA。

(4) 残余细胞 DNA 检查　由于传代细胞用于疫苗生产和杂交瘤技术的日益开展，特别是基因工程产品的迅速发展，WHO 规程和我国《人用重组 DNA 制品质量控制要点》规定，必须用敏感的方法检测来源于宿主细胞的残余 DNA 含量，以确保制品的安全性。目前检测手段以分子杂交技术最为敏感和特异，即用宿主细胞 DNA 片段制备探针，然后将待检样品与探针进行杂交，结果应为阴性。

4. 过敏性物质检查

某些生物制品（如抗毒素）系采用异种蛋白为原料所制成，因此需要检查其中过敏原的去除是否达到允许限度。此外，有些制品在生产过程中可能污染一些能引起机体致敏的物质。上述情况都需要进行过敏性物质的检查。

(1) 过敏性试验　一般采用豚鼠做试验。先用待检品给动物致敏，再以同样待检品由静脉注射或心脏攻击。如有过敏原存在，动物立即出现过敏症状。

(2) 牛血清含量测定　主要用于检查组织培养疫苗，要求牛血清含量不超过 $1\mu g/mL$。牛血清是一种异种蛋白，如制品中牛血清残存量偏高，多次使用能引起机体产生变态反应。检测方法一般采用反向间接血凝法。

(3) 血型物质的检测　白蛋白、丙种球蛋白、冻干人血浆、抗毒素等制品常含有少量的 A 血型或 B 血型物质，可使受者产生高滴度的抗 A、抗 B 抗体，O 型血型的孕妇使用后可能会引起新生儿溶血症。为此，这类制品应检测血型物质含量。

（三）生物制品的效力检定

生物制品是具有生物活性的制剂，它的效力一般采用生物学方法测定。生物测定是利用生物体来测定待检品的生物活性或效价的一种方法，它以生物体对待检品的生物活性的反应为基础，以生物统计为工具，运用特定的实验设计，通过比较待检品和相应标准品或对照品在一定条件下所产生特定生物反应的剂量间的差异来测得待检品的效价。主要测定内容包括动物保护力试验、活疫苗的效力测定、抗毒素和类毒素的单位测定、血清学试验等内容。

理想的效力试验应具备下列条件：①试验方法与人体使用应大体相似；②试验方法应简便易行，重演性好；③结果应明确；④试验结果要能与流行病学调查基本取得一致；⑤所用实验动物应标准化。

习　题

1. 什么是生物药物？生物药物分析与检验的特点有哪些？
2. 生物药物与其他药物相比，在质量控制和管理上有什么区别？
3. 对生物药物进行分析与检验的程序是怎样的？
4. 生物药物分析与检验的常用方法有哪些？简要说明之。
5. 对于生物制品，主要需进行哪些方面的检定？

第二章 生物药物分析与检验常用的方法

知识要点

1. 掌握生物药物分析与检验几种常用方法的操作过程；
2. 了解生物药物分析与检验几种常用方法的基本原理。

第一节 酶 法

酶法通常包括两种类型：酶活力测定法和酶分析法。

酶活力测定法是以酶为分析对象的分析，测定样品中某种酶的含量或活性。

酶分析法是以酶为分析工具或分析试剂，测定样品中酶以外的其他物质的含量。

两者检验的对象虽有所不同，但原理和方法都是以酶能专一而高效地催化某化学反应为基础，通过对酶促反应速度的测定或对生成物等浓度的测定而检验相应物质的含量。

一、酶活力测定法

（一）酶活力

所谓酶活力，是指酶催化一定化学反应的能力。酶活力的测定实际上是测定一个被酶所催化的化学反应的速度。酶促反应的速度可以用单位时间内反应底物的减少量或产物的增加量来表示。酶反应的速度愈快所表示的酶活力愈高。

（二）酶的活力单位和比活力

1961 年国际生物化学协会酶学委员会及国际纯化学和应用化学协会临床化学委员会提出采用统一的"国际单位"（IU）来表示酶活力，规定为：在最适反应条件（温度 25℃）下，每分钟内催化 1 微摩尔（μmol）底物转化为产物所需的酶量定为一个酶活力单位，即 $1IU = 1\mu mol/min$。

在实际工作中，为了简便，人们往往采用各自习惯沿用的单位。例如 α-淀粉酶的活力单位规定为每小时催化 1g 可溶性淀粉液化所需的酶量，也有用每小时催化 1mL 2% 的可溶性淀粉液化所需的酶量定义为一个酶单位。

酶活力单位仅解决单位的定义问题，不能直接表示酶制剂的相对酶活力，因此人们常用比活力来表示酶制剂的相对酶活力，常用每克酶制剂或每毫升酶制剂含有多少个活力单位来表示（U/g 或 U/mL）。

比活力是酶学研究及生产中经常使用的数据。比活力大小可用来比较单位质量或体积中酶蛋白的催化能力。这样酶在酶制剂中的有效含量就可以用每克酶蛋白或每毫升酶蛋白含有多少酶单位来表示（U/g 或 U/mL）。

$$固体酶比活力＝活力（U）/蛋白（mg）＝总活力（U）/总蛋白（mg）$$

酶的比活力也可以代表酶的纯度，国际酶学委员会规定的比活力用每毫克蛋白质所含的酶活力单位数表示。对同一种酶来说，比活力愈大，表示酶的纯度愈高。

（三）酶活力的测定方法

酶活力测定包括两个阶段。首先要在一定条件下，将酶与作用底物混合均匀，反应一段时间，然后再测定反应液中底物或产物量的变化。常规测定酶活力的步骤如下。

1. 酶液的稀释

在酶活力测定中，酶制剂是粉剂，要溶解（乳化）和稀释；液体酶制剂也要稀释。对高活性的酶制剂可经两次稀释到测定浓度，至于究竟稀释多少倍，要看样品的酶活力大小。从测定要求来分析，要求底物物浓度要远大于酶的浓度（[S]≫[E]）。初测时，最佳稀释倍数只能通过试验来确定。

2. 选择底物浓度

根据酶的专一性，选择适宜的底物，并配置成一定浓度的底物溶液。要求所用的底物均匀一致，达到一定的纯度。有的底物溶液要求新鲜配制，有的则可预先配置后置于冰箱中保存备用。

3. 确定酶促反应的最适条件

根据资料或试验结果，确定酶促反应的最适条件，最适条件包括底物浓度、适宜的离子强度、适当稀释的酶液及严格的反应时间，不允许抑制剂存在，辅助因子不可缺少。

温度可选择酶反应最适温度或其他酶活力单位中规定的温度。pH 应是酶促反应的最适 pH 或酶活力单位中规定的 pH。

4. 反应计时必须准确

反应体系必须预热至规定温度后，加入酶液，搅拌均匀，并立即计时；达到反应时间后，要立即灭除酶活性，终止反应，并记录终了时间。

终止酶反应的方法很多，常用的有：①加热使酶失活；②加入酶变性剂，如加 5% 的三氯乙酸，三氯乙酸是一种高效、专一的蛋白质变性剂和沉淀剂，其缺点是在紫外光区有吸收；③加入酸或碱溶液，使 pH 远离最适 pH；④降低温度（10℃以下）等。采用何种方法终止反应，要根据酶的特性、反应底物或产物的性质以及检验方法等加以选择。

5. 反应量的测定

测底物减少量或产物生成量均可。只是因为酶促反应所用底物的浓度一般都很高，少量底物的消失不易测准；而产物则是从无到有，变化明显，测定较为灵敏准确，所以大都测定产物的生成量。

为了准确地反映酶促反应的结果，应当尽量采用快速、简便的检验方法，立即测出结果。

酶活力测定常用的具体方法有化学分析法、滴定法、比色法、吸收光谱法、荧光法、电化学法和量气法等，采用哪一种方法根据产物的物理、化学特征来决定。

二、酶分析法

酶分析法是一种以酶为分析工具（或试剂）的分析方法。分析的对象可以是酶的底物、辅酶活化剂，甚至酶的抑制剂。在进行这类分析时，先要根据分析对象选择适宜的"工具酶"，然后再通过酶反应的测定，并借助相应的校正曲线来测定它们的浓度或含量。在上述几种检验对象中，除了底物可以采用总变量分析法外，其他都只能用动力学分析法。

1. 动力学分析法

动力学分析法的原理是通过条件控制，分别使底物、辅酶活化剂或抑制剂的浓度在酶反应中起决定反应速度的主导作用，这时酶反应速度和上述相应因素的浓度间将具有确定的比例关系，这样测定酶反应的速度就可求出它们的浓度。酶分析法采用的条件和酶活力测定法的条件基本相同，但其所用的酶量必须恒定，被测物以外的其他反应成分均须保证处于恒定和最适。

对酶分析法来说，在建立了适宜的反应和测定系统后，还必须制备一条酶反应速度相对于相应的被测物浓度的标准曲线，以便对未知样品的量进行检验。值得强调的是，在测定未知样品时，所采用的反应、测定系统和制备标准曲线时所用的系统应完全相同，而且待测样品的浓度还应控制在这一曲线范围以内。

2. 总变量分析法（又称为平衡点法或终点法）

这是根据被测物质的性质，选择适宜的分析工具酶对该物质进行作用，然后在反应完成后，借助理化方法测出其总变化量，并参考反应的平衡点，计算出被测物的实际含量或浓度的一种分析方法。该法仅适用于底物物质的测定，应用时应考虑工具酶的用量与反应的平衡点。

第二节 电 泳 法

在电解质溶液中，带电粒子或离子在电场作用下，以不同的速度向其所带电荷相反方向迁移的现象叫电泳。许多重要的生物分子，如氨基酸、多肽、蛋白质、核苷酸、核酸等都具有可电离基团，它们在某个特定的 pH 下可以带正电或负电，在电场的作用下，这些带电分子会向着与其所带电荷极性相反的电极方向移动。电泳技术就是利用在电场的作用下，由于待分离样品中各种分子带电性质以及分子本身大小、形状等性质的差异，使带电分子产生不同的迁移速度，从而对样品进行分离、鉴定或提纯的技术。由于电泳法具有灵敏度高、重现性好、检验范围广、操作简便并兼备分离、鉴定、分析等优点，故已成为生物技术及生化药物分析的重要手段之一。

一、分类

电泳分离是基于溶质在电场中的迁移速度不同而进行的。根据分离原理的不同，电泳分为四类：移动界面电泳、区带电泳、等电聚焦电泳和等速电泳。

1. 移动界面电泳

移动界面电泳是将被分离的离子（如阴离子）混合物置于电泳槽的一端（如负极），在电泳开始前，样品与载体电解质有清晰的界面。电泳开始后，带电粒子向另一极（正极）移动，泳动速度最快的离子走在最前面，其他离子依电泳速度快慢顺序排列，形成不同的区带。只有第一个区带的界面是清晰的，达到完全分离，其中含有电泳速度最快的离子，其他大部分区带重叠。

2. 区带电泳

区带电泳是在一定的支持物上，于均一的载体电解质中，将样品加在中部位置，在电场作用下，样品中带正电荷或负电荷的离子分别向负极或正极以不同速度移动，分离成一个个彼此隔开的区带。区带电泳按支持物的物理性状不同，又可分为纸和其他纤维膜电泳、粉末电泳、凝胶电泳与丝线电泳。

3. 等电聚焦电泳

等电聚焦电泳是将两性电解质加入盛有 pH 梯度缓冲液的电泳槽中，当其处在低于其本身等电点的环境中则带正电荷，向负极移动；若其处在高于其本身等电点的环境中，则带负电荷，向正极移动。当泳动到其自身特有的等电点时，其净电荷为零，泳动速度下降到零。具有不同等电点的物质最后聚焦在各自等电点位置，形成一个个清晰的区带，分辨率极高。

4. 等速电泳

等速电泳是在样品中加有领先离子（其迁移率比所有被分离离子的大）和终末离子（其迁移率比所有被分离离子的小），样品加在领先离子和终末离子之间，在外电场作用下，各离子进行移动，经过一段时间电泳后，达到完全分离。被分离的各离子的区带按迁移率大小依序排列在领先离子与终末离子的区带之间。由于没有加入适当的支持电解质来载带电流，所得到的区带是相互连接的，且因"自身校正"效应，界面是清晰的，这是与区带电泳不同之处。

二、基本原理

一个带电颗粒在电场中所受力 F 的大小取决于颗粒所带电荷量 q 和电场强度 E，即

$$F = qE$$

由于电场力的作用，带电颗粒向一定方向泳动。另外，在溶液中运动的颗粒还受到流体黏性阻力 F' 的作用，F' 的方向与 F 相反。根据斯托克斯（Stokes）理论，黏性阻力的大小取决于带电颗粒的尺寸、形状及其所处流体黏度 η、运动速度 ν，对于球形颗粒

$$F' = 6\pi r\eta\nu$$

当颗粒运动达到动态平衡时，$F = F'$，所以

$$\nu = \frac{qE}{6\pi r\eta}$$

或

$$\nu = uE$$

式中，ν 为达到匀速泳动时的电泳速度，简称电泳速度；u 为电泳迁移率，即单位电场强度下的电泳速度。

性质不同的带电颗粒的电泳速度是不同的。这就是电泳分离的基本原理。

在具体电泳实验中，速度 ν 可用单位时间 t 内移动的距离 $d(\text{cm})$ 来表示，即

$$\nu = \frac{d}{t}$$

由于电场强度为

$$E = \frac{U}{L}$$

式中，U 为加在两极的电压，V；L 为两电极间的距离，cm。所以，颗粒的电泳迁移率为

$$u = \frac{dL}{Ut}$$

三、影响因素

在一定条件下任何带电颗粒都有自己特定的电泳迁移率。影响电泳迁移率的因素有颗粒性质、电场强度和溶液的性质等。

1. 颗粒性质

颗粒大小、形状以及所带静电荷的多少对电泳迁移率影响很大。一般来说，颗粒所带静电荷越多，粒子越小且是球形，电泳迁移率就越大。

2. 电场强度

电场强度指单位距离的电位降，即电势强度。电场强度越高，带电颗粒的电泳速度就越快。根据电场强度大小，可将电泳分为常压电泳和高压电泳。常压电泳的电场强度一般为 $2 \sim 10\text{V/cm}$，电泳分离时间较长。高压电泳的电场强度较大，为 $20 \sim 200\text{V/cm}$，电泳速度快，电泳时间短，有时仅需几分钟。

3. 溶液的性质

（1）pH 溶液的 pH 决定带电颗粒的解离程度，即决定了带电颗粒所带电荷的多少。对蛋白质和氨基酸而言，溶液的 pH 离等电点越远，其所带净电荷的量就越大，电泳速度也就越快；反之则越慢。为了使电泳过程中溶液的 pH 保持恒定，宜选用缓冲溶液。

（2）离子强度 离子强度代表所有类型的离子所产生的静电力，它取决于离子电

荷的总数。若离子强度过高，带电离子能把溶液中与其电荷相反的离子吸引在自己周围形成离子扩散层，导致颗粒所带净电荷量减少，电泳速度降低。

（3）**溶液黏度**　电泳速度与溶液黏度成反比，因此黏度越大，电泳速度越小。

（4）**电渗**　因为支持物（如纸、琼脂糖、醋酸纤维素薄膜等）不是绝对的惰性物质，它可吸附溶液中的阳离子或阴离子，使靠近支持物的溶液相对带电，从而引起电场中溶液层的移动，这种现象称为电渗现象。例如在做纸上电泳时，由于滤纸吸附 OH^- 而带负电荷。根据电中性原理，与纸相接触的水溶液则带正电荷，在电场中溶液便向负极移动，从而影响带电颗粒的正常泳动。如果颗粒泳动的方向与电渗方向一致，则泳动速度加快；如果颗粒泳动的方向与电渗方向相反，则泳动速度降低。为避免电渗现象，应尽量选择电渗作用小的支持物。

综上所述可知，电泳受粒子本身大小、形状、电场强度、溶液黏度、pH、电渗及离子强度等多种因素的影响。当电泳结果欠佳时，应检查或重新设计实验条件以便改进。

四、电泳分析的检测方法及其应用

电泳技术主要用于分离各种有机物（如氨基酸、多肽、蛋白质、脂类、核苷酸、核酸等）和无机盐；也可用于分析某种物质的纯度，还可用于分子量的测定。电泳技术与其他分离技术（如色谱法）结合，可用于蛋白质结构的分析，"指纹法"就是电泳法与色谱法的结合产物。用免疫原理检测电泳结果，提高了对蛋白质的鉴别能力。电泳与酶学技术结合发现了同工酶，对于酶的催化和调节功能有了深入的了解。所以电泳技术是药学科学中的重要研究技术。

1. 纸电泳法

纸电泳是用滤纸作支持物的一种电泳技术。1948 年 Wiselius 等首次将纸电泳用于氨基酸和多肽物质的分离。电泳装置包括电泳槽和电泳仪两部分。最常用的电泳槽是水平电泳槽，包括电极、缓冲液、液槽、电泳介质以及冷凝槽、透明罩等。电泳仪可提供电源电势，它与电泳槽的两个电极柱相连，在电泳槽两端加上了一个稳定的电场。纸电泳分低压电泳和高压电泳两种，低压电泳电压一般为 $100\sim500V$，高压电泳电压一般 $500\sim1000V$。

实验时，将电泳槽洗净、晾干、放平，然后在两个电泳槽中倒入缓冲液，使两液面平衡，将滤纸条一端浸入缓冲液，另一端搭在电泳槽支架上。将滤纸剪成适当尺寸（通常 $2\sim3cm$）搭在滤纸条上，接通电泳仪电源，调节到一定的电压，即可进行电泳。电泳时间根据样品的性质而定。在做高压电泳时，为防止温度升高引起的样品变性，在电泳过程中要通冷凝水。电泳完毕，切断电流，在滤纸与溶液界面处画上记号，以便计算滤纸的有效长度。然后将滤纸平铺在玻璃板上，置于 70℃ 左右的烘箱烘干。烘干后的滤纸按不同的方法进行显色测定。

纸电泳法可用于蛋白质、核苷酸等生化药物的测定。如核苷酸具有共轭双键的嘌呤或嘧啶碱基，在一定的 pH 条件下，具强紫外吸收，电泳后滤纸在紫外光灯下显示紫色。用铅笔定位，剪下相应的部位，进行洗脱，在特定波长下测定供试品的吸收度，按其吸收系数可计算出某一核苷酸的含量。

2. 醋酸纤维素薄膜电泳法

本法是用醋酸纤维素薄膜为支持物的一种电泳方法。醋酸纤维素薄膜是纤维素的羟基乙酰化形成的纤维素醋酸酯，将其溶于有机溶剂后，涂抹成均匀的薄膜，干燥后就成为醋酸纤维素膜。由于纤维素的羟基被乙酰化，所以它们实际上没有吸附作用，因此基本上没有拖尾现象产生，可将不同样品分离成为明显的细带，分辨率较高。

醋酸纤维素薄膜是在纸电泳的基础上发展而来的，与纸电泳相比有以下优点：分离速度快；分离所需的样品少；醋酸纤维素薄膜可做成透明膜，可在定量扫描时减少误差；易溶于一定的溶剂中，所以分离后的物质易从膜上洗脱下来。但其缺点是：膜不易吸水，随着水分的蒸发膜逐渐变干，所以在使用时，槽内需被水蒸气所饱和，且电流密度要小。此外，醋酸纤维素薄膜在使用之前，必须用缓冲液预先浸泡。

醋酸纤维素薄膜电泳常应用于血清蛋白、脂蛋白等的分离和定量测定。

3. 聚丙烯酰胺凝胶电泳法

聚丙烯酰胺凝胶电泳法（简称 PAGE）是以人工合成的聚丙烯酰胺凝胶作为惰性支持介质的电泳方法。其分离效果主要取决于分子所带电荷与分子大小的比例，也取决于与分子量大小有关的分子筛效应。PAGE 依电泳槽和凝胶层中的缓冲液体系 pH 和凝胶孔径大小是否一致而加以区别，相同的为连续体系，不相同的为不连续体系。圆盘电泳属于后者。

PAGE 与其他电泳法比较具有如下优点。

① 电泳区带狭窄不易扩散，供试品用量极微，电泳分离时间短，设备简单，分辨率高，重复性佳，已广泛用于酶、蛋白质、核酸、多肽的分析鉴定和少量制备。

② 凝胶是以单体丙烯酰胺和交联剂亚甲基双丙烯酰胺聚合而成的纵链交错的且有"分子筛效应的三维网状结构"。其机械性能优良，对热稳定，无色透明，无杂质，不溶于缓冲液，在 280nm 波长处无紫外吸收。电泳时无电渗和吸附作用，适于供试品的定量和精制。

4. SDS-聚丙烯酰胺凝胶电泳法（简称 SDS-PAGE）

SDS-PAGE 是测定蛋白和酶等大分子物质分子量的有效方法。其原理是根据大多数蛋白质都能与阳离子表面活性剂十二烷基磺酸钠（SDS）按质量比结合成复合物，使蛋白质分子所带的负电荷远远超过天然蛋白质分子的负电荷，消除了不同蛋白质分子的电荷效应，使蛋白质分子相对迁移率（R_f）的大小完全取决于分子量的高低，可从标准蛋白质的已知分子量的对数和相对迁移率所作的标准曲线中求出供试品的分子量。

SDS-PAGE 的优点是设备简单、操作方便、试剂易得、误差较小、重复性好。

该法可用常规染色法，也可用紫外吸收扫描法进行分子量测定、电泳纯度检查和电泳成分百分含量测定。

5. 琼脂糖凝胶电泳法

琼脂糖凝胶电泳是以琼脂糖为基质的一种电泳方法。琼脂是一种多聚糖，由两种主要成分组成，即琼脂糖（约占 80%）和琼脂胶。前者是由半乳糖及其衍生物构成的中性物质；后者是一种含有硫酸根和羧基的多糖，这些基团带有电荷，能产生较强的电渗现象，因而影响电泳的分离效果。另一方面硫酸根又能与某些蛋白质相互作用，使电泳速度受到较大影响，因此目前已应用琼脂糖代替琼脂作为电泳支持物质，以取得较好的效果。

琼脂糖中硫酸根含量较琼脂为少，电渗影响减弱，因而使分离效果显著提高。琼脂糖凝胶电泳操作方法简单，电泳速度快，分析的样品可不必事先经过处理。琼脂糖凝胶具有均匀、液体含量大（占 98%~99%）的特点，对蛋白质吸附极微，电泳图谱清晰，分辨力高，重复性好。琼脂糖透明而不吸收紫外光，因此可以直接利用紫外吸收法作定量测定。琼脂糖凝胶电泳所得的区带易染色，样品易洗脱，干膜也可长期保存。因此琼脂糖凝胶电泳既适于作定性、定量测定，又宜于作制备用。由于琼脂糖凝胶具有较大孔径，因此，琼脂糖凝胶电泳法特别适用于 RNA、DNA 等核酸类及其衍生物类药物的分离。

第三节 理 化 法

一、滴定分析法

滴定分析法也称容量分析法，是药物分析法中重要分析方法之一。该方法是由滴定管加入已知准确浓度的滴定液至被测物溶液中，使之与被测物计量反应，根据被测物所消耗标准溶液的体积和浓度，计算出被测物的含量。

容量分析法具有精密度好、操作简便、结果准确、快速、无需特殊设备等优点，因而是药物含量测定的首选方法。灵敏度差、不适用于微量分析其是缺点。药典中常用的容量分析法有酸碱滴定法、非水滴定法（含非水碱量法、非水酸量法等）、沉淀滴定法、配位滴定法、氧化还原滴定法等。

滴定分析的终点与化学计量点是两个既相互关联，又各自独立的基本概念。滴定液与被测组分按照反应方程式所表示的化学计量关系定量地反应达到完全时，反应即到达了"化学计量点"或简称为"计量点"。而终点则通常是借助于肉眼对指示剂颜色变化的判断或特定物理量（如电位）的变化来确定。化学计量点与滴定终点不一定能恰好完全吻合，一般来说，它们之间总会存在着微小差别，即存在有"终点误差"。当终点误差小于 0.2% 时，分析结果的准确度符合定量分析的要求。

为了达到滴定分析准确度的要求，滴定分析法对化学反应有一定的要求：①反应完全，一般要达到99.9%以上；②反应速度快，在滴定过程中，瞬间即能完成反应；③反应按照反应方程式所显示的化学计量关系定量地进行；④有可靠、简便的判定化学计量点的方法，即有适宜的指示剂可供选择或可借助于电位计等判断滴定终点的达到。完全符合上述条件的反应是有限的，采取一些措施可以使一些不满足条件的反应尽可能达到要求。例如，对反应速度不够快的，可以通过加热或加入催化剂来加速。采用不同的滴定方式，也可使一些不完全符合要求的反应，能够用于滴定分析。这样，滴定分析法得到了更广泛应用。

生物药物分析中，常用的滴定方式一般有三种。

1. 直接滴定法

当化学反应能够满足滴定分析的要求时，可用滴定剂直接对被测样品溶液进行滴定。例如，谷氨酸、苯酪肽、熊去氧胆酸和鹅去氧胆酸可用氢氧化钠滴定液滴定，测得其含量。

2. 剩余滴定法

剩余滴定法又称返滴定法、回滴定法或逆滴定法。当滴定剂与被测组分的反应速度较慢或被测物质难溶于水时，滴定剂与被测组分反应不能立即完成或没有合适的指示剂时，这时可以先加入定量、过量的第一种滴定剂，让被测物与该滴定剂完全反应；待反应结束后，再用第二种滴定剂返滴（或回滴）剩余的（过量的）第一种滴定剂；计算由与被测组分所消耗的第一种滴定剂的量，即可求算出被测物的量。

3. 间接滴定法

当滴定剂与被测组分之间因存在有副反应，不能按照某一个确定的方程式进行反应时，可以先使被测物与某一试剂作用，定量地置换出另一种物质，该物质再进一步用滴定液滴定。

有时，一种滴定反应不能简单地归入上述哪一种滴定方式，而是兼具有两种或两种以上的特点。例如，L-胱氨酸的测定是让供试品先与定量、过量的溴滴定液作用，然后让剩余的溴与碘化钾反应，定量置换出碘，最后用硫代硫酸钠滴定碘。《中国药典》收载的溴量法基本上都是采用这一滴定方式，仅仅是测定对象不同而已。

根据被测成分与标准溶液发生化学反应的性质又将滴定分析分为酸碱滴定法、氧化还原滴定法、沉淀滴定法和配位滴定法。如胰淀粉酶测定是利用氧化还原反应，以淀粉为底物，经淀粉酶水解后产生还原糖，在碱性溶液中还原糖又将斐林试剂中的Cu^{2+}还原成Cu^+，多余的Cu^+在酸性溶液中与KI作用析出碘，然后用硫代硫酸钠滴定所析出的碘，来推算糖的含量，进而标定淀粉酶的效价。

二、比色分析法

利用比较溶液颜色深浅的方法来确定溶液中有色物质的含量，这种方法称为比色分析法。

1. 朗伯-比尔定律

比色分析法的定量依据是朗伯-比尔定律。当一束平行单色光通过均匀、非散射的稀溶液时，由于溶液吸收了一部分光能，光的强度就要减弱。溶液的浓度愈大，通过的液层厚度愈大，入射光愈强，则光被吸收得愈多，光强度的减弱也愈显著。描述它们之间定量关系的定律称为朗伯-比尔定律。

$$A = \lg \frac{I_0}{I_t} = kLc$$

式中　　I_0——入射光强度；

　　　　I_t——透射光强度；

　　　　A——吸光度（光密度）；

　　　　k——比例常数；

　　　　c——有色溶液的浓度；

　　　　L——液层厚度。

朗伯-比尔定律又称为光的吸收定律，它不仅适用于可见光，也适用于紫外光和红外光；不仅适用于均匀非散射的溶液，也适用于气体和能透光的固体。

朗伯-比尔定律的数学表达式中，其比例常数，根据工作中采用标准溶液浓度单位不同，有三种表示方式。

① 吸光系数 k。当式中浓度 c 以 mg/L 表示，液层厚度以 cm 表示，其比例常数称为吸光系数 k。其物理意义是：浓度 $c = 1$mg/L，液层厚度 $L = 1$cm，在一定波长下测得的吸光度值。

② 摩尔吸光系数 ε。当溶液浓度以物质的量浓度（mol/L）表示，液层厚度 L 以 cm 表示，则此常数称摩尔吸光系数，以 ε 表示。它的物理意义是：溶液浓度为 1mol/L，吸收池厚度为 1cm，在一定波长下测得的吸光度值。它是吸光物质在一定波长下的特征常数，常用来衡量显色反应的灵敏度，仅与入射光波长有关，ε 值越大，表示显色反应越灵敏。

在实际工作中不能用 1mol/L 这样高浓度的溶液去测量摩尔吸光系数，而是用低浓度去测定，再计算求得。

③ 比吸光系数 $E_{1cm}^{1\%}$。当溶液浓度以 100mL 溶液中所含物质的质量（g），即质量体积浓度（m/V）表示，液层厚度以厘米表示时，则此吸光系数称比吸光系数，以 $E_{1cm}^{1\%}$ 表示。比吸光系数的物理意义是：含有 1% 浓度的溶液，在 1cm 厚的吸收池中测得的吸光度。

影响比色分析的因素很多，主要有溶剂、配合物的解离度、试剂的浓度、酸度、放置时间、温度、干扰离子以及仪器误差等。

通常用光吸收曲线来描述待测溶液对各种波长光的吸收情况，将光源中不同波长的光依次通过固定浓度的待测溶液，分别测出溶液在不同波长下的吸光度，以波长久为横坐标，以吸光度 A 为纵坐标绘制的曲线称为光吸收曲线或吸收光谱曲线。在吸收光谱曲线上，光吸收程度最大处对应的波长为该物质的最大吸收波长，用 λ_{max} 表示，最大吸收波长对应的颜色就是物质吸收光的颜色。例如高锰酸钾溶液最大吸收波长在 525nm，为绿光的波长，因此高锰酸钾溶液吸收绿光，透过紫光，呈紫红色。

在正常情况下，同一物质选用不同固定浓度的溶液测绘的吸收曲线的形状是完全一样的，具有相同的吸收峰位置，但吸收峰的强度不同，并且物质的浓度越大，吸收峰就越强。在一定条件下物质的吸收强度与其浓度成正比关系，这是物质进行定量分析的依据。不同物质具有不同的分子结构，因此具有不同的分子吸收光谱。在各种物质的分子吸收光谱中吸收峰的波长位置、吸收峰的相对强度以及吸收峰的形状（峰宽）是对物质进行定性与结构分析的依据。

在吸光度的测定中，有时也用透光度表示物质对光的吸收程度和进行计算。透过光强度 I_t 与入射光强度 I_0 之比称为透射比（也称透光率或透光度），用 T 表示：

$$T = \frac{I_t}{I_0}$$

透射比的倒数的对数为吸光度：

$$A = \lg \frac{I_0}{I_t} = \lg \frac{1}{T}$$

朗伯-比尔定律应用的条件：一是必须使用单色光；二是吸收发生在均匀的介质中；三是吸收过程中，吸收物质相互不发生作用。

2. 目视比色法

用眼睛观察比较溶液颜色深浅，来确定物质含量的分析方法称为目视比色法。目视比色法原理是：将有色的标准溶液和被测溶液在相同条件下对颜色进行比较，当溶液液层厚度相同、颜色深度一样时，两者的浓度相等。

虽然目视比色法测定的准确度较差（相对误差约为 5%～20%），但由于它所需要的仪器简单、操作简便，仍然广泛应用于准确度要求不高的一些中间控制分析中，更主要的是应用在限界分析中。限界分析是指要求确定样品中待测杂质含量是否在规定的最高含量限界以下。

3. 分光光度法

最初人们发现溶液的颜色随着浓度的增加而加深，因此出现了"目视比色法"。以后人们又认识到溶液的颜色是由于对光的选择性吸收而产生的，可以利用滤光片和光电池客观地测量溶液的浓度，从而出现了"光电比色法"。随着近代测试仪器的发展，用分光光度计代替比色计，出现了分光光度法。

分光光度法主要应用于测定试样中微量组分的含量，它的特点如下。

① 灵敏度高：分光光度法常用于测定试样中 0.001%～1% 的微量成分，甚至可测定低至 10^{-7}～10^{-6} 的痕量成分。

② 准确度较高：测定的相对误差为 2%～5%，采用精密的分光光度计测量，相对误差可减少至 1%～2%。对于常量组分的测定，此法准确度不及重量法和滴定法，但对于微量组分的测定已完全能满足要求。对于微量组分，由于标准溶液消耗体积太小，无法采用滴定法进行测定。

③ 适用范围广：几乎所有的无机离子和许多有机化合物都可以直接或间接地用分光光度法测定。分光光度法操作简便、快速，仪器价格不昂贵，所以应用非常广泛。

分光光度计主要由光源、单色器、吸收池、检测器、记录器等部分组成。图 2-1 为分光光度计示意图。

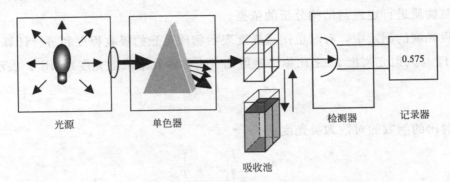

图 2-1　分光光度计示意图

① 光源　紫外和可见分光光度计常用两种光源，在可见光区（400～800nm）用钨丝灯；紫外区（200～400nm）用氢或氘放电管，放电管带石英窗，内充低压氢气或氘气，在两极间施以一定压力，激发气体分子，引起气体分子发射连续的紫外光。

② 单色器　紫外和可见分光光度计用棱镜或光栅作色散元件。玻璃棱镜适用于可见光区，石英棱镜适用于紫外区。光栅是另一种色散元件，由于近年来光栅刻划技术和复制技术的提高，使用光栅作为色散元件的分光光度计日益增多。

单色器是将混合光分离为单色光的装置，一般包括棱镜和狭缝两部分。当光线射入棱镜，光的传播方向发生改变，即发生折射，其折射角度因波长不同而不同，这样就将光源发出的混合光分散成单色光。

狭缝的作用在于分离所需的单色光。如果固定狭缝的宽度，转动棱镜，则可使各个所需的波长的光穿过狭缝射在测定溶液上。棱镜转动的位置可用校正过的波长标尺指示，波长范围与狭缝的宽度有关。

③ 吸收池（比色皿）　吸收池用于盛待测及参比溶液，用硅石或石英制成，光学玻璃用于可见光，石英用于紫外光。每一套吸收池的大小尺寸必须严格一致。

④ 检测器　分光光度计中的光电转换元件，大多采用光电管和光电倍增管。光电管有一个阴极和一个阳极，阴极是对光敏感的金属（多为碱土金属的氧化物）做成，当光照射到阴极达到一定能量时，金属原子中的电子即发射出来，光愈强，发射

出的电子愈多，如果阴极有电压则电子被吸引，因而产生电流。光电倍增管不但是光电转换元件，而且有放大作用。光电流通过光电倍增管负载电阻变成电压信号，送入放大器。

⑤ 记录器　光电管因光照而产生的光电流很微弱，须经过放大才能测量，并由读数电位计记录。

由光源发出的光，经单色器获得一定波长单色光照射到样品溶液，被吸收后，经检测器将光强度变化转变为电信号变化，并经信号批示系统调制放大后，显示或打印出吸光度 A（或透射比 T），完成测定。

分光光度计按使用波长范围可分为：可见分光光度计和紫外-可见分光光度计两类。前者的使用波长范围是 $400\sim780nm$；后者的使用波长范围为 $200\sim1000nm$。可见分光光度计只能用于测量有色溶液的吸光度，而紫外-可见分光光度计可测量在紫外、可见光及近红外有吸收的物质的吸光度。

三、紫外分光光度法

紫外分光光度法是基于物质对紫外光的选择性吸收来进行分析测定的方法。紫外光区的波长范围是 $10\sim400nm$，紫外分光光度法主要是利用 $200\sim400nm$ 的近紫外光区的辐射（$200nm$ 以下远紫外光辐射会被空气强烈吸收）进行测定。

紫外吸收光谱与可见吸收光谱一样，常用吸收曲线来描述。即用一束具有连续波长的紫外光照射一定浓度的样品溶液，分别测量不同波长下溶液的吸光度，以吸光度对波长作图得到该化合物的紫外吸收光谱。

（一）紫外分光光度法的特点

紫外吸收光谱与可见吸收光谱相比，具有一些突出的特点。它可用来对在紫外光区内有吸收峰的物质进行鉴定和结构分析，但由于紫外吸收光谱较简单，特征性不强，必须与其他方法（如红外光谱、核磁共振波谱和质谱等）配合使用，才能得出可靠的结论。它还能提供分子中具有助色基团、生色基团和共轭程度的一些信息，对于有机化合物的结构推断非常重要。紫外分光光度法可以测定在近紫外光区有吸收的无色透明的化合物，而不像可见光光度法需要加显色剂显色后再测定，因此它的测定方法简便且快速。同时由于具有 π 电子和共轭双键的化合物，在紫外光区会产生强烈的吸收，其摩尔吸光系数可达 $10^4\sim10^5$，因此紫外分光光度法的定量分析具有很高灵敏度，可测至 $10^{-4}\sim10^{-7}g/mL$，相对误差可达 1% 以下，因此它在定量分析领域有广泛的应用。

（二）紫外分光光度法的应用

利用紫外吸收光谱可对未知物进行定性和定量分析。

1. 定性鉴定

每一种化合物都有它自己的特征吸收谱带。不同的化合物有不同的吸收光谱，可作定性分析的依据。

（1）未知试样的定性鉴定　紫外吸收光谱定性分析一般采用比较光谱法。即将经提纯的样品和标准物用相同溶剂配成溶液，并在相同条件下绘制吸收光谱曲线，比较其吸收光谱是否一致。若紫外光谱曲线完全相同（包括曲线形状、λ_{max}、λ_{min}、吸收峰数目、拐点及 ε_{max} 等），可初步认为是同一种化合物。为进一步确认，可更换一种溶剂重新测定后再作比较。

（2）推测化合物的分子结构　紫外吸收光谱在研究化合物结构中的主要作用是推测化学基团、结构中的共轭关系和共轭体系中取代基的位置、种类和数目。

（3）纯度检查　如果一种化合物在紫外区没有吸收峰，而杂质有较强吸收，就可方便地检出该化合物中的痕量杂质。生物药物分析常利用检查杂质吸光度的方法检查杂质限量。即配制一定浓度的供试品溶液，选择在药物无吸收而杂质有吸收的波长处测定吸收度，规定测得的吸收度不得超过某一限值。

2. 定量分析

紫外分光光度定量分析与可见分光光度定量分析的定量依据和定量方法一致。定量依据是朗伯-比尔定律。测定时选择好测定波长和溶剂，一般选择 λ_{max} 作测定波长，若在 λ_{max} 处共存的其他物质也有吸收，则应另选吸光度较大且共存物质没有吸收的波长作测定波长。选择溶剂时须注意所用溶剂在测定波长处应没有明显的吸收，且对被测物溶解性要好，不与被测物发生作用，不含干扰测定的物质。定量分析常采用的方法如下。

（1）标准曲线法　此法适合于成批试样的分析。首先配制一系列不同浓度的标准溶液，分别测定其吸光度，以浓度为横坐标，相应的吸光度为纵坐标绘制标准工作曲线。样品也经过同样的处理，在与标准溶液相同的条件下测吸光度。根据样品的吸光度在标准工作曲线上查出相应的浓度。

（2）标准对照法（直接比较法）　此法适用于个别样品的分析。将试样溶液和一个标准溶液在相同条件进行定容，分别测出它们的吸光度，依据朗伯-比尔定律，得：

$$\frac{A_{测}}{A_{标}} = \frac{k_{测} c_{测} L_{测}}{k_{标} c_{标} L_{标}}$$

由于实验条件相同，所以

$$k_{标} = k_{测} \qquad L_{标} = L_{测}$$

因此

$$c_{测} = \frac{A_{测}}{A_{标}} c_{标}$$

按上式可计算出待测样品的浓度。该法要求 A 与 c 线性关系良好，被测样品溶液与标准溶液浓度接近，以减少测定误差。用一份标准溶液即可计算出被测溶液的含量或浓度，方便，操作简单。

（3）吸光系数法　在没有标准品可供比较测定的条件下，按文献规定条件测定被

测物的吸光度，从样品的配制浓度、测定的吸光度及文献查出的吸光系数即可计算样品的含量，因为

$$A = E_{1cm}^{1\%} Lc$$

$$c = \frac{A}{E_{1cm}^{1\%} L}$$

四、高效液相色谱法

高效液相色谱法（HPLC）是一项分辨率很高的色谱技术。它是在经典液相色谱的基础上发展起来的。经典液相色谱的流动相在常压下输送，传质速度慢，柱效能低、分离周期长。20 世纪 60 年代，借助气相色谱的理论和技术，液体流动相改用高压下输送，并使用新型固定相和高灵敏度检测器，形成了以高压、高效、高速、高灵敏度为特点的高效液相色谱。以溶剂为流动相的高效液相色谱通常在室温下进行分离，只需将试样制成溶液，且分离过程中不存在汽化和加热的操作，特别适用于沸点高、分子量大、极性强、具有生物活性、热稳定性差的物质的分析。

（一）高效液相色谱的类型

按分离机理分类可分为液-固吸附色谱、液-液分配色谱、键合相色谱、凝胶色谱、离子交换色谱等。

1. 液-固吸附色谱

（1）分离原理　液-固色谱是基于各组分吸附能力的差异进行混合物分离的。其固定相是固体吸附剂，是一些多孔性的极性微粒物质，如氧化铝、硅胶等。当混合物随流动相通过吸附剂时，由于流动相与混合物中各组分对吸附剂的吸附能力不同，故在吸附剂表面组分分子和流动相分子与吸附剂表面活性中心发生吸附竞争。与吸附剂结构和性质相似的组分易被吸附，呈现了高保留值；反之，与吸附剂结构和性质差异较大的组分不易被吸附，呈现了低保留值。

（2）固定相　吸附色谱固定相可分为极性和非极性两大类。极性固定相主要有硅胶（酸性）、氧化镁和硅酸镁分子筛（碱性）等。非极性固定相有高强度多孔微粒活性炭和近来开始使用的 $5 \sim 10 \mu m$ 的多孔石墨化炭黑，以及高交联度苯乙烯-二乙烯基苯共聚物的单分散多孔微球等，其中应用最广泛的是极性固定相硅胶。现在主要使用全多孔型和表面多孔型硅胶微粒固定相，其中，表面多孔型硅胶微粒固定相吸附剂出峰快、柱效能高，适用于极性范围较宽的混合样品的分析，缺点是样品容量小。而全多孔型硅胶微粒固定相由于其表面积大，柱效高，成为液-固吸附色谱中使用最广泛的固定相。

（3）流动相　在高效液相色谱分析中，除了固定相对样品的分离起主要作用外，合适的流动相（也称作洗脱液）对改善分离效果也会产生重要的辅助效应。

在液-固吸附色谱中，选择流动相的基本原则是极性大的试样用极性较强的流动相，极性小的则用低极性流动相。

2. 液-液分配色谱

（1）分离原理　在液-液分配色谱中，一个液相作为流动相，另一个液相（即固定液）则分散在很细的惰性载体或硅胶上作为固定相。作为固定相的液相与流动相互不相溶，它们之间有一个界面。固定液对被分离组分是一种很好的溶剂。当被分析的样品进入色谱柱后，各组分按照它们各自的分配系数很快地在两相间达到分配平衡。这种分配平衡的结果导致各组分迁移速度的不同，从而实现了分离。依固定相和流动相的相对极性的不同，分配色谱法可分为：正相分配色谱法——固定相的极性大于流动相的极性；反相分配色谱法——固定相的极性小于流动相的极性。

在正相分配色谱法中，固定相载体上涂布的是极性固定液，流动相是非极性溶剂。它可用来分离极性较强的水溶性样品，洗脱顺序与液-固色谱法在极性吸附剂上的洗脱结果相似，即非极性组分先洗脱出来，极性组分后洗脱出来。在反相分配色谱法中，固定相载体上涂布极性较弱或非极性的固定液，而用极性较强的溶剂作流动相。它可用来分离脂溶性样品，其洗脱顺序与正相液液色谱相反，即极性组分先被洗脱，非极性组分后被洗脱。

（2）固定相　分配色谱固定相由两部分组成，一部分是惰性载体，另一部分是涂渍在惰性载体上的固定液。在分配色谱中使用的惰性载体（也叫担体）主要是一些固体吸附剂，如全多孔球形或无定形微粒硅胶、全多孔氧化铝等。液-液分配色谱中固定液的涂渍方法与气-液色谱中基本一致。机械涂渍固定液后制成的液-液色谱柱，在实际使用过程中由于大量流动相通过色谱柱，会溶解固定液而造成固定液的流失，并导致保留值减小，柱选择性下降。

（3）流动相　在分配色谱中，除一般要求外，还要求流动相尽可能不与固定液互溶。

在正相分配色谱中，流动相主体为己烷、庚烷，可加入 $<20\%$ 的极性改性剂，如1-氯丁烷、异丙醚、二氯甲烷等。

在反相分配色谱中，流动相的主体为水，可加入一定量的改性剂，如二甲基亚砜、乙二醇、乙腈等。

3. 键合相色谱法

它是以化学键合相为固定相的色谱法，将固定液的官能团键合在载体上形成的固定相称为化学键合相色谱。其主要特点是不流失。

根据键合固定相与流动相相对极性的强弱，可将键合相色谱法分为正相键合相色谱法和反相键合相色谱法。在正相键合相色谱法中，键合固定相的极性大于流动相的极性，适用于分离中极性、弱极性和非极性化合物，样品一般溶于有机溶剂。在反相键合相色谱法中，键合固定相的极性小于流动相的极性，适用于大多数有机化合物，如多肽、蛋白质、核酸等生物大分子，样品一般溶于水中，其应用范围比正相键合相色谱法广泛得多。

（1）分离原理 键合相色谱中的固定相特性和分离机理与分配色谱法都存有差异，一般不宜将化学键合相色谱法统称为液-液分配色谱法。

正相键合相色谱的分离原理是其使用的是极性键合固定相［以极性有机基团如氨基（—NH$_2$）、腈基（—CN）、醚基（—O—）等键合在硅胶表面制成的］，溶质在此类固定相上的分离机理属于分配色谱。

反相键合相色谱的分离原理是其使用的是极性较小的键合固定相（以极性较小的有机基团如苯基、烷基等键合在硅胶表面制成的），其分离机理可用疏溶剂作用理论来解释。

（2）固定相 化学键合固定相使用全多孔或薄壳型微粒硅胶作为基体，这是由于硅胶具有机械强度好、表面硅羟基反应活性高、表面积和孔结构易控制的特点。

化学键合固定相按极性大小可分为非极性、弱极性、极性化学键合固定相三种，其中以非极性烷基键合相是目前应用最广泛的柱填料，尤其是 C$_{18}$ 反相键合相（简称ODS），在反相液相色谱中发挥着十分重要的作用。

（3）流动相 在键合相色谱中使用的流动相类似于液-固吸附色谱、液-液分配色谱中的流动相。

正相键合相色谱的流动相，采用与正相液-液分配色谱相似的流动相，流动相的主体成分是己烷（或庚烷）。为改善分离的选择性，常加入的优选溶剂为质子接受体乙醚或甲基叔丁基醚，质子给予体氯仿，偶极溶剂二氯甲烷等。

反相键合相色谱的流动相，采用与反相液-液分配色谱相似的流动相，流动相的主体成分是水。为改善分离的选择性，常加入的优选溶剂为质子接受体甲醇，质子给予体乙腈和偶极溶剂四氢呋喃等。

4. 凝胶色谱法

凝胶色谱法又称分子排阻色谱法，是按分子大小顺序进行分离的一种色谱方法。

凝胶色谱法的固定相凝胶是一种多孔性的聚合材料，有一定的形状和稳定性。当被分离的混合物随流动相通过凝胶色谱柱时，分子大的组分不发生渗透作用，沿凝胶颗粒间孔隙随流动相流动，流程短，流动速度快，先流出色谱柱。分子小的组分则渗入凝胶颗粒内，流程长，流动速度慢，后流出色谱柱。

根据所用流动相的不同，凝胶色谱法可分为两类：即用水溶剂作流动相的凝胶过滤色谱法（GFC）与用有机溶剂如四氢呋喃作流动相的凝胶渗透色谱法（GPC）。凝胶色谱法主要用来分析高分子物质的相对分子质量分布，以此来鉴定高分子聚合物。

（二）高效液相色谱仪

高效液相色谱仪是实现液相色谱分析的仪器设备，自 1967 年问世以来，由于使用了高压输液泵、全多孔微粒填充柱和高灵敏度检测器，从而实现了对样品的高速、高效和高灵敏度的分离测定。

1. 仪器工作流程

高效液相色谱仪由输液泵、进样器、色谱柱、检测器及计算机等组成，其中输液泵、色谱柱及检测器是仪器的关键。图 2-2 是普通配制的带有预柱的 HPLC 的结构图。

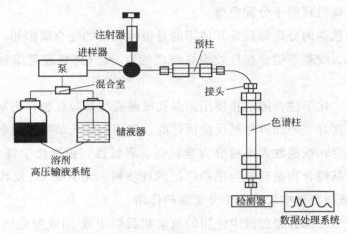

图 2-2　带有预柱的 HPLC 的仪器结构

高效液相色谱仪的工作流程为：高压输液泵将储液器中的流动相以稳定的流速（或压力）输送至分析体系，在色谱柱之前通过进样器将样品导入，流动相将样品依次带入预柱、色谱柱，在色谱柱中各组分被分离，并依次随流动相流至检测器，检测器将检测到的信号送至工作站记录、处理和保存。

2. 仪器基本结构

由高压输液系统、梯度淋洗装置、进样器、色谱柱、检测器、数据处理系统组成。

(1) 高压输液系统　高压输液系统一般包括储液器、高压输液泵、过滤器、梯度洗脱装置等。其中储液器主要用来提供足够数量的符合要求的流动相以完成分析工作。储液器一般是以不锈钢、玻璃、聚四氟乙烯或特种塑料聚醚醚酮（PEEK）衬里为材料，容积一般为 0.5～2.0L，与脱气装置相配套。

高压输液泵是高效液相色谱仪的关键部件，其作用是将流动相以稳定的流速或压力输送入柱系统，并使样品在色谱柱中完成分离的装置。对于带有在线脱气装置的色谱仪，流动相应先经过脱气装置，然后再输送到色谱柱。

高压输液泵一般可分为恒压泵和恒流泵两大类。

目前高效液相色谱仪普遍采用的是往复式恒流泵，特别是双柱塞型往复泵。

在高压输液泵的进口和它的出口与进样阀之间应设置过滤器。因为高压输液泵的活塞和进样阀阀芯的机械加工精密度非常高，微小的机械杂质进入流动相会导致上述部件的损坏；同时机械杂质在柱头的积累，会造成柱压升高，使色谱柱不能正常工作。

（2）梯度淋洗装置 在高效液相色谱中，为避免温度变化在流动相中产生气泡，柱温要保持恒定。故不能像气相色谱一样通过程序升温来改善分离、调节出峰时间，而是通过采用梯度淋洗的方式来达到同样的效果。所谓的梯度淋洗就是流动相中含有两种或多种不同极性的溶剂，在分离过程中按一定程序连续改变流动相中溶剂的配比和极性，使被分离组分在两相中的分配系数改变，达到提高分离效果、调节出峰时间的目的。梯度淋洗可以采取两种方式来实现：外梯度（也称低压梯度）和内梯度（也称高压梯度）。外梯度是在常压下，按一定程序将溶剂混合后再通过高压泵输入色谱柱；内梯度是利用两台高压输液泵，将两种不同极性的溶剂按一定的比例送入梯度混合室，混合后进入色谱柱。

（3）进样器 进样器是将样品溶液准确送入色谱柱的装置，要求密封性好，死体积小，重复性好，进样引起色谱分离系统的压力和流量波动要很小。常用的进样器有以下两种：六通阀进样器和自动进样器。

六通阀的定量管有不同容积大小，可按需要换取。在准备阶段，如图 2-3（a）所示，定量管与色谱柱是隔离的，通过样品入口 1 将试样注入定量管内，充满后多余的样品由出口 2 流出。当需要进样时，六通阀内芯旋转 60°，这时定量管与色谱柱连通，如图 2-3（b）所示，流动相通过定量管将试样带入色谱柱。使用六通阀进样时，进样体积由定量管控制，进样准确，重复性好。

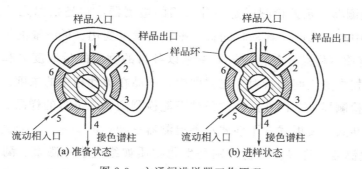

图 2-3 六通阀进样器工作原理

自动进样器是由计算机自动控制定量阀，按预制程序进行工作。取样、进样、复位、管路清洗和样品盘的转动，全部按预定程序自动进行。自动进样重复性高，适合于大量样品的分析，节省人力，可实现自动化操作。

（4）色谱柱 色谱柱是高效液相色谱仪的心脏，要求分离度高、柱容量大、分析速度快，高性能的色谱柱与固定相本身性能、柱结构、装填和使用技术有关。

色谱柱为内部抛光的不锈钢柱管或塑料柱管，其结构如图 2-4 所示。为了便于固定相填装和仪器连接，柱管一般采用直型。

高效液相色谱柱大致分为 3 类：内径小于 2mm 的细管径柱；内径在 2～5mm 范围的常规高效液相色谱柱；内径大于 5mm 的称半制备柱或制备柱。

通用的分析型色谱柱一般为 10～30cm 长，增加柱长有利于组分的分离，但同时

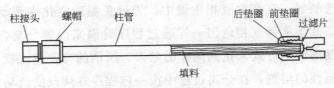

图 2-4　色谱柱的结构示意图

也增加了柱压。近年来，内径为 0.1～0.5mm、长 10～200mm 的微径色谱柱受到人们的关注，其具有高的柱效和灵敏度、流动相消耗少、分析速度快等特点。

（5）检测器　被分析组分从柱内流出时溶液的浓度变化可通过检测器转化为光学或电学信号而被检出。因此检测器性能的好坏直接关系到分析结果的可靠性与准确性。一个理想的检测器应具备灵敏度高、稳定性好、适用范围广等特点。最常用的检测器有以下几种。

① 紫外吸收检测器。紫外吸收检测器是目前应用最广的一种检测器。它对于具有紫外吸收作用的样品组分均可检测。这种检测器的灵敏度很高，可用于紫外吸收光率很低的样品。紫外吸收检测器使用最多的波长在近紫外区，通常选取易于获得的 280nm 和 254nm 波长，其光源是低压或中压汞灯。有的紫外检测器是间断可调式或连续可调式，因此可选取 200～400nm 整个区域的波长，选用氢灯或氘灯为光源。有些检测器还可用钨灯作为光源，检测 400～600nm 的可见光。

② 示差检测器。示差检测器是一种通用的检测器，它是根据光的折射原理设计的。当移动相中有溶质时，移动相的折射率就会发生变化。稀溶液的折射率等于溶剂（洗脱剂）和溶质（样品）各自的折射率乘以各自的物质的量浓度之和。溶有样品的流动相和流动相本身之间的折射率之差即表示样品在流动相中的浓度。示差检测器的灵敏度比紫外检测器低，但在适当的条件下能检测到 3μg/mL 的样品。现有的示差检测器可分为偏转式、反射式和干涉式示差检测器三种。

③ 荧光检测器。许多化合物特别是生化物质如维生素、激素、酶等被入射的紫外光照射后，吸收能量，电子由基态的最低振动能级跃迁至激发态的高能级。由于振动中的能量损失，回到激发态的最低振动能级，最后到基态的任何振动能级，同时发射出比原来频率较低、波长较长的荧光。荧光的波长要比化合物分子吸收的紫外光长，通常在可见光范围。某些物质虽不能产生荧光，但含有适当的基团可与荧光试剂发生衍生反应，生成荧光衍生物，也可被荧光检测器检测到。荧光检测器具有极高的灵敏度和良好的选择性，因此在生化分析中被广泛应用。

④ 电化学检测器。主要用于那些没有紫外吸收或不能发出荧光但具有电活性的物质，目前已发展出了电导、库仑、极谱和光电导等不同类型的电化学检测器。

（6）数据处理系统　高效液相色谱的分析结果除可用记录仪绘制谱图外，现已广泛使用色谱数据处理机和色谱工作站来记录和处理色谱分析的数据。色谱工作站多采用 16 位或 32 位高档微型计算机，如 HP1100 高效液相谱仪配备的色谱工作站，CPU

为 PⅢ450，内存 64MB，3.0～6.4GB 的硬盘及打印机，其主要功能如下：自行诊断功能、全部操作参数控制功能、智能化数据处理和谱图处理功能、进行计量认证的功能等。

（三）液相色谱的具体操作

1. 流动相的预处理

高效液相色谱对于流动相的纯度要求较高。流动相使用的有机溶剂均要求使用色谱纯的试剂；水要使用二次蒸馏水或超纯水；盐类物质要使用优级纯试剂，并在使用前要经过重结晶。各种试剂在使用前均要经过脱气处理，挥发性有机溶剂常采用超声波振荡脱气，一般处理时间为 30min。对于水或缓冲液常采用抽真空脱气，即将流动相倒入装有微孔滤膜的玻璃漏斗中，再将抽滤瓶与真空泵连接，抽真空脱气。

2. 柱平衡

在进样前，必须用流动相充分冲洗色谱柱，待流出液经过检测器证明柱内残留杂质全部除尽，即流出液的基线稳定后，方能进样。

3. 进样

用微量注射器吸取样品 3～5μL，将样品注入进样阀内。进样完毕后，用流动相清洗注射器，准备下一次进样。

4. 洗脱

进样后洗脱条件按预定的程序进行，即：每次操作所需的时间，洗脱液的组分及对形成梯度的要求，流动相的流速。

5. 检验及取样

在洗脱过程，随着流动相的流动，待测样品即可在不同时间流出色谱柱，这时根据检测器的检验结果分析并收集样品。

6. 色谱柱的清洗及保存

当使用完毕后，应用溶剂彻底清洗色谱柱。

（四）高效液相色谱法在生物药物分析中的应用

高效液相色谱法（HPLC）法的种类很多，应用也十分广泛，现将生化药物中常用的方法概述如下。

1. 反相高效液相色谱法（RP-HPLC）

以 C_4、C_8、C_{18} 烷基硅烷键合相为柱填料，以甲醇-水、乙腈-水或甲醇、乙腈与缓冲液构成的溶液为流动相，以紫外、荧光或电化学检测器为检测手段，这种色谱体系在生化药物（例如肽类、氨基酸、蛋白质、多糖等）定量分析中应用广泛。

2. 高效离子交换色谱法（HPIEC）

HPIEC 是蛋白质、多肽分离分析中常见的方法之一。HPIEC 具有以下特点。

① 蛋白质、多肽的分离是根据其相应的离子化程度而进行的。暴露在外的带电荷的氨基酸残端的数量（如天冬氨酸、赖氨酸）将影响洗脱过程。

② 分离过程是以盐浓度增大的梯度洗脱法进行的。样品液必须和进样前的流动相保持相同的 pH 和离子强度。为获得良好的重现性，样品进样前，柱必须充分平衡。典型的分离梯度是缓冲液为 0.3～1.0mol/L 的盐溶液。如有可能应尽量避免使用卤素类盐，以延长不锈钢柱的寿命。

③ 柱效中等并具有较高质量的活性回收。虽然获得的峰比反相色谱更宽，但活性回收更佳。活性蛋白质的回收可通过不同强弱交换类型的选择而优化。对于一些敏感蛋白质，如果回收有问题，弱型离子交换剂可获得更好的活性和质量回收。

3. 高效凝胶过滤色谱法（HPGFC）

HPGFC 可用于多肽和蛋白质等生化药物的分离及其相对分子质量的测定。HPGFC 柱上填充着微粒状的具有亲水性表面组成的有机物载体或表面性质得到改造的硅胶类物质。HPGFC 有如下优点。

① 活性蛋白质可得以回收。在所有的液相色谱技术中，本法的填料和样品间的相互作用是最温和的。因此，活性蛋白质几乎可以全部回收，除非流动相中含有变性剂，如尿素等。

② 分离是在固定比例的水溶液中进行的。流动相通常为缓冲液。为了提高分离能力，可加入少量的能与水互溶的有机改性剂或表面活性剂。

③ 分离是根据蛋白质或多肽在溶液中相应的有效粒径而进行的。当蛋白质具有相同的形状（如球状或纤维状）时，通常可以根据分子量来预示组分的洗脱顺序，故可用来测定蛋白类药物的分子量。

第四节 生物检定法

生物检定法是利用药物对生物体（整体动物、离体组织、微生物等）的作用以测定其效价或生物活性的一种方法。它以药物的药理作用为基础、生物统计为工具，运用特定的实验设计，通过供试品和相应的标准品或对照品在一定条件下比较产生特定生物反应的剂量比例，来测得供试品的效价。

由于生物差异的存在，生物检定结果误差较大，重现性较差，需要控制的条件较多，加上测定费时，计算繁琐，所以，生物检定主要用于无适当理化方法进行检定的药物，补充了理化检验的不足。

一、胰岛素生物检定法

胰岛素生物检定法通过比较胰岛素标准品（S）与供试品（T）引起小鼠血糖下降的作用，以测定供试品的效价。

（一）试剂配制

1. 标准品溶液的配制

精密称取胰岛素标准品适量，按标示效价，加入每 100mL 中含有苯酚 0.2g 并用盐酸调节 pH 为 2.5 的 0.9％氯化钠溶液，使溶解成每 1mL 中含胰岛素 20U 的溶液，分装于适宜的容器内，4～8℃储存。如无沉淀析出，可在 3 个月内使用。

2. 标准品稀释液的配制

试验当日，精密量取标准品溶液适量，按高、低剂量组（d_{S_2}、d_{S_1}）加 0.9％氯化钠溶液（pH2.5）配成两种浓度的稀释液，高、低剂量的比值（r）不得大于 1：0.5。高浓度稀释液一般可配成每 1mL 中含 0.06～0.12U，调节剂量使低剂量能引起血糖明显下降，高剂量不致引起血糖过度降低，高、低剂量间引起的血糖下降有明显差别。

3. 供试品溶液与稀释液的配制

按供试品的标示量或估计效价（A_T），依照标准品溶液与其稀释液的配制法配成高、低两种浓度的稀释液，其比值（r）应与标准品相等，供试品和标准品高、低剂量所致的反应平均值应相近。

（二）检定法

取健康无伤、同一来源、同一性别、出生日期相近的成年小鼠，体重相差不得超过 3g，按体重随机分成 4 组，每组不少于 10 只，逐只编号。各组小鼠分别自皮下注入同一浓度的标准品或供试品稀释液，每鼠 0.2～0.3mL，但各鼠的注射体积（mL）应相等。注射后 40min，按给药顺序分别自眼静脉丛采血，用适宜的方法，如葡萄糖氧化酶-过氧化酶法测定血糖值。第一次给药后间隔至少 3h，按双交叉设计，对每组的各鼠进行第二次给药，并测定给药后 40min 的血糖值。依照生物检定统计法［《中国药典》（2015）通则 1431］中量反应平行线测定双交叉设计法计算效价及实验误差。

注意事项：测得的结果应为标示量的 91％～110％；本法的可信限率（FL）不得大于 25％；中性胰岛素注射液和精蛋白锌胰岛素注射液的效价测定也可用本法。

二、肝素生物检定法

肝素生物检定法通过比较肝素标准品（S）与供试品（T）延长新鲜兔血或兔、猪血浆凝结时间的作用，以测定供试品的效价。

（一）试剂配制

1. 标准品溶液的配制

精密称取肝素标准品适量，按标示效价加灭菌水溶解使成每 1mL 中含 100U 的溶液，分装于适宜的容器内，4～8℃储存。如无沉淀析出，可在 3 个月内使用。

2. 标准品稀释液的配制

试验当日，精密量取标准品溶液，按高、中、低剂量组（d_{S_3}、d_{S_2}、d_{S_1}）用 0.9％氯化钠溶液配成三种浓度的稀释液，相邻两浓度的比值（r）应相等；调节剂量使低剂量组各管的平均凝结时间较不加肝素对照管组明显延长。高剂量组各管的平均凝结时间，用新鲜兔血者，以不超过 60min 为宜，其稀释液一般可配成每 1mL 中含

肝素 $2\sim5U$，r 为 $1:0.7$ 左右；用血浆者，以不超过 30min 为宜，其稀释液一般可配成每 1mL 中含肝素 $0.5\sim1.5U$，r 为 $1:0.85$ 左右。

3. 供试品溶液与稀释液的配制

按供试品的标示量或估计效价（A_T），依照标准品溶液与稀释液的配制法配成高、中、低（d_{T_3}、d_{T_2}、d_{T_1}）三种浓度的稀释液。相邻两浓度之比值（r）应与标准品相等，供试品与标准品各剂量组的凝结时间应相近。

4. 血浆的制备

迅速收集兔或猪血置预先放有 8% 柠檬酸钠溶液的容器中，柠檬酸钠溶液与血液容积之比为 $1:19$，边收集边轻轻振摇，混匀，迅速离心约 20min（离心力不超过 1500g 为宜，g 为重力常数）。立即分出血浆，分成若干份分装于适宜容器内，低温冻结储存。临用时置（37 ± 0.5）℃水浴中融化，用两层纱布或快速滤纸过滤，使用过程中在 $4\sim8$℃放置。

（二）检定法

1. 兔全血法

取管径均匀（0.8cm×3.8cm 或 1.0cm×7.5cm）、清洁干燥的小试管若干支，每管加入一种浓度的标准品或供试品稀释液 0.1mL，每种浓度不得少于 3 管，各浓度的试管支数相等。取刚抽出的兔血适量，分别注入小试管内，每管 0.9mL，立即混匀，避免产生气泡，并开始计算时间。将小试管置（37 ± 0.5）℃恒温水浴中，从动物采血时起至小试管放入恒温水浴的时间不得超过 3min，注意观察并记录各管的凝结时间。

2. 血浆复钙法

取上述规格的小试管若干支，分别加入血浆一定量，置（37 ± 0.5）℃恒温水浴中预热 $5\sim10$min 后，依次每管加入一种浓度的标准品或供试品稀释液及 1% 氯化钙溶液（每种浓度不得少于 3 管，各浓度的试管支数相等），血浆、肝素稀释液和氯化钙溶液的加入量分别为 0.5mL、0.4mL 和 0.1mL（或 0.8mL、0.1mL 和 0.1mL），加入氯化钙溶液后，立即混匀，避免产生气泡，并开始计算时间，注意观察并记录各管凝结时间。将各管凝结时间换算成对数，照生物检定统计法［《中国药典》（2015）］中的量反应平行线测定法计算效价及实验误差。

3. APTT 法

取血液凝固分析仪样品杯若干，每管依次加入血浆 $50\mu L$、一种浓度的标准品或供试品稀释液 $50\mu L$、APTT 试剂 $50\mu L$，混匀，应避免产生气泡。37℃±0.5℃预温 180s 后，每管再加入 $CaCl_2$ 试剂 $50\mu L$，然后立即用血液凝固分析仪测定凝结时间，即活化部分凝血活酶时间（APTT）。标准品或供试品稀释液每个浓度的测定次数不少于 3 次，各浓度的测定次数应相同。测定时，血浆、标准品或供试品稀释液、APTT 试剂、$CaCl_2$ 试剂的加入比例和预温时间可根据仪器或试剂的说明书适当调整。测定顺序以保证标准品和供试品测定的平行性为原则，应尽量保证相同浓度的标准品和供试品稀释液的测定时间接近。将上述方法测得的凝结时间换算成对数，照生物检定统计法［《中国药典》（2015）通则 1431］中的量反应平行线测定法计算效价及实验误差。

注意事项：兔全血法的可信限率（FL）不得大于 10％；血浆复钙法的可信限率（FL）不得大于 5％；APTT 法的可信限率（FL）不得大于 10％。

三、抗生素的微生物检定法

抗生素微生物检定法是利用抗生素在低微浓度下选择性地抑制或杀死微生物的特点，以抗生素的抗菌活性为指标，来衡量抗生素中的有效成分效力的方法。这是国际上通用的、经典的抗生素效价测定方法，在各国药典中被普遍采用。多用于结构十分复杂和多组分的抗生素的含量测定。

（一）检定方法

抗生素微生物检定法根据试验方法的不同可分为：稀释法、比浊法、扩散法。

1. 稀释法

将等量的试验菌菌液加入到含有不同浓度的抗生素的液体培养基中，观察液体培养基中有无细菌生长，所得的结果是一种范围而不是绝对值。主要用于 MIC（最低抑制浓度）测定及临床药敏试验。

2. 比浊法

将一定量的抗生素加至接种有试验微生物的澄清的营养丰富的液体培养基中，混匀后，在一定的温度下，短期培养（约 3～4min），培养基变浑浊，其浑浊程度与细菌数的增加、细菌群体质量的增加和细菌群体细胞容积的增加之间存在直接关系，当一定光束照射培养基时，通过测定其透过率就可知道细菌生长的情况，其吸光度与抗生素浓度关系符合朗伯-比尔定律，即在一定的抗生素浓度范围内，剂量反应为一直线。因此，在剂量反应响应曲线的直线范围内，即可设计用比浊法测定抗生素含量。

3. 扩散法

扩散法中又有纸片法、管碟法等。纸片法主要用于药敏试验；我国药典收载的抗生素效价测定方法主要是管碟法，也是国际通用的方法。其基本原理是利用抗生素在涂布特定试验菌的琼脂培养基内的扩散作用，形成一定浓度的含抗生素的球形区，抑制了试验菌的繁殖而呈现出透明的抑菌圈，将已知效价的标准品溶液和未知效价的供试品溶液在同样条件下进行培养，比较两者抑菌圈大小，在一定的抗生素浓度范围内，浓度对数与抑菌圈直径成正比。

根据试验设计的不同，管碟法和比浊法均可分为：一剂量法、二剂量法、三剂量法。

① 一剂量法：将标准品一组剂量对微生物的反应在对数坐标上制成直线图，相同条件下，测得供试品对微生物得反应值，在标准品的标准曲线上查出引起该反应的

抗生素的相对浓度及效力。一剂量法又称标准曲线法，一般用于制备标准曲线和测定血药浓度。

② 二剂量法：用标准品、供试品各高、低两个剂量，采用量-反应平行线原理，在相同试验条件下，比较标准品和供试品二者对供试品产生的效力。二剂量法用于含量测定。

③ 三剂量法：用标准品、供试品各高、中、低三个剂量，采用量-反应平行线原理，在相同试验条件下，比较标准品和供试品溶液抑菌圈的大小，以求得供试品的效价。剂量间的比值为0.8。三剂量法用于检品仲裁和标准品标定。

（二）注意事项

在设计用管碟法和比浊法测定效价时，需注意以下几个问题。

1. 试验菌的选择

以《中国药典》附录规定的试验菌为首选，根据需要可选择其他的试验菌，最好与各国药典收载的试验菌一致，便于国际交流。①以抗生素的作用机理和抗菌谱为基础，显示临床特点，对抗生素主要成分有较强的敏感性，而对所含杂质、降解物不敏感。②试验菌为非致病菌或致病菌的无毒变株，菌落典型，特征稳定且不易变异，易于培养、保存，安全、无致病性。试验菌菌落形态要典型，无杂菌，要保持菌种的新鲜，要力争保持菌悬液中菌群的一致性。③管碟法试验菌产生的抑菌圈清晰、稳定，测定误差小，不产生次级圈。比浊法以球菌和短杆菌为宜。

2. 培养基的选择

培养基的原材料非常重要。管碟法的培养基中的胨、肉膏、琼脂等，都能影响到抑菌圈的大小与清晰度，试验发现不同胨所得抑菌圈大小和清晰度是有差别的：骨胨、鱼胨、鸡胨较好，肉胨、蛋胨较差。比浊法所用培养基应澄明，颜色以尽量浅为佳，本身不得出现浑浊，灭菌后也不得发生沉淀。培养基的成分应能满足细菌快速生长的需要，一般可加入牛肉浸出粉和酵母浸出粉。如在以金黄色葡萄球菌为试验菌的试验中加入适量的牛肉浸出粉和酵母浸出粉，可使细菌生长速度加快，达到比浊法测定的要求。另外，培养基的pH可以影响抗生素的抗菌活性，酸性抗生素（如头孢菌素类）在偏酸性培养基中抗菌活性增强，碱性抗生素（如氨基糖苷类、大环内酯类）在偏碱性条件下活性增强，两性抗生素（如四环类、多肽类）在偏酸性条件下抗菌活性增强。要按抗生素的性质不同调整培养基的pH。一般比浊法测定用培养基的pH在6.8~7.8之间。

3. 培养

（1）培养温度　一般在36~38℃范围内，培养温度要准确、恒定。比浊法采用振摇培养，以增加氧的供应，促进细菌生长。

（2）培养时间　管碟法要控制培养时间，防止不适当的培养时间对抑菌圈的清晰度的影响。由于某些抗生素呈抑菌作用，在抑菌圈边缘的菌群只是被抑制，当延长培养时间后，细菌总量增加，使抗生素敏感度下降，抑菌圈边缘的菌群继续生长，导致抑菌圈变小和边缘不整齐。如采用枯草芽孢杆菌作为检定菌时，培养时间过长，菌丝向圈内生长，导致边缘不整齐；但采用藤黄微球菌作为检定菌时，在规定的温度和时间培养后，可再置室温继续培养2～3h，可使抑菌圈清晰，这可能是抑菌圈边缘菌群继续生长，并产生色素，使抑菌圈边缘致密而显清晰。比浊法要尽量缩短培养时间，避免因静置培养过程中细菌慢慢沉降至底部，产生梯度的微生物生长区，表面为微亲氧性，底部为厌氧性。

4. 线性关系试验

采用一剂量法。管碟法考察线性关系的原理是在设计的浓度范围内，抑菌圈的直径随抗生素浓度的增减而增减。此时，抑菌圈的直径是抗生素浓度的函数。由此，可以得出一条曲线。如果抗生素的浓度改为对数剂量，则抑菌圈直径与抗生素的对数剂量呈现直线关系，一般设计 8 个浓度，剂间比为 0.75～0.8。

比浊法设计原理是在设计的浓度范围内，考察抗生素的浓度与所加入试验菌的培养基的吸光度的线性关系，应至少含有 5 个浓度的标准品溶液，以确定测定效价时，在线性范围内的高、低剂量。

在试验之前应进行预试验，以确定最佳的试验条件，调整试验菌的浓度、使用量、抗生素的终浓度、培养基等。管碟法二剂量法标准品溶液的高浓度所致的抑菌圈直径要求在18～22mm 之间，高、低浓度所致的抑菌圈直径最好相差 2mm，否则应调整高、低浓度的剂间比；比浊法二剂量法高、低剂量浓度标准品溶液所致的菌液浓度的吸光值应在 0.3～0.7 范围，高、低剂量浓度标准品溶液所致的菌液的吸光值的差值应大于 0.1。

线性关系考察的数据，应给出试验数据表、直线图、回归方程、相关系数和线性范围。

5. 专属性试验

也可称为辅料干扰试验。将处方量的辅料按主药的方法稀释成相应的高、低剂量进行试验，辅料应不影响测定结果。对于管碟法来讲，应在与进行样品检验相同的试验条件下，辅料溶液应无抑菌圈形成；对比浊法来讲，辅料应对细菌的生长无抑制作用，即加入辅料溶液管与对照管吸光度应一致。辅料的抑菌作用在处方选择时应考虑到。

6. 精密度试验

原则上分为三部分试验：①重复性试验；②中间精密度试验；③重现性试验。对于已有国家标准的药品，只作重复性试验即可。对于一个新建立的方法，则应根据药典要求进行方法学验证。

7. 准确度试验

准确度试验最好采用加样回收率试验，应设计主药加入量的80%、100%、

120％三个浓度，每个浓度分别制备 3 份供试品溶液，报告已知加入量的回收率，计算 9 份样品的相对标准偏差（RSD）。

四、生物制品的效力检定

（一）动物保护力试验

动物保护力试验（或称免疫力试验）是将疫苗或类毒素免疫动物后，再用同种的活菌、活病毒或毒素攻击，从而判定制品的保护水平。这种方法可直接观察制品的免疫效果，较之测定动物免疫后的抗体水平为好。

动物保护力试验可分为以下四类。

1. 定量免疫定量攻击法

先定量抗原免疫豚鼠或小鼠数周后，再以相应的定量毒菌或毒素攻击，观察其存活数或不受感染数，以判定制品的效力。但试验前需测定一个最小感染量 MID（或一个最小致死量 MLD）的毒菌或毒素的剂量水平，同时要设立对照组。只有在对照组成立时，试验组的检定结果才有效。此法一般多用于活菌苗或类毒素的效力检定。

2. 变量免疫定量攻击法

或称 50％有效免疫剂量 ED_{50} 测定法。该法是将疫苗或类毒素经系列稀释成不同的免疫剂量，分别免疫各组动物（小鼠），间隔一定时期后，各免疫组均用同一剂量的活菌、活病毒或毒素攻击，观察一定时间，用统计学方法计算出能使 50％动物获得保护的免疫剂量。

3. 定量免疫变量攻击法

或称保护指数（免疫指数）测定法。动物经抗原免疫后，其耐受毒菌或活病毒攻击相当于未免疫动物耐受量的倍数称为保护指数。试验时，将动物分为对照组及免疫组，每组又分为若干试验组。免疫组动物先用同一剂量制品免疫，间隔一定日期后，与对照组同时以不同稀释度的毒菌或活病毒攻击，观察两组动物的存活率。按 LD_{50} 计算结果，如对照组 10 个菌有 50％动物死亡，而免疫组需要 1000 个菌，则免疫组的耐受量为对照组的 100 倍，表明免疫组能保护 100 个 LD_{50}，即该制品的保护指数为 100。此法常用于死菌苗及灭活疫苗的效力检定。

4. 被动保护力测定

先从其他免疫机体（如人体）获得某制品的相应抗血清，用以注射动物，待一至数日后，用相应的毒菌或活病毒攻击，观察血清抗体的被动免疫所引起的保护作用。

（二）活疫苗的效力测定

1. 活菌数测定

先用比浊法测出制品含菌浓度，然后 10 倍稀释，由最后几个稀释度（估计接种后能长出 1～100 个菌）取一定量菌液涂布接种于适宜的平皿培养基上，培养后计取菌落数，并计算活菌率。活菌苗多以制品中的抗原菌的存活数表示其效力。

2. 活病毒滴定测定

活疫苗（如麻疹疫苗、流感活疫苗）多以病毒滴度表示其效力。常用组织培养法或鸡胚感染法测定。例如：麻疹疫苗的 $TCID_{50}$（50％组织培养感染量）测定，将疫苗作系列稀释，由各稀释度取一定量接种于传代细胞（FL 株或 Vero 株），培养后，镜检病变，按统计学法计算 $TCID_{50}$。又如流感活疫苗的 EID_{50}（50％鸡胚感染量）测定，将疫苗作系列稀释，由各稀释度取一定量接种于鸡胚数个，培养后，抽取尿囊液作血凝试验（用鸡红血球），按统计学方法计算 EID_{50}。

（三）类毒素和抗毒素的单位测定

1. 絮状单位（Lf）测定

类毒素或毒素的效价常用絮状单位（Lf）表示。絮状单位测定时，以不同量抗毒素和一定量（类）毒素混合，水浴加温，观察最早出现絮状沉淀管，由已知抗毒素单位和（类）毒素用量，即可算出每毫升检品的絮状单位数，根据絮状反应出现的时间（Kf），还可以估价抗原与抗体的亲和力。白喉、破伤风（类）毒素均可用此法测定。

2. 结合单位（BU）测定

能与 0.01U 抗毒素中和的最小类毒素量称为一个结合单位。常用以表示破伤风类毒素的效价，是用中和法通过小鼠测定。试验中以不同量类毒素和定量抗毒素相结合，再加入定量毒素，如前两者已结合，则后加毒可使小鼠致死；如所加抗毒素未被结合或很少被结合，则所剩抗毒素能中和后加的毒素，使小鼠存活。根据对照组及试验组的动物死亡的时间及数量，判定并计算结果。

3. 抗毒素单位测定

目前国际上都用"国际单位"（U）代表抗毒素的效价，它的概念是：能与一个 L＋量（致死限量）的毒素作用后，注射动物（小白鼠、豚鼠或家兔）仍能使该动物在一定时间内（96h 左右）死亡或呈现一定反应的最小抗毒素量，即为一个抗毒素单位。常用中和法测定。试验中以不同量抗毒素（检品）与定量毒素相混合，水浴加温后，注射动物，根据对照组和试验组的动物死亡时间和数量，判定并计算结果。据文献报道，反向血凝、酶联免疫吸附试验、火箭电泳，单扩散等方法也可用以测定抗毒素单位，但中和法仍为国际上通用的基准方法。

（四）血清学试验

血清学试验是指体外抗原-抗体试验。用血清学试验可检查抗体或抗原的效价。抗原-抗体反应具有高度的特异性，已知抗原，即可检测抗体；反之亦然。抗原-抗体在体外结合时，可因抗原的物理性状不同或参与反应的成分不同而出现各种类型的反应，如凝集反应、沉淀反应、中和反应和补体结合反应，以上四种类型反应是经典血清学反应。在此基础上经过不断的技术改进，又衍生出许多快速而灵敏的抗-原抗体反应，诸如间接凝集试验，反向间接凝集试验，各种免疫扩散、免疫电泳以及荧光标记、酶标记、同位素标记等高度敏感的检测技术。

习 题

1. 酶法分析有哪两种方式? 各有何特点?

2. 什么是酶活力? 酶活力测定的主要步骤有哪些?

3. 电泳的原理是什么? 常用的电泳方法有哪些?

4. 滴定分析的常用方式有哪些?

5. 朗伯-比尔定律的主要内容是什么?

6. 什么是透光度? 什么是吸光度? 二者之间的关系是什么?

7. 分光光度计主要由哪些部分组成? 各部分所起的作用是什么?

8. 色谱图上的色谱峰流出曲线可以说明什么问题?

9. 用管碟法和比浊法测定抗生素效价时, 应注意哪些事项?

10. 什么是生物检定法? 生物制品的效力检定有哪些常用方法?

11. 肝素生物检定法的主要步骤有哪些?

12. 选择题

(1) 在液相色谱中, 提高色谱柱效的有效途径是 (　　)

A. 减小填料粒度　　　　B. 适当升高柱温　　　　C. 降低流动相流速　　　　D. 增大流动相流速

(2) 试指出下述说法中, 哪一种是错误的 (　　)

A. 根据色谱峰的保留时间可以进行定性分析

B. 根据色谱峰的面积可以进行定量分析

C. 色谱图上峰的个数一定等于试样中的组分数

D. 色谱峰的区域宽度体现了组分在柱中的运动情况

(3) 液相色谱中通用型检测器是 (　　)

A. 紫外吸收检测器　　　B. 示差折光检测器　　　C. 热导池检测器　　　D. 荧光检测器

(4) 衡量色谱柱柱效的指标是 (　　)

A. 理论塔板数　　　　　B. 容量因子　　　　　　C. 相对保留值　　　　　D. 分配系数

(5) 透射率 T 为 100% 时, $A=$ (　　)

A. 10　　　　　　　　　B. 1　　　　　　　　　　C. 0　　　　　　　　　　D. 100

13. 在一个 3.0m 色谱柱上分离一个样品, 从色谱峰可知死时间为 1.0min, 组分 1 的保留时间为 14min, 组分 2 的保留时间为 17min, 组分 2 峰底宽为 1.0min。求: (1) 两组分的调整保留时间。(2) 利用组分 2 衡量此色谱柱的有效塔板数和塔板高度。(3) 两组分的分离度。(4) 若使两组分刚好分离所需柱长。

14. 某亚铁配合物的摩尔吸收系数为 12000L/(mol·cm), 采用 1.00cm 的吸收池, 欲把透光率读数限制在 20.0% 至 65.0% 之间, 分析的浓度范围是多少?

15. 用分光光度法测定 5.00×10^{-5}mol/L 的碱性 K_2CrO_4 溶液, 在波长 372nm 处, 用 1cm 吸收池测得百分透光度为 59.1, 试计算:

(1) 该溶液的吸光度;

(2) 摩尔吸光系数;

(3) 若改用 5cm 吸收池, 则透光度为多少?

16. 称取维生素 C 供试品 0.04986g, 用 0.01mol/L 硫酸溶液溶解, 并定容至 100mL, 吸取此溶液 2mL 稀释至 100mL, 将此稀释液置 1cm 厚的石英比色皿中, 在 245nm 测得吸光度为 0.552, 求维生素 C 的百分含量。(已知百分吸光系数为 560)

第三章 杂质与安全检查

知识要点

1. 了解药物中常见杂质的主要性质；
2. 了解各种检查方法的原理及基本实验方法；
3. 了解一般杂质与特殊杂质的检查方法的区别。

第一节 概 述

生物药物分子较大，结构复杂，有时成分并非单一，纯化工艺较难，因此杂质检查就显得非常重要。

药物的杂质是指药物中存在的无治疗作用或影响药物的稳定性和疗效、甚至对人体健康有害的物质。这些物质的存在不仅影响药物的质量，而且还可以反映出生产贮藏过程中存在的问题。对这些物质的检查，称为药物的杂质检查。因杂质的多少反映药物的纯度高低，所以杂质检查又称纯度检查。杂质检查既可保证用药的安全、有效，同时也为生产、流通过程的质量保证和企业管理的考核提供依据。

药物中的杂质，主要有两个来源：一是在生产过程中引入；二是在储藏过程中受外界条件的影响，引起药物结构发生变化而产生。在合成药的生产过程中，未反应完全的原料、反应的中间体和副产物，在精制时未能完全除去，就会成为产品中的杂质。从动植物原料中提取分离药物时，由于原料中常常含有与药物结构、性质相近的物质，在提取过程中，分离不完全，便可能引入产品中。如由哺乳动物睾丸中提取的玻璃酸酶，是一种能水解玻璃酸黏多糖的酶，若提取不完全，易把睾丸中的另一组分酪氨酸引入。在药物的生产过程中，还常需加入试剂、溶剂等，如不能完全除去，也会使产品中存在有关杂质。如使用酸性或碱性试剂处理后，可能使产品中带有酸性或碱性杂质；用有机溶剂提取或精制后，在产品中就可能有残留溶剂存在。此外，在生产中所用的金属器皿、装置以及其他不耐酸碱的金属工具，则可能引入铅、锌、铁、铜等重金属。药品在储藏过程中，尤其是储藏保管不善或储藏时间过长，在外界条件如温度、湿度、日光、空气的影响下，或因微生物的作用可能发生水解、氧化、分解、异构化、晶型转变、聚合、潮解和发霉等变化，使药物中产生有关的杂质。如肾上腺素在光和氧气存在下，发生氧化、聚合而变色；氧气能将维生素 C 氧化成去氢维生素 C；胃蛋白酶、淀粉酶、胰酶等吸湿而发霉；脊髓灰质炎活疫苗，温度高易使其变质而失效，低温易冻结而析出沉淀。

药物中的杂质按来源分类，可分为一般杂质和特殊杂质。一般杂质是指在自然界分布较广泛，在多种药物的生产和储藏过程中容易引入的杂质，如酸、碱、水分、氯化物、硫酸盐、砷盐、重金属等。特殊杂质是指在个别药物的生产和储藏过程中引入的杂质。

药物中存在的杂质，有的能危害人体健康；有的会影响药物的稳定性，使其降低疗效甚至失效；有的虽无害，但影响药物质量或反映出生产中存在的问题。因此，检查药物中存在的杂质不仅是保证人们用药安全、有效，而且也是考核生产工艺和企业管理是否正常，以保证和提高药品的质量。单纯从杂质产生来看，其杂质的量应愈少愈好，但要把药品中杂质完全去掉，势必造成生产上操作处理困难、降低产品的收率并增加成本，在经济上加重病人负担；另一方面，要分离除尽杂质，从药物的效用、调剂、储存上来看，也没有必要，而且也不可能完全除尽。所以在不影响疗效和不发生毒副作用的原则下，对于药物中可能存在的杂质允许有一定限度。在此限度内，不会对人体有毒害，不会影响药物的稳定性和疗效。因此，药典中规定的杂质检查均为限量检查。

杂质限量是指药物中所含杂质的最大允许量，通常以百分之几或百万分之几来表示，药物中的杂质检查，一般是取一定量与被检杂质相同的纯品或对照品配成标准溶液，与一定量供试药物的溶液在相同条件处理下比较反应结果，从而确定杂质限量是否超过规定。杂质限量可按下式计算：

$$杂质限量 = \frac{杂质标准品量}{供试品量} \times 100\%$$

由于供试品（S）中所含杂质的量是通过与一定量标准溶液进行比较，因此杂质量在数值上应是标准溶液的体积（V）与其浓度（c）的乘积。所以杂质限量（L）计算可改写为：

$$杂质限量 = \frac{标准溶液的体积 \times 标准溶液的浓度}{供试品量} \times 100\%$$

$$L = \frac{Vc}{m_S} \times 100\%$$

【示例】 葡萄糖中氯化物的检查

取本品 0.60g，置 50mL 钠氏比色管中，加水溶解使成 25mL，加稀硝酸 10mL，加水使成 40mL，摇匀，加入硝酸银试液 1.0mL，用水稀释使成 50mL，摇匀，在暗处放置 5min，与标准氯化钠溶液 6.0mL 制成的对照溶液比较，不得更浓。其氯化物限量的计算如下：

$$标准氯化钠溶液每毫升 = 0.01mg\ Cl^-$$

$$氯化物限量 = \frac{6.0 \times 0.01}{0.6 \times 1000} \times 100\% = 0.01\%$$

另外，某些杂质的化学结构尚未清楚，以及一些由生物技术制取的生物药物，在没有适当的理化方法进行检验时,应根据其药理作用或其他的生理活性,采用适当的生物方法作为监控指标,以保证用药的安全。常用的方法有:热原检查、毒性试验、刺激性试验、过敏试验及升压和降压物质检查等。

第二节 一般杂质及其检查方法

一、氯化物检查法

在药物的生产过程中,常用到盐酸或将药物制成盐酸盐形式。氯离子对人体无害,但它能反映药物的纯度及生产过程是否正常,因此氯化物常作为信号杂质检查。

1. 原理

药物中的微量氯化物在硝酸酸性条件下与硝酸银反应,生成氯化银胶体微粒而显白色浑浊,与一定量的标准氯化钠溶液在相同条件下产生的氯化银浑浊程度比较,判定供试品中氯化物是否符合限量规定。

$$Cl^- + Ag^+ \longrightarrow AgCl \downarrow (白)$$

2. 方法

除另有规定外,取各药品项下规定量的供试品,加水溶解使成25mL(溶液如显碱性,可滴加硝酸使成中性),再加稀硝酸10mL;溶液如不澄清,应滤过(滤纸预先用含有硝酸的水洗净其上的氯化物);置50mL纳氏比色管中,加水使成约40mL,摇匀,即得供试品溶液。另取该品种项下规定量的标准氯化钠溶液(0.9%),置50mL纳氏比色管中,加稀硝酸10mL,加水使成40mL,摇匀,即得对照溶液。于供试溶液与对照溶液中,分别加入硝酸银试液1.0mL,用水稀释至50mL,摇匀,在暗处放置5min,同置黑色背景上,从比色管上方向下观察,比较,即得。

标准氯化钠溶液的制备:称取氯化钠0.165g,置1000mL量瓶中,加水适量使溶解并稀释至刻度,摇匀,作为贮备液。临用前,精密量取贮备液10mL,置100mL量瓶中,加水稀释至刻度,摇匀,即得(每1mL相当于$10\mu g$的Cl^-)。

氯化物浓度以50mL中含0.05~0.08mg的Cl^-为宜。此范围内氯化物所显浑浊度明显,便于比较。

加硝酸可避免弱酸银盐如碳酸银、磷酸银及氧化银沉淀的干扰,且可加速氯化银沉淀的生成并产生较好的乳浊。酸度以50mL供试溶液中含稀硝酸10mL为宜。

3. 注意事项

供试品溶液如带颜色,除另有规定外,可采用内消色法解决。取供试品溶液2份,分别置于50mL纳氏比色管中,一份中加硝酸银试液1.0mL,摇匀,放置10min,如显浑浊,反复滤过,至滤液完全澄清,再加入规定量的标准氯化钠溶液与适量水,使成50mL,摇匀,在暗处放置5min,作为对照溶液;另一份中加硝酸银试液1.0mL与适量水,使成50mL,按上述方法与对照溶液比较,即得。

二、硫酸盐检查法

微量的硫酸盐杂质，也是一种信号杂质。

1. 原理

药物中微量的硫酸盐在稀盐酸酸性条件下与氯化钡反应，生成硫酸钡微粒而显白色浑浊，与一定量标准硫酸钾溶液在相同条件下产生的硫酸钡浑浊程度比较，判定供试品硫酸盐是否符合限量规定。

$$SO_4^{2-} + Ba^{2+} \longrightarrow BaSO_4 \downarrow （白）$$

2. 方法

除另有规定外，取各品种项下规定量的供试品，加水溶解使成约 40mL（溶液如显碱性，可滴加盐酸便成中性）；溶液如不澄清，应滤过；置 50mL 纳氏比色管中，加稀盐酸 2mL，摇匀，即得供试品溶液；另取该品种项下规定量的标准硫酸钾溶液，置 50mL 纳氏比色管中，加水使成约 40mL，加稀盐酸 2mL，摇匀，即得对照溶液。于供试溶液与对照溶液中分别加入 25% 氯化钡溶液 5mL，用水稀释至 50mL，充分摇匀，放置 10min，同置黑色背景上，从比色管上方向下观察、比较，即得。

供试品溶液如带颜色，除另有规定外，可取供试品溶液 2 份，分别置 50mL 纳氏比色管中，一份中加 25% 氯化钡溶液 5mL，摇匀，放置 10min，如显浑浊，可反复滤过，至滤液完全澄清，再加规定量的标准硫酸钾溶液与水适量，使成 50mL，摇匀，放置 10min，作为对照溶液；另一份中加 25% 氯化钡溶液 5mL 与水适量，使成 50mL，摇匀，放置 10min，按上述方法与对照溶液比较，即得。

标准硫酸钾溶液的制备：称取硫酸钾 0.181g，置 1000mL 量瓶中，加水适量使溶解并稀释至刻度，摇匀，即得（每 1mL 相当于 $100\mu g$ 的 SO_4^{2-}）。

盐酸可防止碳酸钡或磷酸钡等沉淀生成，影响比浊。但酸度过大可使硫酸钡溶解，降低检查灵敏度，50mL 供试品中含 2mL 稀盐酸为宜。

3. 注意事项

如果药物在水中不易溶解，可加入适量的有机溶剂将药物溶解后再依法检查，例如硫酸普拉酮钠中硫酸盐的检查，先用丙酮-水（1∶1）溶解样品后进行检查。

三、铁盐检查法

微量铁盐的存在可能会加速药物的氧化和降解，因而要控制铁盐的限量。《中国药典》和《美国药典》均采用硫氰酸盐法，《英国药典》采用巯基乙酸（mercaptoacetic acid）法检查，两个方法相比较，后者的灵敏度较高，但试剂较贵。硫氰酸盐法如下。

1. 原理

铁盐在盐酸酸性溶液中与硫氰酸盐作用生成红色可溶性的硫氰酸铁配离子，与一定量标准铁溶液用同法处理后进行比色。

$$Fe^{3+} + 6SCN^- \longrightarrow [Fe(SCN)_6]^{3-} （红色）$$

2. 方法

除另有规定外，取各品种项下规定量的供试品，加水溶解使成 25mL，移置 50mL 纳氏比色管中，加稀盐酸 4mL 与过硫酸铵 50mg，加水稀释至约 35mL 后，加 30%硫氰酸铵溶液 3mL，再加水适量稀释成 50mL，摇匀；如显色，立即与标准铁溶液一定量按相同方法制成的对照溶液比较，即得。

本法用硫酸铁铵 [$FeNH_4(SO_4)_2 \cdot 12H_2O$] 配制标准铁溶液，并加入盐酸防止铁盐水解，使易于保存。当 50mL 溶液中含 Fe^{3+} 为 $10\sim50\mu g$ 时，溶液的吸光度与浓度呈良好线性关系。目视比色时以 50mL 溶液中含 $5\sim90\mu g$ Fe^{3+} 为宜。在此范围内，溶液的色泽梯度明显，易于区别。在盐酸酸性条件下反应，可防止 Fe^{3+} 的水解。经试验，以 50mL 溶液中含稀盐酸 4mL 为宜。加入氧化剂过硫酸铵既可氧化供试品中 Fe^{2+} 成 Fe^{3+}，同时可防止由于光线使硫氰酸铁还原或分解褪色。

$$2Fe^{2+}+(NH_4)_2S_2O_3 \longrightarrow 2Fe^{3+}+(NH_4)_2SO_4+SO_4^{2-}$$

标准铁溶液的制备：称取硫酸铁铵 [$FeNH_4(SO_4)_2 \cdot 12H_2O$] 0.863g，置 1000mL 量瓶中，加水溶解后，加硫酸 2.5mL，用水稀释至刻度，摇匀，作为贮备液。临用前，精密量取贮备液 10mL，置 100mL 量瓶中，加水稀释至刻度，摇匀，即得（每 1mL 相当于 $10\mu g$ 的 Fe）。

3. 注意事项

如供试管与对照管色调不一致时，可分别移至分液漏斗中，各加正丁醇 20mL 提取，待分层后，将正丁醇层移置 50mL 纳氏比色管中，再用正丁醇稀释至 25mL，比较，即得。

四、重金属检查法

重金属影响药物的稳定性及安全性。重金属是指在实验条件下能与硫代乙酰胺或硫化钠作用显色的金属杂质，如银、铅、汞、铜、锑、锡、砷、锌与镍等。因为在药品生产中遇到铅的机会较多，且铅易蓄积中毒，故作为重金属的代表，以铅的限量表示重金属限度。如需对某种特定金属离子或上述方法不能检测到的金属离子作限度要求，可采用专属性较强的原子吸收分光光度法或具有一定专属性的经典比色法（如《中国药典》已收载的铜、锌等杂质的检查法）。《中国药典》（2015）附录中规定了四种重金属检查方法。

标准铅溶液的制备：称取硝酸铅 0.1599g，置 1000mL 量瓶中，加硝酸 5mL 与水 50mL 溶解后，用水稀释至刻度，摇匀，作为贮备液。精密量取贮备液 10mL，置 100mL 量瓶中，加水稀释至刻度，摇匀，即得（每 1mL 相当于 $10\mu g$ 的 Pb）。本液仅供当日使用。配制与贮存用的玻璃容器均不得含铅。

（一）第一法：硫代乙酰胺法

本法适用于溶于水、稀酸和乙醇的药物，为最常用的方法。

1. 原理

硫代乙酰胺在弱酸性条件下水解，产生硫化氢，与重金属离子生成黄色到棕黑色的硫化物混悬液，与一定量标准铅溶液经同法处理后所呈颜色比较，判定供试品中重金属是否符合限量规定。

$$CH_3CSNH_2 + H_2O \longrightarrow CH_3CONH_2 + H_2S$$
$$Pb^{2+} + H_2S \longrightarrow PbS\downarrow + 2H^+$$

2. 方法

除另有规定外，取 25mL 纳氏比色管 3 支，甲管中加标准铅溶液一定量与醋酸盐缓冲液（pH3.5）2mL 后，加水或各品种项下规定的溶剂稀释成 25mL；乙管中加入按各品种项下规定的方法制成的供试品溶液 25mL；丙管中加入与乙管相同重量的供试品，加配制供试品溶液的溶剂适量使溶解，再加与甲管相同量的标准铅溶液与醋酸盐缓冲液（pH3.5）2mL 后，用溶剂稀释成 25mL；若供试品溶液带颜色，可在甲管中滴加少量的稀焦糖溶液或其他无干扰的有色溶液，使之与乙管、丙管一致；再在甲、乙、丙三管中分别加硫代乙酰胺试液各 2mL，摇匀，放置 2min，同置白纸上，自上向下透视，当丙管中显出的颜色不浅于甲管时，乙管中显示的颜色与甲管比较，不得更深。

如丙管中显出的颜色浅于甲管，应取样按第二法重新检查。如在甲管中滴加稀焦糖溶液或其他无干扰的有色溶液，仍不能使颜色一致时，应取样按第二法检查。

3. 注意事项

供试品如有色，应在加硫代乙酰胺试液前在对照溶液管中滴加少量稀焦糖溶液或其他无干扰的有色溶液，使之与供试品溶液管的颜色一致，然后再加硫代乙酰胺试液比色。如按以上方法仍不能使两管颜色一致，可采用内消色法使对照溶液与样品溶液的颜色一致。供试品如含高铁盐影响重金属检查时，可在甲、乙、丙三管中分别加入相同量的维生素 C 0.5～1.0g，再照上述方法检查。配制供试品溶液时，如使用的盐酸超过 1mL，氨试液超过 2mL，或加入其他试剂进行处理者，除另有规定外，甲管溶液应取同样同量的试剂置瓷皿中蒸干后，加醋酸盐缓冲液（pH3.5）2mL 与水 15mL，微热溶解后，移置纳氏比色管中，加标准铅溶液一定量，再用水或各品种项下规定的溶剂稀释成 25mL。

（二）第二法：炽灼后的硫代乙酰胺法

本法适用于含芳环、杂环以及难溶于水、稀酸及乙醇的有机药物。

1. 原理

重金属可能会与芳环、杂环形成较牢固的价键，需先将供试品炽灼破坏，残渣加硝酸进一步破坏，蒸干。加盐酸转化为易溶于水的氯化物，再按第一法进行检查。

2. 方法

除另有规定外，当需改用第二法检查时，取各品种项下规定量的供试品，按炽灼残渣检查法进行炽灼处理，然后取遗留的残渣；或直接取炽灼残渣项下遗留的残渣；

如供试品为溶液，则取各品种项下规定量的溶液，蒸发至干，再按上述方法处理后取遗留的残渣；加硝酸 0.5mL，蒸干，至氧化氮蒸气除尽后（或取供试品一定量，缓缓炽灼至完全炭化，放冷，加硫酸 0.5～1mL，使恰湿润，用低温加热至硫酸除尽后，加硝酸 0.5mL，蒸干，至氧化氮蒸气除尽后，放冷，在 500～600℃ 炽灼使完全灰化），放冷，加盐酸 2mL，置水浴上蒸干后加水 15mL，滴加氨试液至对酚酞指示液显微粉红色，再加醋酸盐缓冲液（pH3.5）2mL，微热溶解后，移置纳氏比色管中，加水稀释成 25mL 作为乙管；另取配制供试品溶液的试剂，置瓷皿中蒸干后，加醋酸盐缓冲液（pH3.5）2mL 与水 15mL，微热溶解后，移置纳氏比色管中，加标准铅溶液一定量，再用水稀释成 25mL，作为甲管；再在甲、乙两管中分别加硫代乙酰胺试液各 2mL，摇匀，放置 2min，同置白纸上，自上向下透视，乙管中显出的颜色与甲管比较，不得更深。

3. 注意事项

应控制炽灼温度在 500～600℃。炽灼残渣加硝酸加热处理后，必须蒸干、除尽氧化氮，否则亚硝酸可使硫化氢氧化析出硫，影响比色。为了消除盐酸或其他试剂中可能夹杂重金属的影响，在配制供试品溶液时，如使用盐酸超过 1mL（或与盐酸 1mL 相当的稀盐酸），使用氨试液超过 2mL，以及用硫酸与硝酸进行有机破坏或其他试剂处理者，除另有规定外，对照溶液应取同样量试剂在瓷皿中蒸干后，依法检查。含钠盐或氟的有机药物在炽灼时能腐蚀瓷坩埚而引入重金属，应改用铂坩埚或硬质玻璃蒸发皿。例如乳酸钠溶液中重金属的检查因乳酸钠对重金属离子有掩蔽作用，不能采用第一法检查，故采用第二法检查；因本品是碱金属盐，所以规定用铂或石英坩埚。安乃近及盐酸氟奋乃静中重金属的检查也采用该法。

（三）第三法：硫化钠法

本法适用于溶于碱性水溶液而难溶于稀酸或在稀酸中即生成沉淀的药物。如磺胺类、巴比妥类药物等。

1. 原理

在碱性介质中，以硫化钠为显色剂，使 Pb^{2+} 沉淀生成 PbS 微粒的混悬液，与一定量标准铅溶液经同法处理后所呈颜色比较，判断供试品中重金属是否符合限量规定。

2. 方法

除另有规定外，取供试品适量，加氢氧化钠试液 5mL 与水 20mL 溶解后，置纳氏比色管中，加硫化钠试液 5 滴，摇匀，与一定量的标准铅溶液同法处理后的颜色比较，不得更深。

3. 注意事项

硫化钠试液对玻璃有一定的腐蚀性，且久置后会产生絮状物，应临用新制。

（四）第四法：微孔滤膜过滤法

本法适用于含 2～5μg 重金属杂质的检查，因重金属限量低时，用钠氏比色管难以观察比较，改用微孔滤膜过滤法，使重金属硫化物富集于滤膜上，比较其色斑，以提高检查的灵敏度。

试验装置滤器由具有螺纹丝扣并能密封的上下两部分，以及垫圈、滤膜和尼龙垫网所组成（图 3-1）。标准铅斑的制备：精密量取标准铅溶液一定量，置小烧杯中，用水或各品种项下规定的溶剂稀释成 10mL，加入乙酸盐缓冲液（pH3.5）2.0mL 和硫代乙酰胺试液 1.0mL，摇匀，放置 10min，用 50mL 注射器转移至滤器中进行压滤（滤速约 1mL/min）；滤毕，取下滤膜，放在滤纸上干燥，即得。取按各品种项下规定方法制成的供试溶液 1.0mL，照标准铅斑的制备，自"加入乙酸盐缓冲液（pH3.5）2.0mL"起依法操作，将生成的铅斑与标准铅斑比较，不得更深。

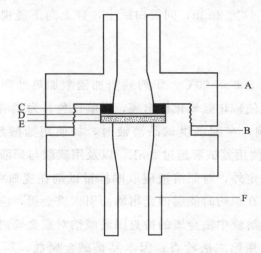

图 3-1　微孔滤膜过滤法检查重金属装置
A—滤器的上盖部分；B—连接头；C—垫圈；D—滤膜；E—尼龙垫网；F—滤器下部

五、砷检查法

砷盐多由药物生产过程中所使用的无机试剂引入，多种药物中要求检查砷盐，砷为毒性杂质，须严格控制其限量。《中国药典》和《日本药局方》均采用古蔡法和二乙基二硫代氨基甲酸银法检查药物中微量的砷盐；《英国药典》采用古蔡法和次磷酸法；《美国药典》采用二乙基二硫代氨基甲酸银法。

标准砷溶液的制备：称取三氧化二砷 0.132g，置 1000mL 量瓶中，加 20％氢氧化钠溶液 5mL 溶解后，用适量的稀硫酸中和，再加稀硫酸 10mL，用水稀释至刻度，摇匀，作为贮备液。临用前，精密量取贮备液 10mL，置 1000mL 量瓶中，加稀硫酸 10mL，用水稀释至刻度，摇匀，即得（每 1mL 相当于 1μg 的 As）。

（一）古蔡（Gutzeit）法

1. 原理

金属锌与酸作用产生新生态的氢，与药物中微量砷盐反应生成具挥发性的砷化氢，遇溴化汞试纸，产生黄色至棕色的砷斑，与一定量标准砷溶液所生成的砷斑比较，判断供试品中重金属是否符合限量规定。

$$As^{3+}+3Zn+3H^+ \longrightarrow 3Zn^{2+}+AsH_3 \uparrow$$
$$AsO_3^{3-}+3Zn+9H^+ \longrightarrow AsH_3 \uparrow +3Zn+3H_2O$$
$$AsO_4^{3-}+4Zn+11H^+ \longrightarrow 4Zn^{2+}+4H_2O+AsH_3 \uparrow$$
$$AsH_3+2HgBr_2 \longrightarrow 2HBr+AsH(HgBr)（黄色）$$
$$AsH_3+3HgBr_2 \longrightarrow 3HBr+Ag(HgBr)_3（棕色）$$

2. 方法

检砷装置见图 3-2。于导气管 C 中装入乙酸铅棉花 60mg（装管高度约 60～80mm），再于旋塞 D 的顶端平面上放一片溴化汞试纸（试纸大小以能覆盖孔径而不露出平面外为宜），盖上旋塞盖 E 并旋紧。标准砷斑的制备：精密量取标准砷溶液 2mL，置 A 瓶中，加盐酸 5mL 与水 21mL，再加碘化钾试液 5mL 与酸性氯化亚锡试液 5 滴，在室温放置 10min 后，加锌粒 2g，立即将照上法装好的导气管 C 密塞于 A 瓶上，并将 A 瓶置 25～40℃水浴中，反应 45min，取出溴化汞试纸，即得。样品砷斑的制备取按各品种项下规定方法制成的供试品溶液，置 A 瓶中，加盐酸 5mL 与水 21mL，照标准砷斑的制备，自"再加碘化钾试液 5mL"起，依法操作。将生成的砷斑与标准砷斑比较，颜色不得更深。

用三氧化二砷配制储备液，于临用前取储备液新鲜配制标准砷溶液，每 1mL 标准砷溶液相当于 1μg 的 As。《中国药典》制备标准砷斑采用 2mL 标准砷溶液，所得砷斑清晰；否则，砷斑颜色过深或过浅，均影响比色的正确性。五价砷在酸性溶液中也能被金属锌还原为砷化氢，但生成砷化氢的

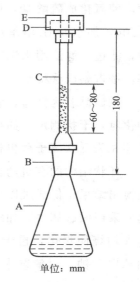

单位：mm

图 3-2　古蔡法检砷装置
A—标准磨口锥形瓶；B—标准磨口塞；C—导气管；D—旋塞；E—旋塞盖

速度较三价砷慢，故在反应液中加入碘化钾及氯化亚锡将五价砷还原为三价砷。碘化钾被氧化，生成的碘又可被氯化亚锡还原为碘离子，后者与反应中产生的锌离子能形成稳定的配位离子，有利于生成砷化氢的反应不断进行。氯化亚锡与碘化钾还可抑制锑化氢的生成，因锑化氢也能与溴化汞试纸作用生成锑斑。在试验条件下，100μg 锑存在也不致干扰测定。氯化亚锡又可与锌作用，在锌粒表面形成锌锡齐（锌锡的合金），起去极化作用，从而使氢气均匀而连续地发生。

$$AsO_4^{3-}+2I^-+2H^+ \longrightarrow AsO_3^{3-}+I_2+H_2O$$
$$AsO_4^{3-}+Sn^{2+}+2H^+ \longrightarrow AsO_3^{3-}+Sn^{4+}+H_2O$$
$$I_2+Sn^{2+} \longrightarrow 2I^-+Sn^{4+}$$
$$4I^-+Zn^{2+} \longrightarrow ZnI_4^{2-}$$

锌粒及供试品中可能含有少量硫化物，在酸性液中能产生硫化氢气体，与溴化汞作用生成硫化汞的色斑，干扰试验结果，故用乙酸铅棉花吸收硫化氢。用乙酸铅棉花60mg，装管高度约60～80mm，以控制乙酸铅棉花填充的松紧度，使既能免除硫化氢的干扰，又可使砷化氢以适宜的速度通过。

溴化汞试纸与砷化氢作用较氯化汞试纸灵敏，但所呈砷斑不够稳定，在反应中应保持干燥及避光，并立即与标准砷斑比较。

3. 注意事项

供试品若为硫化物、亚硫酸盐、硫代硫酸盐等，在酸性溶液中生成硫化氢或二氧化硫气体，与溴化汞作用生成黑色硫化汞或金属汞，干扰砷斑检查。应先加硝酸处理，使氧化成硫酸盐，除去干扰。例如解毒药硫代硫酸钠中砷盐的检查：取样品0.20g，加水5mL溶解后，加硝酸3mL，置水浴上，蒸干，残渣中加水数毫升，搅匀，滤过，滤渣用水洗净，合并滤液与洗液，蒸干后，加盐酸5mL与水23mL使溶解，按古蔡氏法检查。

供试品若为铁盐，能消耗碘化钾、氯化亚锡等还原剂，影响测定条件，并能氧化砷化氢，干扰测定。如检查柠檬酸铁铵中砷盐，需先加酸性氯化亚锡试液，将高铁离子还原为低铁离子后再检查。

环状结构的有机药物，因砷在分子中可能以共价键结合，要先进行有机破坏，否则检出结果偏低或难以检出。常用的有机破坏方法有碱破坏法和酸破坏法。《中国药典》采用碱破坏法，如酚磺酞、呋塞米等检查砷盐时，于供试品中加氢氧化钙，先小火灼烧使炭化，再于500～600℃炽灼至完全灰化。环状结构的有机酸碱金属盐如苯甲酸钠、对氨基水杨酸钠，用石灰法不能破坏完全，需用无水碳酸钠进行碱溶破坏。

含锑药物，如葡萄糖酸锑钠，用古蔡法检查砷时，锑盐也可被还原为锑化氢，与溴化汞试纸作用，产生灰色锑斑，干扰砷斑的检出，可改用白田道夫（Betterd）法检查砷盐。原理是氯化亚锡在盐酸中将砷盐还原成棕褐色的胶态砷，与一定量标准砷溶液用同法处理后的颜色比较，可控制供试品中的砷量。

（二）二乙基二硫代氨基甲酸银法 [silver diethyldithiocarbamate，简称Ag(DDC)法]

本法不仅可用于砷盐的限量检查，也可用作微量砷盐的含量测定。

1. 原理

金属锌与酸作用产生新生态氢，与微量砷盐

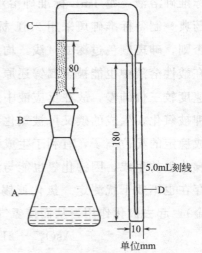

图3-3　Ag(DDC)法检砷装置

A—标准磨口锥形瓶；B—标准磨口塞；

C—导气管；D—瓶底玻璃管

反应生成具挥发性的砷化氢，还原二乙基二硫代氨基甲酸银，产生红色胶态银，同时在相同条件下使用一定量标准砷溶液比色，用目视比色法测定吸光度进行比较。

2. 方法

Ag（DDC）法检砷装置见图 3-3。测试时，于导气管 C 中装入醋酸铅棉花 60mg（装管高度约 80mm），并于 D 管中精密加入二乙基二硫代氨基甲酸银试液 5mL。

标准砷对照液的制备：精密量取标准砷溶液 2mL，置 A 瓶中，加盐酸 5mL 与水 21mL，再加碘化钾试液 5mL 与酸性氯化亚锡试液 5 滴，在室温放置 10min 后，加锌粒 2g，立即将导气管 C 与 A 瓶密塞，使生成的砷化氢气体导入 D 管中，并将 A 瓶置 25～40℃水浴中反应 45min，取出 D 管，添加三氯甲烷至刻度，混匀，即得。若供试品需经有机破坏后再行检砷，则应取标准砷溶液代替供试品，照各品种项下规定的方法同法处理后，依法制备标准砷对照液。

检查法：取照各品种项下规定方法制成的供试品溶液，置 A 瓶中，照标准砷对照液的制备，自"再加碘化钾试液 5mL"起，依法操作。将所得溶液与标准砷对照液同置白色背景上，从 D 管上方向下观察、比较，所得溶液的颜色不得比标准砷对照液更深。必要时，可将所得溶液转移至 1cm 吸收池中，按照紫外-可见分光光度法在 510nm 波长处以二乙基二硫代氨基甲酸银试液作空白，测定吸光度，与标准砷对照液按同法测得的吸光度比较，即得。

3. 注意事项

所用仪器和试液等照本法检查，均不应生成砷斑，或至多生成仅可辨认的斑痕。制备标准砷斑或标准砷对照液，应与供试品检查同时进行。本法所用锌粒应无砷，以能通过一号筛的细粒为宜，如使用的锌粒较大时，用量应酌情增加，反应时间亦应延长为 1h。醋酸铅棉花系取脱脂棉 1.0g，浸入醋酸铅试液与水的等容混合液 12mL 中，湿透后，挤压除去过多的溶液，并使之疏松，在 100℃以下干燥后，贮于玻璃塞瓶中备用。

第三节　特殊杂质及其检查方法

一、特殊杂质检查方法的依据

检查药物中存在的微量杂质，首要的问题就是要选择一个专属性强的方法。药物不能干扰杂质的检测，所以药物中杂质的检查主要依据药物与杂质在物理性质或化学性质上的差异来进行的。药物与杂质在物理性质上的差异，主要指药物与杂质在外观性状、分配或吸附以及对光的吸收等性质的差别；在化学性质上的差异，主要指药物与杂质对某一化学反应的差别，一般是杂质与试剂反应，而药物不发生反应。根据杂质控制要求，可以进行限量检查，也可以对杂质进行定量测定。

二、特殊杂质的检查方法

(一)色谱分析法

药物中的有机杂质,可能是已知的或未知的、挥发性的或非挥发性的,其结构和性质往往与药物相近。如药物和杂质与某些试剂的反应相同或相似,或者它们的光谱特征相似,这就难以采用化学法和光谱法对杂质进行检查。由于色谱分析法具有高分离效能,可以利用药物与杂质的色谱性质的差异,有效地将杂质与药物进行分离和检测,因而色谱法广泛应用于药物中杂质的检查。有关物质主要是指药物中可能存在的原料、中间体、降解物、异构体、聚合体、副反应产物和降解产物等,这类杂质的化学结构常常是未知的,但一般与药物类似或具渊源关系。色谱分析法是检查有关物质的首选方法。

1. 薄层色谱法(简称 TLC 法)

薄层色谱法系将供试品溶液点于薄层板上,在展开容器内用展开剂展开,使供试品所含成分分离,所得色谱图与适宜的标准物质按同法所得的色谱图对比,亦可用薄层色谱扫描仪进行扫描,用于鉴别、检查或含量测定。被许多国家药典用于药物中杂质的检查,具有设备简单、操作简便、分离速度快,灵敏度和分辨率较高等优点。常用的方法如下。

(1)杂质对照品法 适用于已知杂质并能制备得到杂质对照品的情况。根据杂质限量,取供试品溶液和一定浓度的杂质对照品溶液,分别点样于同一薄层板上,展开,斑点定位,将供试品溶液色谱中除主斑点外的其他斑点与相应的杂质对照品溶液或系列杂质对照溶液色谱中的主斑点进行比较,判断药物中杂质限量是否合格。

(2)供试品溶液自身稀释对照法 适用于杂质的结构不能确定,或无杂质对照品的情况。该法仅限于杂质斑点的颜色与主成分斑点颜色相同或相近的情况下使用。先配制一定浓度的供试品溶液,然后将供试品溶液按限量要求稀释至一定浓度作为对照溶液,将供试品溶液和对照溶液分别点样于同一薄层板上,展开,斑点显色,定位。供试品溶液中所显杂质斑点与对照溶液或系列自身稀释对照溶液所显主斑点比较,不得更深。

(3)杂质对照品法与供试品溶液自身稀释对照法并用 当药物中存在多个杂质时,其中已知杂质有对照品时,采用杂质对照品法检查;共存的未知杂质或没有对照品的杂质,可采用供试品溶液自身稀释对照法检查。

(4)对照药物法 当无合适的杂质对照品,或者是供试品显示的杂质斑点颜色与主成分斑点颜色有差异,难以判断限量时,可用与供试品相同的药物作为对照品。此对照药物中所含待检杂质需符合限量要求,且稳定性好。杂质检查时,在杂质对照品用供试品自身稀释对照溶液或同品种对照品溶液溶解制成混合对照溶液的色谱图中,应显示两个清晰分离的斑点,或待测成分与相邻的杂质斑点应有效分离。

2. 高效液相色谱法（简称 HPLC 法）

HPLC 法是采用高压输液泵将规定的流动相泵入装有填充剂的色谱柱，对供试品进行分离测定的色谱方法。HPLC 法分离效能高、专属性强和检测灵敏度高，可准确地测定各组分的峰面积，在杂质检查中的应用日益增多。对于使用高效液相色谱测定含量的药物，可采用同一色谱条件进行杂质检查。采用高效液相色谱法检查杂质，《中国药典》规定应按各品种项下要求进行色谱系统适用性试验，以保证仪器系统达到杂质检查要求。HPLC 法检测杂质有五种方法。

（1）内标法加校正因子测定法　适用于有对照品的杂质，能够测定杂质校正因子的情况。

（2）外标法测定法　适用于有对照品的杂质，而且进样量能够精确控制（以定量环或自动进样器进样）的情况。配制杂质对照品溶液和供试品溶液，分别取一定量注入色谱仪，测定对照品的峰面积和供试品中杂质的峰面积，按外标法计算杂质的浓度。外标法定量比较准确，但它必须使用杂质对照品，而杂质对照品的供应相对来讲是比较困难的。

（3）加校正因子的主成分自身对照测定法　进行杂质检查时，可以不用杂质对照品。但是在建立方法时，需利用杂质对照品。

（4）不加校正因子的主成分自身对照测定法　适用于没有杂质对照品的情况。以供试品溶液的稀释溶液为对照溶液，调节检测灵敏度后，分别进样供试品溶液和对照溶液，除另有规定外，供试品溶液的分析时间应为主成分色谱峰保留时间的 2 倍，供试品溶液中各杂质的峰面积与对照溶液主成分的峰面积比较，计算杂质含量。

（5）面积归一化法　适用于粗略测量供试品中杂质的含量。取供试品溶液适量，进样，经高效液相色谱分离、测定后，计算各杂质峰面积总和占总峰面积（含药物的峰面积，而不含溶剂峰面积）的百分率，不得超过限量。该法简便快捷，但在杂质结构与主成分结构相差较大时可能会有较大的测量误差，因此在《中国药典》（2005）附录中特别强调：“本法通常只能用于粗略考察供试品中的杂质含量。除另有规定外，一般不宜用于微量杂质的检查。”这就为本法的使用作出了明确的限制。

3. 气相色谱法（简称 GC 法）

气相色谱法是采用气体为流动相（载气）流经装有填充剂的色谱柱进行分离测定的色谱方法。此法用来测定药物中挥发性特殊杂质，特别是药物中的残留溶剂的检查，各国药典均规定采用气相色谱法。方法与高效液相色谱法相同的是有内标法加校正因子测定法、外标法测定法和面积归一化法，不同的是有标准溶液加入法。该法是将一定量的杂质对照品溶液精密加入到供试品溶液中，根据外标法或内标法测定杂质的含量，再扣除加入的对照品溶液含量，即得供试品溶液中杂质的含量。

（二）光谱分析法

依据药物与杂质对光的选择吸收性质的差异进行药物的杂质检查。

1. 紫外-可见分光光度法

紫外-可见分光光度法是在 190~800nm 波长范围内测定物质的吸光度，用于鉴别、杂质检查和定量测定的方法。如果药物在杂质的最大吸收波长处没有吸收，则可在此波长处测定样品溶液的吸光度，通过检测样品溶液的吸光度来检测杂质的量。

2. 红外分光光度法

红外分光光度法是在 4000~400cm^{-1} 波数（2.5~25μm 波长）范围内测定物质的吸光度，用于鉴别、杂质检查和定量测定的方法。在杂质检查中主要用于药物中无效或低效晶型杂质的检查。某些多晶型药物由于其晶型结构不同，一些化学键的键长、键角等发生不同程度的变化，从而导致红外吸收光谱中某些特征峰的频率、峰形和强度出现显著差异。利用这些差异，可以检查药物中低效（或无效）晶型杂质，结果可靠，方法简便。

3. 原子吸收分光光度法

原子吸收分光光度法是一种灵敏度很高的测定方法，测量对象是呈原子状态的金属元素和部分非金属元素，是基于测量蒸气中原子对特征电磁辐射的吸收强度进行定量分析的一种仪器分析方法。液方法广泛用于超微量元素的分析，主要是用于药物中金属杂质的检查，通常采用标准加入法控制金属杂质的限量：取供试品，按各品种项下的规定，制备供试品溶液；另取等量的供试品，加入限度量的待测元素溶液，制成对照品溶液。

（三）化学分析法

当药物中杂质与药物的化学性质相差较大时，可选择合适的试剂，使之与杂质发生化学反应产生颜色、沉淀或气体，药物不发生该反应，从而检查杂质的限量。当杂质与试剂产生颜色时，采用比色法检测杂质的限量，既可目视比色，也可用分光光度计测定供试品溶液的吸光度。当杂质与试剂产生沉淀时，采用比浊法检测杂质的限量。当杂质与试剂产生气体时，采用相应的气体检查法来检测杂质的限量。

（四）物理分析法

根据药物与杂质在性状上的不同，如臭味和挥发性的差异、颜色的差异、溶解行为的差异和旋光性等物理性质的差异进行检查。药物中如存在具有特殊气味的杂质，可以由气味判断该杂质的存在。

第四节　生物安全性检查法

一、热原检查法

热原检查法是将一定剂量的供试品，静脉注入家兔体内，在规定时间内，观察家兔体温升高的情况，以判定供试品中所含热原的限度是否符合规定。

1. 检查方法

按规定选择供试用家兔及进行试验前准备。取适用的家兔 3 只，测定其正常体温后 15min 以内，自耳静脉缓缓注入规定剂量并温热至 38℃ 的供试品溶液，然后每隔 30min 测量其体温 1 次，共测 6 次，以 6 次体温中最高的一次减去正常体温，即为该兔体温升高的温度。如 3 只家兔中有 1 只体温升高 0.6℃ 或高于 0.6℃；或 3 只家兔体温升高的总和达 1.3℃ 或高于 1.3℃，应另取 5 只家兔复试，检查方法同上。

2. 结果判断

在初试 3 只家兔中，体温升高均低于 0.6℃，并且 3 只家兔体温升高总和低于 1.3℃；或在复试的 5 只家兔中，体温升高 0.6℃ 或高于 0.6℃ 的家兔不超过 1 只，并且初试、复试合并 8 只家兔的体温升高总和为 3.5℃ 或低于 3.5℃，均判定供试品的热原检查符合规定。

二、细菌内毒素检查法

细菌内毒素检查法系利用鲎试剂来检测或量化由革兰阴性菌产生的细菌内毒素，以判断供试品中细菌内毒素的限量是否符合规定的一种方法。细菌内毒素检查包括两种方法，即凝胶法和光度测定法，后者包括浊度法和显色基质法。供试品检测时，可使用其中任何一种方法进行试验。当测定结果有争议时，除另有规定外，以凝胶限度结果为准。细菌内毒素的量用内毒素单位（EU）表示。细菌内毒素国家标准品是自大肠埃希菌提取精制而成，用于标定、复核、仲裁鲎试剂灵敏度和标定细菌内毒素工作标准品的效价。细菌内毒素工作标准品是以细菌内毒素国家标准品为基准标定其效价，用于试验中的鲎试剂灵敏度复核、干扰试验及各种阳性对照。凝胶法细菌内毒素检查用水是指内毒素含量小于 0.015EU/mL 的灭菌注射用水。光度测定法用的细菌内毒素检查用水，其内毒素的含量应小于 0.005EU/mL。试验所用的器皿需经处理，以去除可能存在的外源性内毒素。耐热器皿常用干热灭菌法（250℃，30min 以上）去除，也可采用其他确证不干扰细菌内毒素检查的适宜方法。若使用塑料器械，如微孔板和与微量加样器配套的吸头等，应选用标明无内毒素并且对试验无干扰的器具。试验操作过程应防止微生物的污染。

三、刺激性试验

本试验检测药物应用于皮肤、黏膜或肌肉后，产生的炎症、坏死或创伤面愈合迟缓等异常现象，通过试验可提供无损害最大剂量。

（一）皮肤刺激性试验

1. 动物

首选家兔（体重 2kg 左右），也可用豚鼠（体重 300g 左右），于实验前 24h 将背部脊柱两侧去毛（家兔每侧约 50cm²，豚鼠每侧约 20cm²），去毛处 24h 内不得有红斑、水肿及破损。

2. 受试物

膏剂、液体或粉末（粉末需用适当赋形剂如羊毛脂、凡士林等混匀，以保证受试物与皮肤有良好的接触）。

3. 试验方法

每组至少选用 3 只家兔或 5 只豚鼠，在受试物区或对照区破损皮肤（在去毛处以无菌针头划"井"字，以划破表皮但不流血为宜）。一次或多次将受试物 1mL 或 1g 涂于受试区，赋形剂涂于对照区（药液敷于约 2cm×3cm 的 4 层纱布上，敷于皮肤，盖好硫酸纸及纱布，以绷带固定），24h 后除去纱布，用温水或无刺激性溶剂去除残留受试物及赋形剂。去除后 1h、24h、48h 及 72h 检查局部有无红斑、水肿（以不敷药处为对照）以及上述变化的恢复情况和时间。

$$刺激分值 = \frac{红斑反应总分 + 水肿反应总分}{动物数}$$

多次给受试物试验，一般每日涂 1 次，连续 1 周，其余与一次给受试物的方法和要求一致。

4. 结果判断

每只动物试验结果按表 3-1 评定分值，计算出红斑与水肿之和的平均值，<0.5 为无刺激，<2 为轻度刺激，<6 为中等刺激，>6 为强刺激。

表 3-1　皮肤刺激性试验评分表

红 斑 形 成		水 肿 形 成	
反应程度	分值	反应程度	分值
无红斑	0	无水肿	0
勉强可见	1	勉强可见	1
明显红斑	2	皮肤隆起清楚可见	2
严重红斑	3	皮肤隆起约 1mm，轮廓清楚	3
紫色红斑并有焦痂	4	皮肤隆起 1mm 以上，并有扩大	4

（二）肌肉刺激性试验

家兔股四头肌或背部腰肌中部注射被试药物后，观察注射局部充血、变性、坏死的程度，以判断药物引起的刺激程度（见表 3-2）。

表 3-2　肌肉刺激性试验反应

炎症程度	分　值		
	充血	变性	坏死
无变化	0	0	0
轻微	1	2	4
轻度	2	4	8
中度	3	6	6
重度	4	8	24

总分值 0 为无刺激，1～6 为轻度刺激，7～16 为中度刺激，>16 为重度刺激。

（三）家兔眼急性刺激性试验

1. 动物

选用无眼刺激、操作及角膜损伤家兔至少 4 只，体重 2～3kg。

2. 受试物

液体或膏剂，均可滴入或涂敷。

3. 剂量选择

受试物一般用原液或原膏剂，轻轻拉开下眼睑，一侧眼滴入 0.1mL 或 0.1g 以内受试物，只一侧作为空白（或赋形剂）对照。给受试物后使动物被动闭眼 5～10s，于 6h、24h、48h、72h 至 7d 记录眼的局部反应情况。

凡临床用药超过 1 周的受试物，要进行多次接受受试物刺激试验，连续给受试物 1 周以上。

4. 结果判断

按表 3-3 要求，将每只动物的眼角膜、虹膜和结膜的刺激反应的分值相加，即为该受试物眼刺激反应的总积分。每只动物积分的平均值在 0～3 为无刺激性、4～8 为轻度刺激、9～12 为中度刺激、13～16 为强度刺激。

表 3-3 眼刺激反应评分表

眼刺激反应	分 值
角膜浑浊（以最致密部位为准）	
无浑浊	0
散在或弥漫性浑浊	1
半透明区易分辨，虹膜模糊不清	2
出现灰白色半透明区，虹膜细节不清，瞳孔大小勉强看清	3
角膜不透明，由于浑浊，虹膜无法辨认	4
虹膜	
正常	0
褶皱明显加深，充血，肿胀，角膜周围轻度充血，瞳孔对光有反应	1
出血，肉眼可见坏死，对光无反应（或出现其中一种反应）	2
结膜	
A. 充血（指睑结膜、球结膜部位）	
血管正常	0
血管充血，呈鲜红色	1
血管充血，呈深红色，血管不易分辨	2
弥漫性充血，呈紫红色	3
B. 水肿	
无水肿	0
轻微水肿（包括睑膜）	1
明显水肿，伴有部分眼睑外翻	2
水肿至眼睑近半闭合	3
水肿至眼睑超过半闭合	4
C. 分泌物	
无分泌物	0
少量分泌物	1
分泌物使眼睑或睫毛潮湿或黏着	2
分泌物使整个眼区潮湿或黏着	3
总分（最高值）	16

（四）滴鼻剂和吸入剂刺激性试验

1. 动物

成年健康的大鼠（或豚鼠）、家兔，雌雄各半，大鼠（或豚鼠）体重在 $250\sim$ 300g，家兔 2.5kg 左右。

2. 受试物

液体或粉末剂。

3. 试验分组

试验时动物分成给药组、赋形剂组及空白对照组。每组 3 只家兔，5 只大鼠（或豚鼠）。

4. 方法及观察

将受试物滴入或喷雾给予动物，使受试物与其黏膜接触至少 4h。于 24h 处死动物。取出局部组织，观察有无充血、红肿等现象。若有变化，需进一步进行病理组织学检查。

多次给受试物试验，一般每日 1 次，连续 1 周，于末次给受试物后 24h 处死动物。其他与一次给受试物的方法、要求一致。

5. 结果判断

试验结果与对照组比较进行判断。

（五）应用于直肠、阴道制剂的刺激性试验

1. 动物

成年健康家兔（2.5kg 左右）或大鼠（200g 左右）雌雄各半。

2. 受试物

栓剂、液体或膏剂。

3. 方法

将动物分为给药组、赋形剂组及空白对照组。每组家兔 4 只（或大鼠 6 只）。将受试物置入动物盲肠或阴道内，与其黏膜接触至少 4h，24h 后处死动物，取出局部直肠或阴道组织，观察有无充血、红肿等现象。若有变化，需进行病理组织学检查。

4. 结果判断

试验结果与对照组比较进行判断。

四、过敏试验

本法是将一定量的供试品溶液注入豚鼠体内，间隔一定时间后静脉注射供试品溶液进行攻击，观察动物出现过敏反应的情况，以判断供试品是否引起动物全身过敏反应。过敏反应是一种检查异性蛋白的实验方法。生物制品中若含有异性蛋白，在临床使用时易引起病人多种过敏反应，轻者皮肤出现红斑或丘疹；严重者可出现窒息、发热、血管神经性水肿、血压下降，甚至休克和死亡。因此，有可能存在异性蛋白的生物制品，应做过敏反应检查。

　　将适量的药物溶液由腹腔或皮内注射给豚鼠，若药物中含有异性蛋白，则在体内产生相应的抗体，这种抗体附着在肥大细胞上，经一段时间后再注射相同的药物时，若药物有致敏性，则与豚鼠体内产生的抗体反应，使肥大细胞释放出组胺等物质，产生过敏反应。动物会出现竖毛、发抖、干呕、连续喷嚏、连续咳嗽、紫癜、呼吸困难两便失禁、步态不稳、倒地、抽搐、休克，甚至死亡。若药物无过敏性，则动物活动正常。

五、降压物质检查法

　　本法是将组胺对照品稀释液与供试品稀释液静脉注入麻醉猫（狗），比较两者引起的血压下降程度，以确定供试品中所含降压物质的限度是否符合规定的一种方法。

　　1. 供试用动物

　　体重 2kg 以上健康无伤猫（或体重 5kg 以上狗）一只，雌雄均可，雌者无孕。

　　2. 试剂与器材

　　血压检测与记录装置一套；具单向活塞的 5mL 连续加液器 3 套；手术器械、玻璃仪器若干；混合麻醉剂（每 10mL 内含苯巴比妥钠 500mg、戊巴比妥钠 75mg）；肝素溶液（每毫升含 2000U）、生理氯化钠溶液适量。

　　3. 方法

　　（1）标准品溶液的配制与稀释　称取磷酸组胺标准品适量，乘以 0.362 换算成组胺的毫克数，按每 1mg 加注射用水 1mL 之量配成标准品溶液，冰箱保存，临用时以生理氯化钠溶液稀释成组胺质量浓度 0.5μg/mL 供用。

　　（2）供试品溶液的配制　取供试品适量，以生理氯化钠溶液稀释成规定浓度。

　　（3）操作法　取供试用猫 1 只，按每千克体重腹腔注射混合麻醉剂 2mL，麻醉后固定于手术台上，剪去颈部之毛，切开颈部皮肤，分离气管，插入气管插管，分离一侧颈总动脉，插入动脉插管，将血压计压力升至 13.3～16kPa（100～120mmHg），打开动脉夹，记录血压。切开一侧腹部皮肤，分离股静脉，结扎离心端，向心端插入与生理氯化钠加液器相连的静脉插管或头皮针，头皮针座与具加液口的尼龙接针管相连，加液口接另两支头皮针，分别与标准品及供试品稀释液加液器相连。手术完毕后经加液器向股静脉注入 3mL 生理氯化钠溶液，冲去针头及静脉内之残血，防止凝血堵塞。放置一段时间，待血压稳定后，自股静脉按每千克体重注入 0.1μg、0.15μg 组胺，重复 2～3 次。每次加药后即加注 3mL 生理氯化钠溶液，将管道内药液冲入动物体内，记录血压变化情况。如 0.1μg 剂量所致血压下降超过 2.67kPa（20mmHg），同时高、低剂量所致血压下降平均值的差大于同一剂量所致各次下降值间的最大差别时，认为所用动物灵敏度合格，可进行正式试验。

　　将标准品稀释液按动物每 1kg 注射 0.1μg 的剂量（d_S）与供试品溶液按规定剂量（d_T），调节两者浓度使注入体积一致，按下述顺序注射一组剂量：d_S、d_T、d_T、

d_S。然后第一剂量与第三剂量、第二剂量与第四剂量所致反应进行比较，如 d_T 所致反应均小于 d_S 所致反应的一半，即认为供试品的降压物质符合规定；否则仍按上述次序继续注射一组剂量，并按同样方法比较两组内各剂量所致的反应。如 d_T 所致反应均小于 d_S 所致反应，则认为供试品的降压物质检查符合规定；如 d_T 所致反应均大于 d_S 所致反应，则认为供试品降压物质检查不符合规定；如 d_T 所致反应仍不是均小于 d_S 所致反应，即认为供试品的降压物质检查不符合规定。

（4）注意事项

① 使用体重 3kg 左右的雄猫，并于手术后放置 1～2h 后进行正式试验较好，此时动物对剂量反应灵敏、稳定，高、低剂量差异明显，剂量组内差异较小，试验成功率较高。

② 各次剂量间隔时间应一致，约 5min 较为合适。

③ 血压检测与记录装置可参考升压物质检查法。

习　题

1. 何为药物中的杂质？药物中的杂质有哪些来源？有什么危害？
2. 药物中的一般杂质主要有哪些？
3. 药物中的特殊杂质的检查方法有哪些？
4. 药物中的杂质的生物检查法包括哪几个方面？

第四章 氨基酸、多肽和蛋白质类药物的分析与检验

知识要点

1. 掌握不同氨基酸药物的含量测定方法，并能应用到实践中去；
2. 掌握多肽类药物的测定方法；
3. 掌握不同蛋白质类药物的分析与检测方法，并能应用到实践中去。

第一节 氨基酸类药品的检验

自然界存在的氨基酸约有 300 种，但组成人体蛋白质的氨基酸仅有 20 种。氨基酸类药物品种繁多，临床上常用的有甘氨酸（glycine）、谷氨酸（glutamic acid）、精氨酸（arginine）、半胱氨酸（cysteine）等 10 多种。

一、氨基酸类药物的理化性质

1. 两性解离及等电点

氨基酸是两性电解质，具有两性解离的特性。氨基酸的解离方式取决于其所处溶液的酸碱度。酸性氨基酸的等电点 $pI < 4.0$，碱性氨基酸等电点 $pI > 7.5$，中性氨基酸等电点 pI 为 $5.0 \sim 6.5$。

2. 紫外吸收性质

根据氨基酸的吸收光谱，色氨酸、酪氨酸的最大吸收峰在 280nm 波长附近。

3. 茚三酮反应

氨基酸与水合茚三酮共加热，茚三酮水合物被还原，其还原物可与氨基酸加热分解产生的氨结合，再与另一分子茚三酮缩合成为蓝紫色的化合物，此化合物最大吸收峰在 570nm 波长处。由于此吸收峰值的大小与氨基酸释放出的氨量成正比，因此可作为氨基酸定量的分析方法。

二、应用示例

对不同种类的氨基酸类药物常用下列几种不同的分析方法进行含量测定。

（一）酸碱滴定法

天冬氨酸（aspartic acid）、谷氨酸和赖氨酸（lysine）等氨基酸，在其分子结构中含有羧基，一般采用氢氧化钠滴定法对其原料药进行测定。

1. 赖氨酸片中赖氨酸的含量测定

取本品 20 片，精密称定，研细，精密称取适量（约相当于赖氨酸 0.15g）置烧

杯中，加水 25mL，滴加 0.1mol/L 氢氧化钠滴定液，用酸度计调节 pH 为 7.0，加入预先调节 pH 为 9.0 的甲醛溶液 15mL，搅匀，再用 0.1mol/L 氢氧化钠滴定液滴定至 pH 为 9.0，并持续 30s，按加入甲醛液后所耗用的氢氧化钠滴定液（0.1mol/L）毫升数计算。每毫升 0.1mol/L 氢氧化钠滴定液相当于 9.132mg 的 $C_6H_{14}N_2O_2 \cdot HCl$。

采用此法测定赖氨酸的含量时，其分子结构中的氨基对测定有干扰，故首先在 pH9.0 时用甲醛将氨基保护，再用氢氧化钠滴定液测定含量，以避免氨基产生的误差。

2. 谷氨酸的含量测定

取本品约 0.25g，精密称定，加沸水 50mL，使其溶解，放冷，加溴麝香草酚蓝指示液 5 滴，用 0.1mol/L 氢氧化钠滴定液滴定至溶液由黄色变为蓝绿色，则滴定完成。每 1mL 氢氧化钠滴定液（0.1mol/L）相当于 14.71mg 的 $C_5H_9NO_4$。

因本品的 $[\alpha]_D^{20}$（2mol/L 盐酸液）为 +31.8°，故《中国药典》规定的比旋度范围为 +31.7°~+32.3°，并采用酸碱滴定法测定含量，含量限度为不得少于 98.5%。

（二）非水溶液滴定法

缬氨酸（valine）、亮氨酸（leucine）、甘氨酸、丝氨酸（serine）、精氨酸、丙氨酸（alanine）和色氨酸（tryptophan）等氨基酸，在其分子结构中均含有氨基，《中国药典》、卫生部及地方药品标准一般采用在非水溶剂中用高氯酸滴定液测定其含量，既非水溶液滴定法。由于非水溶液对弱酸、弱碱具有区分效应，弱碱在酸性溶剂中表现出较强的碱性，而弱酸在碱性溶剂中酸性显得更强。根据此种特性，则可选择适当的非水溶剂对弱酸、弱碱进行滴定。氨基酸中的氨基在冰醋酸中就表现出较强的碱性，通常采用高氯酸对其含量进行测定。

【示例】 酪氨酸的含量测定

精密称取酪氨酸约 0.15g，加无水甲酸 6mL 溶解后，加冰醋酸 50mL，依照电位滴定法，用高氯酸滴定液（0.1mol/L）滴定，并将滴定的结果用空白试验校正，每 1mL 的高氯酸滴定液（0.1mol/L）相当于 18.119mg 的无水酪氨酸。计算式：

$$P = \frac{FT(V-V_0)}{m} \times 100\%$$

式中 P——经检验、计算得到的酪氨酸的质量分数；

F——高氯酸滴定液的浓度校正因子，$F = \dfrac{\text{实际浓度}}{\text{规定浓度}}$；

T——高氯酸滴定液（0.1mol/L）对酪氨酸的滴定度，18.119；

m——酪氨酸的样品质量，mg；

V——供试品消耗的高氯酸滴定液（0.1mol/L）的体积，mL；

V_0——空白样消耗的高氯酸滴定液（0.1mol/L）的体积，mL。

（三）定氮法

精氨酸和天冬酰胺（asparagine）的原料及其制剂采用定氮法测定含量。其基本原理为：将被测药物（供试品）置于凯氏烧瓶中，加浓硫酸、硫酸盐及适量的催化剂，加热进行有机物的破坏，使被测药品分解为 CO_2、H_2O 和 SO_2 等，其中所含的氮完全转变为氨，再与硫酸结合为硫酸铵。硫酸铵与强碱反应，放出氨，用水蒸气蒸馏法将其蒸出，吸收于硼酸溶液或定量的酸溶液中，然后用酸滴定溶液或用碱滴定溶液滴定，从而计算出氮的含量，换算成被测药物的含量。

【示例】 天冬酰胺片的含量测定

取本品 10 片，精密称定（约相当于天冬酰胺 0.15g），研细；供试品如为固体或半固体，可用滤纸称取，并连同滤纸置干燥的 500mL 凯氏烧瓶中；然后依次加入硫酸钾（或无水硫酸钠）10g 和硫酸铜粉末 0.5g，再沿瓶壁缓缓加硫酸 20mL；在凯氏烧瓶口放一小漏斗，并使烧瓶呈 45°斜置，用直火缓缓加热，使溶液的温度保持在沸点以下，等泡沸停止，强热至沸腾，待溶液呈澄明的绿色后，除另有规定外，继续加热 30min，放冷；沿瓶壁缓缓加水 250mL，振摇使混合，放冷后，加 40% 氢氧化钠溶液 75mL，注意使之沿瓶壁流至瓶底，自成一液层，加锌粒数粒，用氮气球将凯氏烧瓶与冷凝管连接；另取 2% 硼酸溶液 50mL，置 500mL 锥形瓶中，加甲基红-溴甲酚绿混合指示液 10 滴；将冷凝管的下端插入硼酸溶液的液面下，轻轻摆动凯氏烧瓶，使溶液混合均匀，加热蒸馏，至接受液的总体积约为 250mL 时，将冷凝管尖端提出液面，蒸气冲洗约 1min，用水淋洗尖端后停止蒸馏；馏出液用硫酸滴定液（0.05mol/L）滴定至溶液由蓝绿色变为灰紫色，并将滴定的结果用空白试验校正。每 1mL 硫酸滴定液（0.05mol/L）相当于 1.401mg 的 N，也相当于 6.606mg 的 $C_4H_8N_2O_3$。

（四）碘量法或溴量法

1. 盐酸半胱氨酸水合物（cysteine hydrochloride hydras）的测定

该化合物分子结构中含有—SH 基，因此可用碘量法测定。

精密称取本品约 0.25g，加水 20mL 使溶解，加碘化钾 4g，溶解后，加稀盐酸 5mL，精密加入碘滴定液（0.1mol/L）25mL，置暗处 20min，用硫代硫酸钠滴定液（0.1mol/L）滴定至近终点时，加淀粉指示液 2mL，继续滴定至无色，即得。

2. L-胱氨酸（L-cystine）的测定

取本品约 80mg，精密称定，置碘量瓶中，加氢氧化钠试液 2mL 与水 10mL 振摇溶解后，加溴化钾溶液（20→100）10mL，精密加入溴酸钾滴定液（0.01667mol/L）50mL 和稀盐酸 15mL，密塞，置冰浴中暗处放置 10min，加碘化钾 1.5g，摇匀，1min 后，用硫代硫酸钠滴定液（0.1mol/L）滴定，至近终点时，加淀粉指示剂 2mL，继续滴定至蓝色消失，并将滴定结果用空白试验校正，每 1mL 的溴酸钾滴定液（0.01667mol/L）相当于 2.403mg，的 $C_6H_{12}N_2O_4S_2$。

（五）HPLC 或氨基酸自动分析仪法

氨基酸注射液由多种氨基酸配制成，可以用 HPLC 进行含量测定。例如，由

L-亮氨酸、L-异亮氨酸（L-isisoleuciue）、L-缬氨酸（L-Valine）和亚硫酸钠加注射用水配制而成的三氨基酸注射液-341(triaminoacid injection-341)，由 L-亮氨酸、L-异亮氨酸、L-缬氨酸、L-天冬氨酸、谷氨酸、L-鸟氨酸（L-ornithine）乙酸盐加注射用水配制而成的六氨基酸注射液-400（安甘新）（hexaminoacid injection-400），均可用各种相应的氨基酸为对照品，用 HPLC 或氨基酸自动分析仪进行测定。

除上述两种复方氨基酸注射液外，还有由 9 种氨基酸、11 种氨基酸、14 种氨基酸、15 种氨基酸和 18 种氨基酸组成的复方氨基酸注射液，其中除了色氨酸在 280nm 波长处测定或用双波长测定法测定含量外，其他氨基酸均用各种相应的氨基酸为对照品，以 HPLC 或氨基酸自动分析仪进行测定。

第二节　多肽类药品的检验

氨基酸通过肽键连接起来形成的化合物称为肽（peptide）。通常将十肽以下者称为寡肽，十肽以上者称为多肽。

在生物体内，氨基酸通过肽键连接，除了合成蛋白质多肽链外，还能合成一些具有调节功能的小分子肽，称为生物活性肽。生物活性肽是传递细胞之间信息的重要信息分子，在调节代谢、生长、发育、繁殖等生命活动中起重要作用。活性肽中最小的是三肽，如下丘脑分泌的促甲状腺素释放激素是三肽，神经垂体分泌的抗利尿激素和催产素是九肽，腺垂体分泌的促肾上腺皮质激素是 39 肽。促甲状腺素释放激素是一个特殊结构的三肽，其 N 末端的谷氨酸环化为焦谷氨酸，C 末端的脯氨酸残基酰化成为脯氨酰胺。

有一类在神经传导过程中起信号转导作用的肽类被称为神经肽（neuropeptide）。较早发现的有脑啡肽（五肽）、β-内啡肽（31 肽）和强啡肽（17 肽）等。近年还发现了孤啡肽（17 肽）。它们与中枢神经系统产生痛觉抑制有密切关系，因此很早就被用于临床的镇痛治疗。除此以外，神经肽还包括 P 物质（10 肽）、神经肽 Y 等。

根据活性肽类药物的结构和特性，常用的测定方法如下。

（一）酸碱滴定法

【示例】 苯酪酞（bentiromide）的测定

取本品约 0.5g，精密称定，加中性乙醇（对酚酞指示液呈中性）60mL，振摇，溶解后加酚酞指示液数滴，用氢氧化钠滴定液（0.1mol/L）滴定，即得。

（二）紫外分光光度法

五肽胃泌素（pentagastrin）分子结构中具有较多羧酰基和酰胺基，其在 280nm 波长处有最大吸收，将其配成每毫升含 50μg 的氨水溶（0.01mol/L），在 280nm 波长处测定，以 $E_{1cm}^{1\%}$ 为 70 计算，即得。

（三）效价测定法

1. 抑肽酶（aprotinin）效价的测定

（1）测定原理　在一定的条件下（pH8.0，25℃），胰蛋白酶（trypsin）可使 N-苯甲酰-L-精氨酸乙酯水解为 N-苯甲酰-L-精氨酸，溶液的 pH 下降。随着氢氧化钠滴定液的加入，溶液的 pH 又回到 8.0，水解就继续进行。在胰蛋白酶溶液中加入抑肽酶后，50%胰蛋白酶的活性被抑制，剩余的胰蛋白酶与 N-苯甲酰-L-精氨酸乙酯仍进行水解反应，用氢氧化钠滴定液滴定释放出的酸，使溶液的 pH 始终维持在 7.9～8.1。在一定时间内，根据样品消耗的氢氧化钠滴定液（0.1mol/L）的毫升数算出其活力单位。

（2）试液的制备

① 底物溶液的制备　取 N-苯甲酰-L-精氨酸乙酯盐酸盐 171.3mg，加水溶解并稀释至 25mL，临用前配制。

② 胰蛋白酶对照液的配制　精密称取胰蛋白酶对照品适量，用 0.001mol/L 的盐酸液制成每毫升约含 0.8 单位（约每毫升含 1mg 胰蛋白酶）的溶液，临用时配制，并放置冷处。

③ 胰蛋白酶对照品稀释液的制备　精密量取上述对照品液 1mL，用硼砂-氯化钙缓冲液（pH8.0）稀释成 20mL，摇匀，放置 10min，置冰浴中。

④ 供试液的配制　精密量取本品适量，加硼砂-氯化钙缓冲液（pH8.0）制成每毫升约含 1.67 单位（约每毫升中含 0.6mg）的溶液，精密量取 0.5mL 供试液与胰蛋白酶对照品溶液 2mL，再用硼酸-氯化钙缓冲液（pH8.0）稀释成 20mL，放置 10min 后，置冰浴中（2h 内使用）。

（3）测定方法　取硼砂-氯化钙缓冲液（pH8.0）9mL 与底物溶液 1.0mL，置 25mL 烧杯中，于（25±0.5）℃恒温水浴中，在搅拌下滴加 0.1mol/L 的氢氧化钠液至 pH 为 8.0，精密加入供试液 1mL，并立即计时，用 1mL 微量滴定管以氢氧化钠滴定液（0.1mol/L）滴定释放出的酸，使溶液的 pH 始终维持在 7.9～8.1，每隔 1min 读取 pH 恰为 8.0 时所消耗的氢氧化钠液（0.1mol/L）的毫升数，共 6min。另精密量取胰蛋白酶对照品稀释液 1mL，按上法操作，作为空白对照，以时间为横坐标，消耗的氢氧化钠滴定液（0.1mol/L）体积（mL）为纵坐标，作图应为一直线。求出每分钟消耗氢氧化钠滴定液（0.1mol/L）的体积（mL）。

（4）结果计算

$$每毫克抑肽酶的单位（KIU）数 = \frac{(2 \times V - V_1) \times 100 \times 30}{m_p}$$

式中　V——胰蛋白酶对照品稀释液每分钟消耗氢氧化钠滴定液（0.1mol/L）的体积，mL；

　　　V_1——供试品溶液每分钟消耗氢氧化钠滴定液（0.1mol/L）的体积，mL；

30——PIP 单位转化成 KIU 的换算因子；

m_p——滴定液中抑肽酶的量，mg。

1 个胰蛋白酶单位（FIP）＝每分钟水解 $1\mu mol$ 的 N-苯甲酰-L-精氨酸乙酯的酶活力

1 个抑肽酶活力单位（PIP）＝能抑制 1 个胰蛋白酶单位（FIP）的酶活力

2. 杆菌肽（bacitracin）效价的测定

（1）试液的制备

① 标准溶液的配制　用 pH6.0 的灭菌缓冲液制成抗生素浓度范围为 2.0～12.0U/mL 的标准溶液。

② 供试液的配制　精密量取本品适量，用灭菌水制成每毫升约含 1000U 的溶液，再按估计效价或标示量稀释成与上述标准溶液相等的浓度。

③ 双碟的制备　取直径约 90mm、高 16～17mm 的平底双碟，分别注入加热融化的培养基 20mL，使在碟底内均匀分布，放置水平台上使凝固，作为底层。另取培养基适量，加热融化后，放冷至 48～50℃（芽孢可至 60℃），加入规定的试验菌（藤黄微球菌）悬液适量，摇匀，在每双碟中分别加入 5mL，使在底层上均匀摊布，作为菌层，放置水平台上冷却后，在每双碟中以等距离均匀安置不锈钢小管（内径 6.0mm，高 10mm，外径 7.8mm）4 个（二剂量法）或 6 个（三剂量法），用陶瓦圆盖覆盖，备用。

（2）检定法

① 二剂量法　取照上述方法制备的双碟不得少于 4 个，每双碟中对角的 2 个不锈钢小管中分别滴装高浓度及低浓度的标准溶液，其余 2 个小管中分别滴装相应的高、低两种浓度的供试溶液，高低浓度的剂距为 2∶1 或 4∶1。在规定条件下培养后，测量各个抑菌圈的直径（或面积）（标准品溶液的高浓度所致的抑菌圈直径在 18～22mm），依照生物检定统计法［《中国药典》（2015）］进行可靠性测验及效价计算。

② 三剂量法　取照上述方法制备的双碟不得少于 6 个，在每双碟中，间隔的 3 个不锈钢小管分别滴装高浓度（S_3）、中浓度（S_2）及低浓度（S_1）的标准溶液，其余 3 个小管分别滴装相应的高、中、低 3 种浓度的供试溶液，3 种浓度的剂距为 1∶0.8。在规定条件下培养后测量各个抑菌圈的直径（或面积）（中浓度所致的抑菌圈直径在 15～18mm），依照生物统计法［《中国药典》（2015）］进行可靠性测验及效价计算。

注意事项：①本法计算所得的效价，如低于估计效价的 90％ 或高于估计效价的 110％，则应调整其估计效价予以重试；②除另有规定外，本法的可信限率不得大于 5％。

第三节 蛋白质类药品的检验

蛋白质是生物大分子，其种类繁多，结构复杂，功能各异。每种蛋白质都有其特定的结构并执行独特的功能，即结构决定功能。一般将蛋白质类药物分成以下几类：①蛋白质激素，包括胰岛素（insulin）、生长激素（somatotropin）、缩宫素（oxytocin，又称催产素）和绒膜催乳素（chorionic prolactin）等；②天然蛋白质，包括血清白蛋白（serum albumin）、干扰素（interferon）、硫酸鱼精蛋白（protamine sulfate）等；③蛋白类制剂，包括吸收明胶海绵（absorbable gelatin sponge）、氧化聚明胶（oxypoly gelatin）、碘干酪素（iodocasein）和强蛋白银（protargol）等。

一、蛋白质类药物的理化性质

1. 蛋白质的两性解离

蛋白质分子除两端的氨基和羧基可解离外，侧链中某些集团，如谷氨酸、天冬氨酸残基中的 γ- 和 β-羧基，赖氨酸残基中的 ε-氨基，精氨酸残基的胍基和组氨酸的咪唑基，在一定的 pH 条件下都可解离成带负电荷或正电荷的基团。

体内各种蛋白质的等电点不同，但大多数接近于 pH5.0。所以在人体体液 pH7.4 的环境下，大多数蛋白质解离成阴离子。少数蛋白质含碱性氨基酸较多，其等电点偏于碱性，被称为碱性蛋白质，如鱼精蛋白、组蛋白等。也有少量蛋白质含酸性氨基酸较多，其等电点偏于酸性，被称为酸性蛋白质，如胃蛋白酶和丝蛋白等。

2. 蛋白质的胶体性质

蛋白质是高分子化合物，分子量可自 1 万至 100 万之巨，球状蛋白质的颗粒大小可达 1～100mm 胶粒范围之内，故蛋白质有胶体性质。水化膜和蛋白质表面电荷起稳定胶粒的作用。若去除蛋白质胶粒的这两个稳定因素，蛋白质极易从溶液中沉淀。

3. 蛋白质的变性和复性

蛋白质的三级结构主要依赖于氨基酸残基 R 之间的相互作用，从而保持蛋白质的天然构象。一般认为蛋白质的变性主要发生二硫键和非共价键的破坏，蛋白质变性后，其溶解度降低，黏度增加，结晶能力消失，生物活性丧失，易被蛋白酶水解。造成蛋白质变性的因素有多种，常见的有加热、乙醇等有机溶剂、强酸、强碱、重金属离子及生物碱试剂等。若蛋白质变性程度较轻，去除变性因素后，有些蛋白质可复性。

4. 蛋白质的沉淀、凝固

蛋白质变性后，疏水侧链暴露在外，肽链相互缠绕继而聚集，因而从溶液中沉淀析出。变性的蛋白质易于沉淀，有时蛋白质发生沉淀，但并不变性。蛋白质在溶液中的稳定因素是水化膜及电荷。因而凡能消除蛋白质表面的水化膜并中和其电荷的试剂均可引起蛋白质的沉淀。常用的有中性盐、有机溶剂、某些生物碱试剂及重金属盐等。

蛋白质经强酸、强碱作用发生变性后，仍能溶解于强酸或强碱溶液中，若将 pH 调至等电点，则变性蛋白质立即结成絮状的不溶解物，此絮状物仍可溶解于强酸和强碱中。如再加热则絮状物可变成比较坚固的凝块，此凝块不易再溶于强酸和强碱中，这种现象称为蛋白质的凝固作用。

5. 蛋白质的紫外吸收

由于蛋白质分子中含有具有共轭双键的酪氨酸和色氨酸，因此在 280nm 波长处有特征性吸收峰。蛋白质在 280nm 的吸光度（A_{280}）与其浓度呈正比关系，因此可作蛋白质定量测定。

6. 蛋白质的呈色反应

（1）茚三酮反应　蛋白质经水解后产生的氨基酸也可发生茚三酮反应。

（2）双缩脲反应　蛋白质和多肽分子中含有肽键，在稀碱溶液中与硫酸铜共热，溶液呈现紫色或红色，称为双缩脲反应，氨基酸不出现此反应，因此双缩脲反应可检测蛋白质水解程度。

二、应用示例

（一）定氮法

【示例】　人胎盘（human placental）蛋白质的测定

精密称取人胎盘一定量，用滤纸包裹后，投入 500mL 凯氏烧瓶中，加入硫酸钾 10g，硫酸铜粉末 0.5g，再沿瓶壁缓缓加入硫酸 20mL。在凯氏烧瓶口放一小漏斗，并使烧瓶呈 45°斜置，用直火缓缓加热，使溶液的温度保持在沸点以下。等泡沸停止，强热至沸腾，待溶液呈澄明的绿色后，继续加热 30min，放冷。沿瓶壁缓缓加水 250mL，振摇，使混合，放冷后加 40% 氢氧化钠溶液 75mL，注意使之沿瓶壁流至瓶底，自成一液层。加锌粒数粒，用氮气球将凯氏烧瓶与冷凝管连接。另取 2% 硼酸溶液 50mL，置 500mL 锥形瓶中，加甲基红-溴甲酚绿混合指示液 10 滴，将冷凝管的下端插入硼酸溶液的液面下，轻轻转动凯氏烧瓶，使溶液混合均匀，加热蒸馏至接收液的总体积约为 250mL。将冷凝管的尖端提出液面，蒸汽冲洗约 1min。用水淋洗尖端后停止蒸馏，馏出液用硫酸滴定液（0.05mol/L）滴定至溶液由蓝绿色变灰紫色，并将滴定结果用空白试验校正，每毫升的硫酸滴定液（0.05mol/L）相当于 1.401mg 氮。人胎盘中含氮量一般为 12% 左右。

（二）电泳法

【示例】　人血白蛋白（human serum albumin）的纯度测定

采用醋酸纤维素薄膜电泳测定法。

（1）电泳　先将膜条（2cm×8cm）粗糙面向下，浸入巴比妥缓冲液（pH6.8）中，浸透完全后，取出，用滤纸吸取多余的缓冲液，将膜条粗糙面向上，放在电泳支架的桥下（或桥上），于膜上距负极端 2cm 处直线状滴加蛋白质含量约 5% 的供试液

$2 \sim 3 \mu L$，通电，电流在 $0.4 \sim 0.6 mA/cm$，同时取新鲜人血清作对照，电泳时间以白蛋白与丙种球蛋白之间的展开距离达 $2 \sim 4 cm$ 为佳。

（2）染色　电泳后将膜条浸于染色液（取氨基黑 10B 0.5g，溶于甲醇 50mL、冰醋酸 10mL 及蒸馏水 40mL 的混合液中）$2 \sim 3min$，然后用漂洗液（冰醋酸 5mL，乙醇 45mL，加蒸馏水 50mL 制成）反复漂洗至底色完全洗净。

（3）透明薄膜制成　将漂洗并干燥后的膜条浸于透明液（由冰醋酸 25mL 加无水乙醇 75mL 混匀制成）至全部浸透为止，取出，平铺于洁净的玻璃板上，干后成透明薄膜，可供扫描法测定和作标本长期保存。

（4）测定方法

① 洗脱法　将漂洗净的膜条用滤纸吸干，与正常人血清的电泳图谱作对照，剪下白蛋白（或丙种球蛋白）带 A 及其他杂蛋白区带 B，分别浸于 5mL 氢氧化钠溶液（0.2mol/L）中，振摇数次，至色泽完全浸出后，于 620nm 波长处测其吸光度。在相同条件下以无蛋白质部分的膜条（其长度分别同 A 和 B）作空白对照，供试品中白蛋白的质量分数以下列公式计算。

$$质量分数 = \frac{A \text{ 的吸光度} - A \text{ 的空白吸光度}}{(A \text{ 的吸光度} - A \text{ 的空白吸光度}) + (B \text{ 的吸光度} - B \text{ 的空白吸光度})}$$

② 扫描法　将干燥的供试品醋酸纤维素薄膜电泳图放入自动光密度扫描仪，通过透射（已透明薄膜）或反射（未透明薄膜）测定各蛋白质电泳区带的吸光度，并计算出供试品中的白蛋白的质量分数。

（三）生物检定法

胰岛素（insulin）、精蛋白锌胰岛素（insulin zinc protamine）、硫酸鱼精蛋白（protamine sulfate）等均可用效价测定法进行测定。

1. 硫酸鱼精蛋白（protarnine sulfate）的效价测定

本法是比较肝素标准品（S）与供试品（T）延长新鲜兔血或猪、兔血浆凝结时间的程度，以测定供试品的效价。其方法如下。

（1）肝素标准溶液的配制　精密称取肝素标准品适量，按标示效价加 0.9％氯化钠溶液溶解，使成几种不同浓度的溶液，相邻两种浓度每毫升所含肝素单位数相差应相等，且不超过 5U，一般可配成每毫升含 85U、90U、95U、100U、105U、110U、115U、120U、125U 的溶液。

（2）供试溶液的配制　供试品如为粉末，精密称取适量，按干燥品计算，加 0.9％氯化钠溶液溶解使成每毫升含 1mg 的溶液。供试品如为注射液，则按标示量加 0.9％氯化钠溶液稀释至同样浓度。

（3）血浆的制备　迅速收集兔或猪血置预先放有 8％柠檬酸钠溶液的容器中，柠檬酸钠溶液与血液容积之比为 1：19，边收集边轻轻振摇，混匀，迅速离心约 20min（离心力不超过 1500g 为宜，g 为重力常数），立即分出血浆，分成若干份，并分装于适宜的容器中，低温冻结储存。临用时置（37±0.5）℃水浴中融化，用两层纱布滤过，使用过程中在4～8℃放置。

（4）检查方法　取管径均匀（0.8cm×3.8cm）、清洁干燥的小试管8支，第1管和第8管为空白对照管，加入0.9%氯化钠溶液0.2mL，第2～7管为供试品管，每管均加入供试溶液0.1mL，再每管分别加入上述同一浓度的肝素标准稀释液0.1mL，立即混匀。取刚抽出的兔血适量，分别加入上述8支试管内，每管0.8mL，立即混匀，避免产生气泡，并开始计算时间，将小试管置（37±0.5）℃恒温水浴中，从采血时起至小试管放入恒温水浴的时间不得超过2min。如用血浆，则分别于上述各管中加入0.7mL的血浆，置（37±0.5）℃恒温水浴中预热5～10min，每管分别加入1%氯化钙溶液0.1mL，立即混匀，避免产生气泡，并开始计算时间，观察并记录各管凝结时间。

（5）结果判断　两支对照管的凝结时间相差不得超过1.35倍。在供试品管的凝结时间不超过两支对照管平均凝结时间150%的各管中，以肝素浓度最高的一管为终点管。同样重复5次，5次试验测得终点管的肝素浓度相差不得大于10U。5次结果的平均值即为硫酸鱼精蛋白供试品（干燥品）1mg中和肝素的单位数。

2. 缩宫素（oxytocin）的效价测定

本法是比较垂体后叶标准品（S）与供试品（T）引起离体大鼠子宫收缩的作用，以测定供试品的效价，其方法如下。

（1）标准溶液的配制　迅速精密称取垂体后叶标准品适量，注意避免吸潮，先加少量0.25%乙酸溶液，仔细研磨，移置大试管中，再精密加0.25%乙酸溶液，使成每毫升含缩宫素1U的溶液。管口轻放一玻璃塞，浸入沸水中，时时振摇，加热5min取出，迅速冷却，滤过，滤液分装于适宜的容器内，4～8℃储存。如无沉淀析出，可在3个月内使用。

（2）标准稀释液的配制　精密量取标准溶液适量，按高、低剂量组（d_{s2}，d_{s1}）加0.9%氯化钠溶液配成两种浓度的稀释液，一般高浓度稀释液可配成每毫升含0.01～0.02U，高、低剂量的比值（r）一般不得大于1:0.7。调节剂量使低剂量能引起子宫收缩，一般在20～50mm；高剂量应不致使子宫收缩达到极限，一般为50～85mm；且高、低剂量所致子宫的收缩应有明显的差别。

（3）供试溶液与稀释液的配制　按供试品的标示量或估计效价（A_T）照标准溶液与其稀释液的配制法配成高、低两种浓度的稀释液，其比值（r）应与标准稀释液相等；供试品和标准品高、低剂量所致的反应均值应相近。

（4）子宫肌营养液的配制　取氯化钠9g、氯化钾0.42g、氯化钙（按无水物计）0.06g与葡萄糖0.5g，加水700mL使溶解；另取碳酸氢钠0.5g，加水约200mL溶解后，缓缓倾注于前一溶液中，随加随搅拌，最后加水使成1000mL。

（5）供试动物的选取　取健康无伤的成年雌性大鼠，断乳后即与雄鼠隔离，出生后不超过 3 个月，体重 160～240g。试验当日选择阴道涂片，在动情前期的动物也可用雌性激素处理，使子宫涂片为动情前期或动情期的动物。

（6）检查方法　取选定的大鼠迅速处死，剖腹取出子宫，仔细分离附在子宫肌上的结缔组织，注意避免因牵拉使子宫受损。在子宫分叉处剪下左右 2 条，取一条将其下端固定于离体器官恒温水浴装置的浴杯底部，上端用线与记录装置相连，以描记子宫收缩；浴杯中加入子宫肌营养液 30～50mL，连续通入适量空气，营养液应调节至 32～35℃之间并保持恒温（±0.5℃）。子宫放入浴杯后，静置 15min，按次序准确注入等体积的标准溶液或供试溶液两种浓度的稀释液 0.3～0.8mL，待子宫肌收缩至最高点开始松弛时（60～90s）放去营养液，并用营养液洗涤 1 次，再加入等量营养液，静置。相邻 2 次给药的间隔时间应相等（3～5min），每次给药应在前一次反应恢复稳定以后进行。标准稀释液和供试稀释液各取高、低两个剂量（d_{s2}、d_{s1}、d_{T_2}、d_{T_1}）为一组，按随机分组设计的次序轮流注入，每组 4 个剂量，重复 4～6 组。测量各剂量所致子宫收缩的高度，照生物检定统计法中的量反应平行线测定法，计算效价及实验误差。

注意事项：本法的可信限率（FL）不得大于 10%。

习　题

1. 氨基酸药物含量的测定有哪几种方法？
2. 抑肽酶可用什么方法进行测定？
3. 定氮法可用来测定哪些物质？试举例说明。
4. 简述人血白蛋白的纯度测定的主要步骤。

第五章　酶类药物的分析与检验

　　酶是一类由生物活性细胞产生的具有生物催化功能和高度专一性的生物大分子。
酶类药物是通过直接用酶的各种剂型改变体内酶活力，或改变体内某些生理活性物质
和代谢产物的数量等，达到治疗某些疾病的目的。它是以微生物、寄生虫、动物毒
素、生物组织作为起始材料，采用生物学工艺或分离纯化技术制备，并以生物学技术
和分析技术控制中间产物和成品质量制成的既具有酶活性又有药效的活性制剂。

　　酶类药物作为具有药理作用的一类特殊酶类，一般具有以下特点。

　　① 用量少，药效高。酶类药物是作为生物催化剂，通过催化生物体内生化反应
而表现其药效的，因此只需少量的酶制剂就能催化血液或组织中较低浓度的底物发生
化学反应，发挥有效的治疗作用。如某大肠杆菌天冬酰胺酶 K_m 为 $10^{-5}\,mol/L$，在酶
的 K_m 值范围内，具有很强的抗肿瘤活性。

　　② 纯度高，特别是注射用的酶类药物纯度更高。

　　③ 酶类药物都不同程度地存在免疫原性问题。可将酶包埋在半透性的膜囊中，利
用膜的性质只让酶与底物反应后的产物通过，而不让作为抗原的酶分子通过，并且使能
产生抗体的细胞和酶分子抗原不能直接接触，故能防止抗体的产生和延长其作用时间。

　　④ 通常在生理 pH（中性环境）下具有最高活力和稳定性。如胰淀粉酶作用的最
适 pH 为 $6.7\sim7.0$。

　　⑤ 酶类药物是生物活性物质，有时因工艺条件的变化，导致蛋白质失活。因此，对酶
类药物，除了用通常采用的理化法检验外：尚需用生物检定法进行检定，以证实其生物活性。

　　⑥ 酶类药物需进行效价测定或酶活力测定，以表明其有效成分含量的高低。

第一节　酶类药物分析与检验的方法

酶类药物分析与检验的方法主要有酶活力测定法和酶效价测定法。

一、酶活力测定法

（一）酶活力和酶活力单位

酶活力也称为酶活性，是指酶催化特定化学反应（酶促反应）的能力。酶活力的

大小可以用在一定条件下催化某一特定反应的速度来表示，反应速度愈快，表明酶活力愈高。

酶活力单位是衡量酶活力大小的计量单位，酶活力的大小用酶活性单位（U）的多少来表示。历史上，对于酶活力单位的规定没有统一的标准。对于不同的酶或者同一种酶，由于测定方法的不同，对酶活力的单位常常有不同的规定。例如，蛋白酶的活力单位规定为"1min 内将酪蛋白水解产生 1μg 酪氨酸所需要的酶量，定为一个单位（1U＝1μg 酪氨酸/min）"。淀粉酶的活力单位规定为"每小时催化 1g 可溶性淀粉液化所需要的酶量，定为一个单位（1U＝1g 淀粉/h）"；或者"每小时催化 1mL 2％可溶性淀粉液化所需要的酶量，定为一个单位（1U＝1×2％淀粉/h）"。1961 年，国际酶学会议提出用"国际单位"（IU）表示酶活力，即：1 个酶活力单位（IU）是指在标准条件（25℃，最适底物浓度和最适 pH）下，1min 内催化底物中 1μmol 有关基团转化的酶量（1IU＝μmol/min）。

1972 年，国际酶学会议提出新的酶活力国际单位：最适条件下，每秒钟能催化 1mol 底物转化为产物所需的酶量，定为 1Kat＝1mol/s。所以：1Kat＝60×10⁶IU。酶活性还可用转换数来表示，酶的转换数可以称为摩尔催化活性，是指在标准条件下，每摩尔单体酶或每摩尔催化中心在 1 分钟内转换底物成产物的微摩尔数，可表示为：

$$K_p = \frac{V_{max}}{[E_0]} = \frac{\mu mol \cdot mL^{-1} \cdot min^{-1}}{\mu mol \cdot mL^{-1}} = \frac{1}{min}\left(或 \frac{mol}{min \cdot mol}\right)$$

酶的转换数越大，表明表明酶的活力越高。一般酶的转换数在 $10^3/min$ 左右。

$1/K_p$ 称为酶的催化周期，催化周期是指酶进行一次催化所需的时间，单位为分钟（min）或毫秒（ms）或微秒（μs）。

为了比较酶制剂的纯度和活力的高低，常采用比活力这个概念，比活力是用同一酶制剂的酶活性除以蛋白质的质量，即在特定条件下，单位质量（mg）酶所具有的酶活力单位数，常用的单位为 U/mg 酶、IU/mg 酶、Kat/mg 酶，实质表示单位酶的催化能力。酶的比活力是酶纯度的一个指标，酶制剂的比活性越高，说明酶的纯度越高。

$$比活力 = \frac{总活力单位}{总酶质量} = U(或 IU)/mg 酶$$

（二）酶活力的测定

酶活力的测定就是以酶能专一而高效地催化某些化学反应为基础，通过对酶反应速度的测定或生成物等浓度的测定而检验相应物质的含量。

酶活力的测定应在酶最适反应条件下进行（温度、pH、离子强度、反应时间等），可测定反应物的减少量或产物的生成量。酶反应速度可用单位时间内底物的减少量或产物的生成量来表示。由于在酶反应时，底物一般都是过量的，而且反应又不宜进行得太久，因此底物减少的量往往只占总量的极小百分数，不易正确分析；相反，产物从无到有，只要测定方法足够灵敏，就可以准确测定，所以在实际酶活力测定中，一般以测定产物的增加为好。

测定酶活力主要有两种方法：其一是在适当的条件下，将酶和底物混合，测定完成一定量反应所需的时间，称终点法；其二是将酶和底物混合后，连续测定反应过程中产物或底物或辅酶的变化量，直接测定出酶反应的初速度，即动力学法或反应速率法。按取样及检验的方式可称其为取样测定法和连续测定法。

1. 测定酶活力的步骤

① 根据酶催化的专一性，选择适宜的底物，并配成一定浓度的底物溶液。

② 根据酶的动力学性质，确定酶催化反应的温度、pH、底物浓度、辅助因子等反应的条件。酶反应的温度可选择室温（25℃）、体温（37℃）、酶反应的最适温度，反应中温度变动应控制在±0.1℃以内；pH 应该是酶反应的最适 pH；底物浓度应大于 $5K_m$ 等。反应条件一旦确定，在整个反应中应保持恒定不变，因此，反应应在恒温槽中进行，采用一定浓度和一定 pH 的缓冲液保持恒定的 pH。

③ 在一定的条件下，将一定量的酶液和底物溶液混合均匀，适时记下反应的时间。

④ 用取样测定法或连续法测定反应过程中产物或底物或辅酶的变化量，测定出酶反应的初速度。

⑤ 计算酶活力。

2. 测定酶活力时的注意事项。

① 应测反应初速度。随着反应的进行，底物减少，产物积累，会使得反应速度变慢。因此，必须测定反应的初速度。通常以底物浓度的变化在起始浓度的 5% 以内的速度为初速度的近似值。

② 酶的反应速度一般用单位时间内产物的增加量来表示。

③ 测酶活力时应使反应温度、pH、离子强度和底物浓度等因素保持恒定。

④ 测定酶反应速度时，应使 [S]≫[E]。

⑤ 测定用的酶量必须和测得的活力呈线性关系。

3. 测定方法

测定底物的减少量或产物增加量从而计算出酶活力的主要方法有以下几种。

（1）分光光度法（spectrophotometry）　这是根据产物和底物的共轭系统在紫外的某一波长或波段上有明显的特征吸收差别而建立起来的连续检验方法。对于一些底物或产物有光吸收变化的酶反应，可以用产物或底物最大光吸收波长处的光吸收变化来检验产物的生成或底物减少量，然后计算出酶活力。酶分子的最大吸收波长是固定的。例如胃蛋白酶效价的测定就是在 275nm 的波长处测定吸光度的变化。

无光吸收变化的酶反应，可与一些能引起光吸收变化的酶反应偶联，使第一个酶反应的产物，转变为具有光吸收变化的第二个酶的产物来测量。此即酶偶联分析法。

分光光度测定法的特点是灵敏度高（可检测到 10^{-9} mol 水平的变化）、简便易行，测定一般可在较短的时间内完成。

（2）旋光测定法（polarimetry） 若底物和产物的旋光性不同，可通过测定反应混合物的旋光性（方向和大小）变化来测定酶活性。

（3）荧光法（fluorescence） 荧光法的原理是，如果酶反应的底物与产物之一具有荧光，那么荧光变化的速度可代表酶反应速度。适用于一些底物或产物有荧光变化的酶反应。荧光法灵敏度高。

（4）同位素测定法（isotope determination） 用放射性同位素标记底物，酶反应后分离产物，测产物的放射性强度。此法灵敏度高，但分离产物较麻烦。若底物或产物中有一种是气体，就易于分离。

（5）电化学方法（electrochemistry）

① pH 测定。常用玻璃电极，配合高灵敏的 pH 计，跟踪反应过程中〔H^+〕变化的情况，用 pH 的变化测定酶的反应速率。也可恒定 pH，在酶反应过程中，不断加入酸或碱保持其 pH 恒定，用加入的碱或酸的速率来计算酶活力。

② 电位测定。在一些酶促氧化还原反应中，底物和产物具有不同的氧化还原电位，可用由一恒定微电流极化的两个铂电极之间的电位差来测定电位变化。

③ 电流测定。原理同电位测定，以恒定电压的两个铂电极测电流变化。

（6）化学反应法 酶促反应一段时间后，取出一部分反应液，用化学方法分析底物或产物的量。

二、酶效价测定法

酶效价是指产品达到其目的作用的预期效能，它是根据该产品的某些特性，通过适宜的定量实验方法测定，以表明其有效成分的生物活性。效价测定均采用国际或国家参考品，或经过国家检定机构认可的参考品，以体内或体外法（细胞法）测定其生物学活性，并标明其活性单位。一般用免疫学方法测定的效价不能代替生物学效价，只能作为中间品的质量控制。酶类药物效价一般用单位质量的酶类药物所含有的酶的活力单位来表示。在测定酶类药物效价的同时，应测定酶含量，计算出特异比活性，活性以单位数/毫克酶类药物（IU/mg）表示。酶活力单位也可以叫一个效价单位。

第二节 应用示例

一、胰蛋白酶分析

胰蛋白酶（trypsin）为蛋白酶的一种，EC 3.4.21.4。在脊椎动物中作为消化酶而起作用。在胰脏胰蛋白酶是以酶的前体胰蛋白酶原而被合成的，作为胰液的成分而分泌，受肠激酶或胰蛋白酶的限制分解成为活化胰蛋白酶。

1. 基本性质

① 胰蛋白酶的等电点为 10.8，胰蛋白酶在 pH3.0 时最稳定，其浓溶液可储存于

冰箱（0℃以下）数周而活性无显著丧失。pH＜3 时，胰蛋白酶易变性。pH＞5 时，胰蛋白酶易自溶。胰蛋白酶催化活性的最适 pH 为 7.6～7.8。

② 重金属离子、有机磷化合物和反应产物都能抑制胰蛋白酶的活性。胰脏、卵清和大豆中也含有一些蛋白质对胰蛋白酶活性具有抑制作用。

③ 胰蛋白酶一般与胰淀粉酶和胰脂肪酶共同制成混合酶制剂，称作胰酶。胰酶呈白色或淡黄色无定形粉末；有特殊的肉臭味；有吸湿性；在水中及低浓度的醇溶液中能部分溶解，呈微浑浊溶液；在高浓度乙醇、丙醇与乙醚等有机溶剂中不溶解。其水溶液在 pH2～3 时稳定，pH6.0 以上时不稳定，Ca^{2+} 可增加胰酶的稳定性。胰酶水溶液遇酸、热及重金属盐等蛋白质沉淀剂时发生沉淀。胰酶在体内的最适温度为 37℃ 左右，在体外作水解剂时，为缩短反应时间，必要时可升温至 45～50℃。

2. 质量检查

按干燥品计算，每 1mg 胰酶中胰蛋白酶的活力不得少于 2500 单位。

(1) 性状　本品为白色或类白色结晶的粉末。

(2) 鉴别　取本品约 2mg，置白色点滴板上，加对甲苯磺酰-L-精氨酸甲酯盐酸试液 0.2mL，搅匀，即显紫色。

(3) 检查

① 酸度：取本品，加水溶解并稀释制成每 1mL 中含 2mg 的溶液，依法测定 [《中国药典》（2015）通则 0631]，pH 值应为 5.0～7.0。

② 溶液的澄清度：取本品，加 0.9％氯化钠溶液溶解并稀释制成每 1mL 中含 10mg 的溶液，依法检查 [《中国药典》（2015）通则 0902 第一法]，溶液应澄清。

③ 干燥失重：取本品精密称定，在 105℃ 干燥 4h，依法测定 [《中国药典》（2015）通则 0801]，减失质量不得超过 5.0％。

3. 效价测定

(1) 底物溶液的制备　取 IV-苯甲酰-L-精氨酸乙酯盐酸盐 85.7mg，加水溶解使成 100mL，作为底物原液；取 10mL，用磷酸盐缓冲液（取 0.067mol/L 磷酸二氢钾溶液 13mL 与 0.067mol/L 磷酸氢二钠溶液 87mL 混合，pH 值为 7.6）稀释成 100mL，照紫外-可见分光光度法 [《中国药典》（2015）通则 0401]，恒温于 25.0℃±0.5℃，以水作空白，在 253nm 的波长处测定吸光度，必要时可用上述底物原液或磷酸盐缓冲液调节，使吸光度在 0.575～0.585 之间，作为底物溶液。制成后应在 2h 内使用。

(2) 供试品溶液的制备　精密称取本品适量，加 0.001mol/L 盐酸溶液溶解并定量稀释制成每 1mL 中含 50～60 胰蛋白酶单位的溶液。

(3) 测定法　取底物溶液 3.0mL，加 0.001mol/L 盐酸溶液 200mL，混匀，作为空白。另精密量取供试品溶液 200pL，加底物溶液（恒温于 25.0℃±0.5℃）3.0mL，立即计时，混匀，使比色池内的温度保持在 25.0℃±0.5℃，照紫外-可见分光光度法 [《中国药典》（2015）通则 0401]，在 253nm 的波长处，每隔 30s 读取吸光度，共 5min。以吸光度为纵坐标，时间为横坐标，作图；每 30s 吸光度的改变应恒定在 0.015～0.018 之间，呈线性关系的时间不得少于 3min。若不符合上述要求，应调整供试品溶液的浓度，再作测定。在上述吸光度对时间的关系图中，取成直线部分的吸光度，按下式计算。

$$P = \frac{A_2 - A_1}{0.0075T} \times \frac{2500}{W \times 供试品效价(\mathrm{U/mg})}$$

式中　P——每 1mg 供试品中含胰蛋白酶的量，U；

　　　A_1——直线上终止的吸光度；

　　　A_2——直线上开始的吸光度；

　　　T——A_1 至 A_2 读数的时间，min；

　　　W——测定液中含供试品的量，mg；

二、胰淀粉酶分析

胰淀粉酶是在胰腺的腺泡细胞内合成的一种 α-淀粉酶，它能切断淀粉的 α-1,4-糖苷键，将淀粉降解为糊精、麦芽糖等。临床上有助于胰腺功能紊乱的诊断。胰淀粉酶、胰蛋白酶、胰脂肪酶混合物简称胰酶，按制药标准可制成助消化类非处方药药品。

1. 基本性质

① 胰淀粉酶作用的最适 pH 为 6.7～7.0。

② 最适温度为 37℃左右。

2. 效价测定

（1）供试品溶液的制备　精密称取供试品 0.3g，置研体中，加 5℃以下的磷酸盐缓冲液（13.61g 的磷酸二氢钾与 35.80g 的磷酸二氢钠加水溶解并定容至 1000mL，调节 pH 至 6.8）少量，研磨均匀，加上述磷酸盐缓冲液制成每毫升中含胰淀粉酶约 10～20U 的溶液。

（2）底物溶液的制备　取经 105℃干燥 2h 的马铃薯淀粉 1.0g，加水 10mL，搅匀后，边搅拌边缓慢倾入至 100mL 的沸水中，继续煮沸 20min，放置冷却，加水稀释至 100mL，即制成 1% 的马铃薯淀粉溶液。

（3）测定法　取 1% 的马铃薯淀粉溶液 25mL、上述磷酸盐缓冲液 10mL、1.2% 氯化钠 1mL、水 20mL，置 250mL 的碘瓶中，（40±0.5）℃水浴保温 10min 后，精密加入供试品溶液 1mL，摇匀，立即置入（40±0.5）℃水浴中准确反应 10min，再加入 1mol/L 盐酸溶液 2mL 终止反应，混匀，冷至室温后，精密加浓度为 0.05mol/L 碘液 10mL，边振摇边滴加 0.1mol/L 氢氧化钠溶液 45mL，在无光处静置 20min，加硫酸溶液（1→4）❶ 4mL，用 0.1mol/L 硫代硫酸钠滴定液滴定至无色。

另取 1％马铃薯淀粉溶液 25mL、上述磷酸盐缓冲液 10mL、1.2％氯化钠溶液 1mL、水 20mL，置碘瓶中，于（40±0.5）℃水浴中保温 10min，放至室温后，加入 1mol/L 盐酸溶液 2mL，摇匀，加入供试品溶液 1mL，精密加浓度为 0.05mol/L 碘液 10mL，边振摇边滴加 0.1mol/L 氢氧化钠溶液 45mL，在无光处静置 20min，加硫酸溶液（1→4）4mL，用 0.1mol/L 硫代硫酸钠滴定液滴定至无色，作为空白对照。

测定结果按下式计算。每 1mL 浓度为 0.05mol/L 碘液相当于 9.005mg 无水葡萄糖。

$$每克供试品含胰淀粉酶活力 = \frac{(V_B - V_A)F}{10} \times \frac{9.005 \times 1000}{180.16} \times \frac{n}{m}$$

式中　V_A——供试品消耗硫代硫酸钠滴定液的体积，mL；

V_B——空白消耗硫代硫酸钠滴定液的体积，mL；

F——硫代硫酸钠滴定液的浓度（mol/L）换算值；

m——供试品取样量，g；

n——供试品稀释倍数，200。

在上述条件下，每分钟水解淀粉生成 1μmol 葡萄糖的酶量，为 1 个淀粉酶的活力单位。

$V_B - V_A$ 的硫代硫酸钠滴定液的范围应为 2.0～4.0mL，否则应调整浓度重测。

三、胃蛋白酶分析

胃蛋白酶是由健康动物胃黏膜中得到的一种含有胃蛋白分解酶的物质，胃黏膜基底部的主细胞是合成该酶的部位，首先合成胃蛋白酶原前体，经修饰转变为胃蛋白酶原后分泌至胃腔中，在酸性胃液中经自身催化作用，激活为胃蛋白酶。胃蛋白酶的结晶于 1930 年获得，是第二个结晶酶。猪胃蛋白酶的一级结构已被阐明。药用胃蛋白酶是胃液中多种蛋白水解酶的混合物，含有胃蛋白酶、组织蛋白酶和胶原酶等。胃蛋白酶存在 A、B、C、D 四种同工酶，其中胃蛋白酶 A 是主要成分。

1. 基本性质

① 药用胃蛋白酶为粗酶制剂，外观为白色至淡黄色透明或半透明的鳞片或颗粒，也有海绵状物或无定形粉末。有肉类特殊气味及微酸味。易溶于水，水溶液微带浑浊且呈酸性。稍有吸湿性。不溶于乙醇、乙醚、氯仿等有机溶剂中。

② 胃蛋白酶结晶呈针状或板状，经电泳可分出四个组分。其组成元素除 N、C、H、O、S 外，还有 P、Cl。分子量为 34500，等电点为 1.0，最适 pH1.8 左右。

③ 结晶胃蛋白酶溶于 70％乙醇和 pH4.0 的 20％乙醇中，但在 pH1.8～2.0 时则

---

❶ 《中国药典》规定：溶液后记的"(1→4)"等符号，系指固体溶质 1.0g 或液体溶质 1.0mL 加溶剂使成 4.0mL 的溶液。后文类推。

不溶解。在冷的磺基水杨酸中不沉淀，加热后可产生沉淀。

④ 干燥胃蛋白酶较稳定，100℃加热 10min 无明显失活。在水中，于 pH8.0 和 40℃时加热 10min 即失效。在酸性溶液中较稳定，但在 2mol/L 以上的盐酸中也会慢慢失活。

⑤ 胃蛋白酶对多数天然蛋白质底物都能水解，对肽键的专一性不是很强，容易水解芳香族氨基酸残基或具有大侧链的疏水性氨基酸残基形成的肽键，对羧基末端或氨基末端的肽键也容易水解。胃蛋白酶对蛋白质的水解不彻底，其产物有胨、肽和氨基酸。

⑥ 胃蛋白酶的最适温度为 37～40℃，生产上用作催化剂时常选用 45℃，《中国药典》(2015) 规定在 (37±0.5)℃测定其活力。

⑦ 胃蛋白酶的抑制剂有胃蛋白酶抑制素、蛔虫胃蛋白酶抑制剂及胃黏膜的硫酸化糖蛋白等。

2. 质量检查

《中国药典》(2015) 规定：本品系自猪、羊或牛的胃黏膜中提取的胃蛋白酶。按干燥品计算，每 1g 中含胃蛋白酶活力不得少于 3800 单位。

(1) 性状　本品为白色至淡黄色的粉末；无霉败臭；有引湿性；水溶液显酸性反应。

(2) 鉴别　取本品的水溶液，加 25% 鞣酸或 25% 氯化钡溶液，即生成沉淀。

(3) 检查　取本品，在 100℃干燥 4h，减失质量不得超过 5.0% [《中国药典》(2015) 通则 0831]。照非无菌产品微生物限度检查：微生物计数法 [《中国药典》(2015) 通则 1105] 和控制菌检查法 [《中国药典》(2015) 通则 1106] 检查。1g 供试品中需氧菌总数不得过 5000cfu，霉菌和酵母菌总数不得过 100cfu，不得检出大肠埃希菌。10g 供试品中不得检出沙门菌。

3. 效价测定

(1) 对照品溶液的制备　精密称取经 105℃干燥至恒重的酪氨酸适量，加盐酸溶液 (取 1mol/L 盐酸溶液 65mL，加水至 1000mL) 制成每 1mL 中含 500μg 的溶液。

(2) 供试品溶液的制备　取胃蛋白酶适量，精密称定，用上述盐酸溶液制成每 1mL 中约含 0.2～0.4 单位的溶液。

(3) 测定法　取试管 6 支，其中 3 支各精密加入对照品溶液 1mL，另 3 支各精密加入供试品溶液 1mL，置 (37±0.5)℃水浴中，保温 5min，精密加入预热至 (37±0.5)℃的血红蛋白试液 5mL，摇匀，并准确计时，在 (37±0.5)℃水浴中反应 10min，立即精密加入 5% 三氯乙酸溶液 5mL，摇匀，滤过，取续滤液备用。

另取试管 2 支，各精密加入血红蛋白试液 5mL，置 (37±0.5)℃水浴中保温 10min，再精密加入 5% 三氯乙酸溶液 5mL，其中一支加供试品溶液 1mL，另一支加上述盐酸溶液 1mL，摇匀，滤过，取续滤液，分别作为供试品和对照品的空白对照，依照分光光度法在 275nm 的波长处测定吸收度，算出平均值，按下式计算。

$$每克供试品含蛋白酶活力 = \frac{\overline{A} \times w_S \times n}{A_S \times w \times 10 \times 181.19}$$

式中　$\overline{A}_S$——对照品的平均吸光度；

　　　$\overline{A}$——供试品的平均吸光度；

　　　w_S——对照品溶液每 1mL 中含酪氨酸的量，μg；

　　　w——供试品取样量，g；

　　　n——供试品稀释倍数；

　　　10——反应时间，min。

在上述条件下，每分钟能催化水解血红蛋白生成 1μmol 酪氨酸的酶量，为一个蛋白酶活力单位。

四、溶菌酶分析

溶菌酶（lysozyme，LZM，EC 3.2.1.17）又称细胞壁质酶（murami dase）或 N-乙酰胞壁质聚糖水解酶（N-acetyl muramide glycanohydralase）。

LZM 是一种小分子蛋白，分子量约 14kD，由 129 个氨基酸组成，属一种碱性蛋白质，是能分解革兰阳性细菌细胞壁缩氨酸聚糖分子中 β-1,4-糖苷键的一组酶的总称，广泛存在于细菌、噬菌体、植物、动物和人体中。

1. 基本性质

① 鸡蛋清溶菌酶由 18 种 129 个氨基酸残基构成单一肽链。富含碱性氨基酸，有 4 对二硫键维持酶构型，是一种碱性蛋白质。其 N 末端为赖氨酸，C 末端为亮氨酸。分子量为 14000~15000。最适 pH6.6，pI 为 10.5~11.0。

② 鸡蛋清溶菌酶非常稳定，耐热、耐干燥，室温下可长期稳定；在 pH4~7 的溶液中，100℃加热 1min 仍保持酶活性；在 pH5.5、50℃加热处理 4h 后，酶变得更活泼。热变性是可逆的，在中性 pH 的稀盐溶液中，它的变性临界点是 77℃。随溶剂的变化变性临界点也会改变，在 pH1~3 时下降至 45℃。低浓度的 Mn^{2+}（10^{-7}mol/L）在中性和碱性条件下能使酶免除受热失活的影响。

③ 吡啶、盐酸胍、尿素、十二烷基磺酸钠等对酶有抑制作用，但酶对变性剂相对地不敏感。如在 6mol/L 盐酸胍溶液中酶完全变性，而在 10mol/L 尿素中则不变性。此外，氧化剂有利于酶的纯化，氢氰酸可部分恢复酶活力。

④ 药用溶菌酶为白色或微黄色的结晶性或无定形粉末；无臭，味甜；易溶于水，在水溶液中遇碱易破坏。难溶于丙酮或乙醚。

2. 质量检查

（1）性状　本品为白色或微黄色的结晶性或无定形粉末；无臭，味甜；水溶液遇碱易破坏。本品在水中易溶，在丙酮或乙醚中不溶。

（2）鉴别

① 取本品约 2mg，加水 2 滴使溶解，加 10％氢氧化钠溶液 5 滴与 10％硫酸铜溶液 1 滴，混匀后显紫红色。

② 取本品，加乙酸-乙酸钠缓冲液（取无水乙酸钠 6.7g，加水约 900mL，振摇使溶解，用乙酸调节 pH 至 5.4，加水稀释至 1000mL，摇匀）。制成每 1mL 中含溶菌酶 0.4mg 的溶液，依照分光光度法［《中国药典》（2015）通则 0401］测定，在 280nm 的波长处有最大吸收，吸光度应为 0.39～0.49。

（3）检查

① 酸度　取本品 0.1g，加水至 10mL 溶解后，依法测定［《中国药典》（2015）通则 0631］，pH 应为 3.5～6.5。

② 干燥失重　取本品 0.2g，置五氧化二磷干燥器中，依法测定［《中国药典》（2015）通则 0831］。减失质量不得超过 5.0％。

③ 炽灼残渣　取本品 0.2g，依法检查［《中国药典》（2015）通则 0841］，遗留残渣不得超过 4.0％。

（4）总氮量　取本品，依法测定［《中国药典》（2015）通则 0704 第一法］，按干燥品计算，含总氮量应为 15.0％～17.0％。

3. 效价测定

中华人民共和国卫生部药品标准（2000 年）规定：药用溶菌酶为含氯化钠的结晶或无定形粉末，按干燥品计算，每 1mg 的效价不得少于 6250 单位。

（1）供试品溶液的制备　取本品约 25mg，精密称定，置 25mL 量瓶中，加磷酸盐缓冲液（取磷酸二氢钠 10.4g、磷酸氢二钠 7.86g、乙二胺四乙酸二钠 0.37g，加水溶解使成 1000mL，调节 pH 至 6.2）适量使溶解，并稀释成每 1mL 中含溶菌酶 50μg 的溶液。

（2）底物悬浮液的制备　称取溶酶小球菌 15～20mg，加磷酸盐缓冲液（pH6.2）0.5～1mL，在研钵内研磨 3min，再加磷酸盐缓冲液（pH6.2）适量，使总体积约为 50mL，使悬浮液于（25±0.1）℃时，在 450nm 的波长处测得的吸光度为 0.70±0.05（临用前配制）。

（3）测定法　精密量取（25±0.1）℃的底物悬浮液 3mL，置 1cm 比色池中，在 450nm 的波长处测定吸光度，作为零秒的读数 A_0，然后精密量取（25±0.1）℃的供试品溶液 0.15mL（相当于溶菌酶 7.5μg），加到上述比色池中，迅速混匀，用秒表计时，至 60s 时再测定吸收度 A；同时精密量取磷酸盐缓冲液（pH6.2）0.15mL，同法操作，作为空白试验，测得零秒的读数 A_0' 及 60s 的读数 A'。按下式计算：

$$效价单位数（U/mg）=\frac{(A_0-A)-(A_0'-A')}{m}\times10^6$$

式中　m——测定液中供试品的质量，μg。

效价单位定义：在室温 25℃、pH6.2 时，在波长 450nm 处，每分钟引起吸光度下降 0.001 为一个酶活力单位。

五、凝血酶分析

凝血酶是凝血机制中的关键酶，它直接作用于血液凝固过程的最后一步，促使血浆中的可溶性纤维蛋白原转变成不溶的纤维蛋白，从而达到速效止血的目的。而且还能促进上皮细胞的有丝分裂，加速创伤愈合，是一种速效的局部止血药。凝血酶（thrombin）根据来源有动物血凝血酶、人凝血酶（human thrombin）及蛇毒凝血酶（hemo coagulase）等。

1. 性质

凝血酶由两条多肽链组成，多肽链之间以二硫键连接，为蛋白质水解酶。

从牛血浆分离的凝血酶为无定形白色粉末，分子量约335800。溶于水，不溶于有机溶剂。干粉于 2~8℃储存十分稳定；其水溶液室温下 8h 内失活。遇热、稀酸、碱、金属等活力降低，忌同氧化纤维素合用。

2. 质量检查

本品为牛血或猪血中提取的凝血酶原，经激活而得的供口服或局部止血用凝血酶的无菌冻干品。按无水物计算，每 1mg 凝血酶的活力不得少于 10 单位。含凝血酶应为标示量的 80%~150%。

（1）性状　本品为白色或类白色的冻干块状物或粉末。每 1mL 中含 500 单位酶的 0.9% 氯化钠溶液微显浑浊。

（2）检查

① 水分　取本品，照水分测定法 [《中国药典》（2015）通则 0832 第一法 1] 测定，含水分不得过 5.0%。

② 装量差异　应符合注射剂项下的有关装量差异的规定。[《中国药典》（2015）通则 0102]

③ 无菌　取本品，用适宜溶剂溶解后，依法检查 [《中国药典》（2015）通则 1101]。

3. 效价测定

（1）纤维蛋白原溶液的制备　取纤维蛋白原约 30mg，精密称定，用 0.9% 氯化钠溶液适量溶解，用 0.05mol/L 磷酸氢二钠溶液或 0.05mol/L 磷酸二氢钠溶液调节 pH 至 7.0~7.4，再用 0.9% 氯化钠溶液稀释成含 0.1% 凝固物的溶液，备用。

（2）标准品溶液的制备　取凝血酶标准品，用 0.9% 氯化钠溶液分别制成每毫升中含 5.0U、6.4U、8.0U、10.0U 的标准品溶液。

（3）供试品溶液的制备　取本品 5 瓶，分别加适量 0.9% 氯化钠溶液溶解并全量转移至同一量瓶中，用上述溶液稀释至刻度，摇匀。精密量取适量，用上述氯化钠溶液定量稀释制成每 1mL 中约含 7 单位的供试品溶液。

（4）测定法　另取内径 1cm 的试管 4 支，分别精密加入纤维蛋白原溶液 0.9mL，置（37±0.5）℃的水浴锅中保温 5min，再分别精密量取上述 4 种浓度的标准品溶液各 0.1mL，迅速加入上述各试管中，立即计时，摇匀、迅速置（37±0.5）℃的水浴锅中，观察纤维蛋白原的初凝时间，每种浓度测 5 次，求平均值（5 次测定中最大值和最小值的差不得超过平均值的 10%，否则重测）。标准品溶液的浓度应控制在凝结时间为 14～60s 为宜。在双对数坐标纸上，以标准品效价（U）为横坐标，凝结时间（s）为纵坐标，计算回归方程〔或在 Excel 中以标准品效价（U）为横坐标，凝结时间（s）为纵坐标，作曲线图，并得出回归方程〕。精密吸取供试品溶液 0.1mL，按上述方法平行测定 5 次，求出凝结时间的平均值（误差要求同标准品曲线）。用回归方程求得效价（U），按下式计算：

$$凝血酶效价（U/mg）= \frac{N \times 10 \times V}{m}$$

$$凝血酶效价（U/瓶）= N \times 10 \times V$$

式中　N——0.1mL 供试品在标准曲线上查得的实际效价，U；

　　　V——每瓶供试品溶解后的体积，mL；

　　　10——0.1mL 换算成 1.0mL 的数值；

　　　m——每瓶供试品的质量，mg。

并计算出每瓶相当于标示量的百分数。

每瓶效价均应符合规定，如有一瓶不符合规定，则另取 5 瓶复测，且均应符合规定。

习　题

1. 酶类药物具有什么特点？
2. 酶活力测定的主要方法有哪些？
3. 常用的酶类药物分别具有哪些基本性质？怎样检查其质量？
4. 怎样测定常用的酶类药物的效价？
5. 试述胰蛋白酶效价测定的原理和操作过程。

第六章　脂类药物的分析与检验

　　脂类物质是广泛存在于生物体中的脂肪以及与脂肪类似、可被有机溶剂提取出来的化合物。其中一些具有重要生理生化、药理药效作用，较好的营养、预防和治疗效果的称为脂类药物。依据结构，脂类药物分属于以下几类不同的化合物。

　　① 磷脂　脑磷脂、卵磷脂可用于治疗肝病、冠心病和神经衰弱症。

　　② 多价不饱和脂肪酸（PUFA）和前列腺素　亚油酸、亚麻酸、花生四烯酸和 DHA、EPA 等有降血脂、降血压、抗脂肪肝的作用，可用于冠心病的治疗。前列腺素一大类含五元环的不饱和脂肪酸，重要的天然前列腺素有 PGE_1、PGE_2、PGF_{2a} 和 PGI_2。PGE_1、PGE_2、PGF_{2a} 已成功地用于催产和中期引产。PGI_2 有望用于抗血栓和防止动脉粥样硬化。

　　③ 胆酸　去氧胆酸可治疗胆囊炎，猪去氧胆酸可治疗高血脂，鹅去氧胆酸可作胆结石溶解药。

　　④ 固醇　主要有胆固醇、麦角固醇和 β-谷固醇，胆固醇是人工牛黄的主要原料，β-固醇有降低血胆固醇的作用。

　　⑤ 卟啉　主要有血红素、胆红素。原卟啉用于治疗肝炎，还用作肿瘤的诊断和治疗。

第一节　脂类药物分析与检验的方法

一、胆酸类药物分析

1. 性质

熊去氧胆酸为白色粉末，无臭，味苦。本品在乙醇中易溶，在氯仿中不溶；在冰醋酸中易溶，在氢氧化钠试液中溶解。本品熔点为 200～204℃。取本品，精密称定，加无水乙醇溶解并定量稀释制成每 1mL 中含 40mg 的溶液，依法测定，比旋度为

+59.0°～+62.0°。

2. 鉴别

① 取本品 10mg，加硫酸 1mL 与甲醛 1 滴使溶解，放置 5min 后，再加水 5mL，生成蓝绿色悬浮物。

② 本品的红外光吸收图谱应与对照的图谱一致。

3. 检查

(1) 异臭 取本品 2.0g，加水 100mL，煮沸 2min，应无臭。

(2) 氯化物 取本品 1.0g，加冰醋酸 10mL，振摇使溶解，加水稀释至 100mL，摇匀，放置 10min，滤过，取续滤液 25mL，依法检查，与标准氯化钠溶液 5.0mL 制成的对照液比较，不得更浓 (0.02%)。

(3) 硫酸盐 取上述氯化物项下剩余的滤液 40mL，依法检查，与标准硫酸钾溶液 2.0mL 制成的对照液比较，不得更浓 (0.05%)。

(4) 有关物质 取本品，用丙酮-水 (9:1) 制成每 1mL 中含 10mg 的溶液，作为供试品溶液；取熊去氧胆酸对照品与鹅去氧胆酸对照品，用丙酮-水 (9:1) 制成每 1mL 中各含 0.4mg 的混合溶液，作为对照品溶液①；另取鹅去氧胆酸对照品，用丙酮-水 (9:1) 制成每 1mL 中含 0.1mg 的溶液，作为对照品溶液②；取胆石酸对照品用丙酮-水 (9:1) 制成每 1mL 中含 0.01mg 的溶液，作为对照品溶液③；取胆酸对照品，用丙酮-水 (9:1) 制成每 1mL 中含 0.05mg 的溶液，作为对照品溶液④；精密量取供试品溶液，用丙酮-水 (9:1) 定量稀释制成每 1mL 中含 0.01mg、0.02mg、0.05mg 的溶液，分别作为对照溶液①、②、③。照薄层色谱法 [《中国药典》(2015) 通则 0502] 试验，吸取上述 8 种溶液各 5μL 分别点于同一硅胶 G 薄层板上，以二氯甲烷-丙酮-冰醋酸 (60:30:3) 为展开剂，展开，晾干，于 120℃ 干燥 10min，喷以 4.5% 磷钼酸的硫酸-冰醋酸 (1:20) 溶液，再在 120℃ 加热 3～5min，立即检视。对照品溶液①应显两个斑点；供试品溶液如显与对照品溶液②位置相同的杂质斑点，其颜色与对照品溶液②主斑点比较，不得更深 (1.0%)；如显与对照品溶液③位置相同的杂质斑点，其颜色与对照品溶液③的主斑点比较，不得更深 (0.1%)；如显与对照品溶液④位置相同的杂质斑点，其颜色与对照品溶液④的主斑点比较，不得更深 (0.5%)；其他杂质斑点，其颜色与对照溶液①、②、③的主斑点比较，杂质总量不得过 0.5%。

(5) 干燥失重 取本品，在 105℃ 干燥 2h，减失质量不得超过 1.0% [《中国药典》(2015) 通则 0831]。

(6) 炽灼残渣 取本品 1.0g，依法检查 [《中国药典》(2015) 通则 0841]，遗留残渣不得超过 0.2%。

(7) 钡盐 取异臭项下的溶液，加盐酸 2mL，煮沸 2min，放冷，滤过，并用水洗涤，洗液与滤液合并使成 100mL，摇匀；取 10mL，加稀硫酸 1mL，不得发生浑浊。

(8) 重金属 取炽灼残渣项下遗留的残渣,依法检查[《中国药典》(2015)通则 0821 第二法],含重金属不得超过百万分之二十。

(9) 砷盐 取本品 1.0g,加 2%硝酸镁乙醇溶液 10mL,点燃乙醇,缓缓加热至灰化,如仍有炭化物,可加少量硝酸湿润,继续加热(500~600℃)至灰化完全,放冷,加水 21mL 溶解后,加盐酸 5mL,依法检查[《中国药典》(2015)通则 0822 第一法],应符合规定(0.0002%)。

4. 含量测定

熊去氧胆酸和鹅去氧胆酸因其分子结构中均含有羧基,可以酚酞为指示剂,用氢氧化钠滴定液进行滴定。

取本品约 0.5g,精密称定,加中性乙醇(对酚酞指示液显中性)40mL 与新沸过的冷水 20mL,溶解后,加酚酞指示液 2 滴,用氢氧化钠滴定液(0.1mol/L)滴定,至近终点时,加新沸过的冷水 100mL,继续滴定至终点。每 1mL 氢氧化钠滴定液(0.1mol/L)相当于 39.26mg 的 $C_{24}H_{40}O_4$。

二、固醇类药物分析

1. 性质

(1) 胆固醇 本品为白色片状结晶,无臭;在三氯甲烷中易溶,在丙酮、乙酸乙酯、石油醚中微溶,在乙醇中微溶,在水中不溶;熔点为 147~150℃;取本品,精密称定,加二氧六环溶解并制成每 1mL 中含 20mg 的溶液,依法测定,比旋度应为 −34°~−38°。

(2) 谷固醇 本品又称谷甾醇或麦固醇,为片状结晶;熔点 140℃;难溶于水、甲醇和乙醚,易溶于苯和氯仿;可与毛地黄皂苷产生沉淀。

2. 鉴别

(1) 胆固醇

① 取本品约 10mg,加三氯甲烷 1mL 溶解后,加硫酸 1mL,三氯甲烷层显血红色,硫酸层对光侧视显绿色荧光。

② 取本品约 5mg,加三氯甲烷 2mL 使溶解,加乙酸酐 1mL,硫酸 1 滴,即显粉红色,迅速变为蓝色,最后呈亮绿色。

③ 取本品与胆固醇对照品适量,分别加丙酮制成每 1mL 约含 2mg 的溶液作为供试品和对照品溶液。照薄层色谱法[《中国药典》(2015)通则 0502]试验,吸取上述两种溶液各 20μL,分别点于同一硅胶 G 薄层板上,以乙酸乙酯-甲苯(1:2)为展开剂,展开,取出,晾干,喷以 30%三氯化锑的三氯甲烷溶液,于 105℃干燥 5min,立即检视,供试品溶液所显示主斑点的位置和颜色应与对照品溶液的主斑点相同。

④ 本品的红外光吸收图谱应与对照品的图谱一致[《中国药典》(2015)通则 0402]。

(2) 谷固醇制剂

① 谷固醇达克罗宁膜

a. 取本品数片，加三氯甲烷提取，三氯甲烷液蒸干，残渣加乙酸酐 2mL，温热使溶解，加硫酸 1 滴，迅即由紫堇色变为墨绿色。

b. 取本品适量，加 0.1mol/L 盐酸溶液制成每 1mL 中含盐酸达克罗宁 10mg 的溶液，滤过，取滤液，照分光光度法测定，在（281±2)nm 的波长处有最大吸收。

② 谷固醇软膏　取本品约 1g，加水 10mL，搅拌均匀，移置分液漏斗中，加乙醚 20mL，轻轻摇匀。分取乙醚层置水浴上蒸干，加乙酸酐 2mL，温热使溶解，加硫酸 1 滴，迅即由紫堇色变为绿色。

3. 胆固醇的检查

（1）酸度　取本品 1.0g，置具塞锥形瓶中，加乙醚 10mL 溶解后，精密加入 0.1mol/L 氢氧化钠溶液 10mL，振摇约 1min，缓缓加热除去乙醚，煮沸 5min，放冷，加水 10mL，在磁力搅拌下加酚酞指示液 2 滴，用硫酸滴定液（0.05mol/L）滴定至粉红色消失，同时做空白试验。空白试验消耗的硫酸滴定液体积与供试品消耗的硫酸滴定液体积之差不得过 0.3mL。

（2）乙醇中不溶物　取本品 0.5g，加乙醇 50mL，温热使溶解后，静置 2h，不得产生沉淀或浑浊。

（3）干燥失重　取本品，在 105℃干燥至恒重，减失重量不得过 0.3%［《中国药典》（2015）通则 0831］。

（4）炽灼残渣　取本品 1g，依法检查［《中国药典》（2015）通则 0841］，遗留残渣不得过 0.1%。

（5）重金属　取炽灼残渣项下遗留的残渣，依法检查［《中国药典》（2015）通则 0821 第二法］，含重金属量不得过百万分之十。

（6）砷盐　取本品 1.0g，加氢氧化钙 1.0g，混合，加水少量搅拌均匀，干燥后，先用小火烧灼使炭化，再在 500～600℃炽灼使完全灰化，放冷，加盐酸 5mL 与水 23mL 使溶解，依法检查［《中国药典》（2015）通则 0822 第一法］，应符合规定（0.0002%）。

4. 含量测定

（1）胆固醇原料药的含量测定　照高效液相色谱法［《中国药典》（2015）通则 0512］测定。

（2）色谱条件与系统适应性试验　用十八烷基硅烷键合硅胶为填充剂，以甲醇为流动相；用蒸发光散射检测器检测。精密量取对照品溶液（每 1mL 中含胆固醇 0.1mg）20μL，注入液相色谱仪，理论板数按胆固醇峰计算应不低于 5000，重复进样 5 次，胆固醇峰面积的相对标准偏差应不大于 2.0%。

（3）测定法　取胆固醇对照品适量，精密称定，分别用无水乙醇溶解并定量稀释制成每 1mL 中约含胆固醇 0.05mg、0.1mg、0.2mg、0.3mg、0.5mg 的溶液作为对照品溶液，精密量取各 20μL，分别注入液相色谱仪，记录色谱图，以对照品溶液浓度的对数值与相应的峰面积对数值计算回归方程，相关系数（r）应不小于 0.99；另取本品适量，精密称定，用无水乙醇溶解并定量稀释制成每 1mL 中约含胆固醇 0.125mg 的溶液，同法测定，用回归方程计算供试品中胆固醇的含量，即得。

三、磷脂类药物分析

1. 性质

大豆磷脂系从大豆中提取精制而得的磷脂混合物。以无水物计算，含磷量应不得少于 2.7%；含氮量应为 1.5%～2.0%；含磷脂酰胆碱应不得少于 45.0%，含磷脂酰乙醇胺应不得过 30.0%，含磷脂酰胆碱和磷脂酰乙醇胺总量不得少于 70%。本品为黄色至棕色的半固体、块状体，在乙醚和乙醇中易溶，在丙酮中不溶；本品的酸值应不大于 30 [《中国药典》（2015）通则 0713]，碘值应不小于 75 [《中国药典》（2015）通则 0713]，过氧化值应不大于 3.0 [《中国药典》（2015）通则 0713]。

2. 鉴别

（1）取本品约 10mg，加乙醇溶液 2mL，加 5% 氯化镉乙醇溶液 1～2 滴，即产生白色沉淀。

（2）取本品 0.4g，加乙醇溶液 2mL，加硝酸铋钾溶液（取硝酸铋 8g，加硝酸 20mL 使溶解；另取碘化钾 27.2g，加水 50mL 使溶解，合并上述两种溶液，加水稀释成 100mL）1～2 滴，即产生砖红色沉淀。

3. 检查

（1）**溶液的颜色** 取本品适量，加乙醇制成每 1mL 中含 6mg 的溶液。照紫外-可见分光光度法 [《中国药典》（2015）通则 0401]，在 350nm 的波长处测定吸光度，不得过 0.8。

（2）**丙酮不溶物** 取本品 1.0g，精密称定，加丙酮约 15mL，搅拌使其溶解后，用 G4 垂熔玻璃坩埚滤过，残渣用丙酮洗涤，洗至丙酮几乎无色。残渣在 105℃ 干燥至恒重，不溶物不得少于 90.0%。

（3）**己烷不溶物** 取本品 10.0g，精密称定，加正己烷 100mL，振摇样品溶解，用事先在 105℃ 干燥 1h 并称重的 G4 垂熔玻璃坩埚滤过，锥形瓶用 25mL 正己烷洗涤 2 次，洗液过滤后，G4 垂熔玻璃坩埚于 105℃ 干燥 1h 并称重，不溶物不得过 0.3%。

（4）**水分** 取本品适量，照水分测定法 [《中国药典》（2015）通则 0832 第一法] 测定，含水分不得过 1.5%。

（5）**重金属** 取本品 1.0g，依法检查 [《中国药典》（2015）通则 0821 第二法]，含重金属不得过百万分之二十。

（6）**砷盐** 取本品 1.0g 置于 100mL 标准磨口锥形瓶中，加入 5mL 硫酸，加热至样品炭化，滴加浓过氧化氢溶液，至反应停止后继续加热，滴加浓过氧化氢溶液至溶液无色，冷却后加水 10mL，蒸发至浓烟消失，依法检查 [《中国药典》(2015) 通则 0822 第二法]，应符合规定 (0.0002%)。

(7) 铅　取本品 0.1g，精密称定，置聚四氟乙烯消解罐中，加硝酸 5～10mL，混匀，浸泡过夜，盖上内盖，旋紧外套，置适宜的微波消解炉内进行消解。消解完全后，取消解罐置电热板上缓缓加热至棕红色蒸气挥尽并近干，用 0.2% 硝酸转移至 10mL 容量瓶中，并用 0.2% 硝酸稀释至刻度，摇匀，作为供试品溶液。同法制备试剂空白溶液；另取铅单元素标准溶液适量，用 0.2% 硝酸稀释制成每 1mL 含铅 0～100ng 的对照品溶液。取供试品和对照品溶液，以石墨炉为原子化器，照原子吸收分光光度法 [《中国药典》(2015) 通则 0406 第一法]，在 283.3nm 的波长处测定，含铅不得过百万分之二。

(8) 残留溶剂　取本品 0.2g，精密称定，置 20mL 顶空瓶中，加水 2mL，密封，作为供试品溶液。精密称取乙醇、丙酮、乙醚、石油醚、正己烷适量，加水溶解并稀释制成每 1mL 分别含上述溶剂约 200μg、200μg、200μg、50μg、27μg 的溶液，作为溶液。照残留溶剂测定法 [《中国药典》(2015) 通则 0861] 试验。毛细管柱 HP-PLOT/Q (0.53mm×30m×40μm)，火焰离子检测器 (FID)；进样口温度为 250℃，检测器温度 260℃；柱温采用程序升温，初温为 160℃维持 8min，以每分钟 5℃的升温速率升温至 190℃，维持 6min；分流比 20：1。氮气流速：2mL/min。顶空温度 80℃，顶空时间 45min，进样体积为 1mL。各色谱峰之间的分离度应符合要求。按外标法以峰面积计算，本品含乙醇、丙酮、乙醚均不得过 0.2%，含石油醚不得过 0.05%，含正己烷不得过 0.02%，总残留溶剂不得过 0.5%。

(9) 微生物限度　取本品，依法检查 [《中国药典》(2015) 通则 1105 与通则 1106]，每 1g 供试品中需氧菌总数不得过 100cfu，霉菌和酵母菌总数不得过 100cfu，不得检出大肠埃希菌；每 10g 供试品中不得检出沙门菌。

4. 含量测定

大豆磷脂的含量测定采用紫外分光光度法，具体方法见本章第二节。

四、多烯脂酸类药物分析

1. 性质

多烯脂酸 (DHA 和 EPA) 酯为浅黄色至黄色澄明的油状液体，有鱼腥味；在氯仿、乙醚中极易溶解，在水中不溶；相对密度为 0.905～0.920；折光率为 1.480～1.495；取本品 2.0g，加乙醇-乙醚 (1：1) 混合液 [临用前加酚酞指示液 1.0mL，用氢氧化钠滴定液 (0.1mol/L) 调至微显粉红色] 30mL，依法测定酸值不得过 2.0；碘值应为 300 以上。

2. 鉴别

在含量测定项下记录的色谱图中两主峰的保留时间应与二十碳五烯酸乙酯和二十二碳六烯酸乙酯对照品峰的保留时间一致。

3. 检查

（1）过氧化值 取本品 1.0g，加冰醋酸-氯仿（6：4）30mL，振摇使溶解，加碘化钾的饱和溶液 1mL，振摇 1min，加水 100mL 与淀粉指示液 1mL，用硫代硫酸钠滴定液（0.01mol/L）滴定，至紫蓝色消失，并将滴定的结果用空白试验校正。消耗硫代硫酸钠滴定液（0.01mol/L）不得过 1.5mL。

（2）不皂化物 取本品 5g，精密称定，置锥形瓶中，加入 2mol/L 乙醇制氢氧化钾溶液 50mL，在水浴中回流 1～2h（溶液应澄清，如显浑浊则需继续加热回流），加水 50mL，放冷，移至分液漏斗中。用石油醚 50mL 分数次洗涤皂化瓶，洗液并入分液漏斗中。剧烈振摇 1min，待分层后，分出皂化液，置另一分液漏斗中。再用石油醚振摇提取 2 次，每次 50mL，合并醚液。先用 50% 的中性乙醇 50mL 洗涤 1 次，再同法洗涤 2 次，每次 25mL，最后用水洗涤，每次 50mL，洗至洗液对酚酞指示液不显色为止。洗涤后的醚液置恒重的蒸发皿中，水浴蒸干，105℃ 干燥 1h，精密称定，残渣不得过 3%。

（3）砷盐 取本品 2.0g，置 50mL 石英坩埚中，加硝酸镁 2.5g，再覆盖氧化镁 0.5g，小火加热，至刚冒烟。将坩埚取下，以防内容物溢出，待烟小后，再加热至炭化完全。置 550℃ 炽灼使完全灰化，放冷，加水 3mL，分次缓缓加入盐酸 7mL，使残渣溶解，转移至测砷瓶中。坩埚加入盐酸 3mL 洗涤，再加水洗涤 3 次，每次 5mL，洗液合并至锥形瓶中，依法检查。精密量取标准砷溶液 2mL 代替供试品，同法操作，制备标准砷对照液。应符合规定（杂质限量为 0.0001%）。

4. 含量测定

海洋鱼类鱼油中提取精制得到的二十碳五烯酸（EPA）和二十二碳六烯酸（DHA）等多不饱和脂肪酸（PUFA）采用气相色谱法测定含量，具体方法见本章第二节。

第二节　应 用 示 例

一、大豆磷脂含量测定

大豆磷脂主要由磷脂酰胆碱（PC）、磷脂酰乙醇胺（PE）和磷脂酰肌醇（PI）等物质组成。

1. 含量测定原理

大豆磷脂中含有磷，加入硫酸和硝酸后在凯氏烧瓶中加热至淡黄色，再缓缓加入过氧化氢溶液，使之褪色，继续加热 30min，就成为磷酸。然后与钼酸铵试剂作用生成磷钼酸。再与亚硫酸钠和对苯二酚试液作用生成钼蓝，在 620nm 波长处测定吸光度。与磷酸二氢钾标准液按同样方法操作测得的吸光度比较，即可计算出大豆磷脂中磷的含量。

2. 测定方法

（1）对照品溶液的制备　精密称取经 105℃ 干燥至恒重的磷酸二氢钾对照品 0.0439g，置 50mL 量瓶中，加水溶解并稀释至刻度，摇匀，精密量取 10mL，置另一 50mL 量瓶中，加水稀释至刻度，摇匀。每 1mL 相当于 0.04mg 的磷。

（2）供试品溶液的制备　取本品约 0.15g，精密称定，置凯氏烧瓶中，加硫酸 20mL 与硝酸 50mL，缓缓加热至溶液呈淡黄色，小心滴加过氧化氢溶液，使溶液褪色，继续加热 30min，冷却后，转移至 100mL 量瓶中，加水稀释至刻度，摇匀。

（3）测定　精密量取对照品溶液与供试品溶液各 2mL，分别置 50mL 量瓶中，各依次加入钼酸铵-硫酸试液 4mL，亚硫酸钠试液 2mL 与新鲜配制的对苯二酚溶液（取对苯二酚 0.5g，加水适量使溶解，加硫酸 1 滴，加水稀释成 100mL）2mL，加水稀释至刻度，摇匀，暗处放置 40min，依照分光光度法，在 620nm 的波长处分别测定吸光度，计算含磷量。

二、胆红素含量测定

胆红素是自猪、牛胆汁提取或人工有机合成制得的一种胆色素。淡橙色到红棕色单斜棱晶，熔点 192℃，能溶于苯、氯仿、酸和碱，不溶于水。胆红素是胆汁中的主要色素，它是血红蛋白分解代谢的还原产物，由四个吡咯环通过亚甲基（—CH₂—）和次甲基（＝CH—）连在一起的开链所组成的二烯胆素类。血液中胆红素是不溶于水的非结合型胆红素。在新鲜的胆汁中，它是与一个或两个分子的葡萄糖醛酸结合成复合物而存在。它可保护维生素 A 和亚油酸在肠道中不被氧化破坏。胆红素有多种异构体，生产工艺不同，各异构体的含量也不同。在强氧化剂（如高锰酸钾等）作用下发生分解反应，在较弱的氧化剂（如氯化铁）作用下氧化成胆绿素。胆红素的干燥固体较稳定；在溶液中，特别在酸性环境中，以及空气中或紫外线照射下易发生自氧化。在碱性溶液中或遇三价铁离子则不稳定，易氧化成胆绿素。胆红素是配制人工牛黄的主要原料，药理实验表明有镇静、抗惊厥和解热作用。

1. 含量测定原理

胆红素分子中具有多个共轭不饱和双键结构，所以对光有特征吸收，可采用直接分光光度法测定含量，该法简便准确，被卫生部定为部颁标准的胆红素含量测定法。

2. 测定方法

（1）标准溶液的制备　取胆红素标准品约 0.01g，精密称定，置 100mL 棕色量瓶中，加氯仿 30mL 使溶解，在 60℃ 水浴中振摇片刻，使充分溶解，取出，冷却后，放至室温。加氯仿稀释至刻度，作为标准储备液（0.1mg/mL）。精密吸取标准储备液 10.0mL，置 50mL 棕色量瓶中，加氯仿稀释至刻度，即为标准溶液（约 20μg/mL）。

（2）标准曲线的绘制　精密吸取胆红素标准液 4.0mL、5.0mL、6.0mL、7.0mL、8.0mL 分别置于 25mL 棕色量瓶中，用氯仿稀释至刻度，即得每 1mL 含 3.2μg、4.0μg、4.8μg、5.6μg、6.4μg 胆红素的标准液，在 453nm 波长处测定吸光度。

（3）测定法　取人工牛黄样品 0.08g，精密称定，加氯仿 80mL，转移至 100mL 棕色量瓶中，置 60℃ 水浴中振摇片刻，使充分溶解，取出，冷却后，放至室温，加氯仿稀释至刻度，摇匀，滤过，弃去初滤液。取续滤液在 435nm 波长测定吸光度，按标准曲线计算含量，即得。

人工牛黄胆红素不得少于 0.63%。

三、多烯脂酸含量测定

本品是从海洋鱼类的鱼油中提取精制而得，主要成分是二十碳五烯酸（EPA）乙酯和二十二碳六烯酸（DHA）乙酯，含量测定采用气相色谱法。

（1）色谱条件与系统适应性试验　采用以聚乙二醇为固定液的石英毛细管柱（0.25mm×30m，0.25μm）；程序升温，初始柱温 190℃，保持 4min，以每分钟 2℃ 的速率升温至 230℃，保持 15min；进样口温度为 250℃；检测器温度为 270℃；载气流速为每分钟 4mL；进样量为 1μL，分流比为 3∶1。二十碳五烯酸（EPA）乙酯和二十二碳六烯酸（DHA）乙酯峰分别与相邻峰之间的分离度均应大于 1.0。

（2）测定法　精密称取二十一烷酸甲酯适量，用异辛烷溶解并制成每 1mL 中约含 0.3mg 的溶液；精密称取二十碳五烯酸乙酯对照品 6mg 与二十二碳六烯酸乙酯对照品 12.5mg，置同一 25mL 量瓶中，加内标溶液溶解并稀释至刻度，摇匀，作为对照品溶液；取本品适量，精密称定，用内标溶液定量稀释制成每 1mL 中约含 1mg 的溶液，作为供试品溶液。精密量取对照品溶液和供试品溶液各 1μL，分别注入气相色谱仪，记录色谱图，按内标法以峰面积分别计算供试品中 $C_{22}H_{34}O_2$ 和 $C_{24}H_{36}O_2$ 的含量。

四、辅酶 Q_{10} 含量测定

1. 结构与性质

辅酶 Q_{10} 是 Crane 等于 1957 年发现。它是细胞呼吸链中的主要递氢体，能促进氧化磷酸化反应和离子的主动转移，是细胞周期和细胞呼吸的激活剂，也是机体非特异性免疫增强剂。我国于 1978 年起生产。卫生部药品标准收载。

本品具有醌式结构，可被硫代硫酸钠、硼氢化钠（钾）、维生素 C-盐酸等还原剂还原。还原型辅酶 Q_{10} 的乙醇液为无色，在空气中可被缓慢地氧化，加少量稀盐酸可减低氧化速率。如存在氯化铁等氧化剂则可很快被重新氧化。

氧化型辅酶 Q_{10} 的乙醇溶液在 275nm 波长处有最大吸收，在波长约 405nm 处有一宽带，在 236nm 波长处有最小吸收。还原型辅酶 Q_{10} 在 275nm 和 405nm 处的吸收峰消失，在 290nm 波长处出现最大吸收。

本品结构中含有异戊烯基，对光不稳定，易分解，使颜色变深。本品对热稳定。

2. 含量测定

（1）紫外分光光度法　本法基于氧化型辅酶 Q_{10} 的 λ_{max} 为 275nm，经硼氢化钾还

原后，还原型辅酶 Q_{10} 在 275nm 处仍有一定的吸收，以吸光度差值计算含量，要求还原反应必须完全。因硼氢化钾溶液不稳定，极易被氧化而失去还原性，因此，在实验时硼氢化钾溶液必须临用新配。

由于本品对光不稳定，因此应避光操作。还原型辅酶 Q_{10} 的最大吸收波长为 291nm，而测定波长为 275nm，处在还原型辅酶 Q_{10} 吸收峰的上升段。因此，在含量测定时，对波长的准确性要求较高，应对仪器波长进行校正。此外，在含量测定时，样品浓度应调整在 $30\sim40\mu g/mL$ 范围，以保证吸光度差值在 0.6 左右。

取本品适量，精密称定，加无水乙醇制成每 1mL 中含 $30\sim40\mu g$ 的溶液，按照分光光度法，以无水乙醇为空白，在 $(275\pm1)nm$ 的波长处测定氧化型吸光度。再加入硼氢化钾（钠）溶液［取硼氢化钾（钠）20mg，加水 3mL 使溶解，临用前配制］10μL，摇匀，待气泡完全消失后，继续在同一波长处测定还原型吸光度。将氧化型吸光度减去还原型吸光度，按 $C_{59}H_{90}O_4$ 氧化型-还原型的吸收系数（$\Delta E_{1cm}^{1\%}$）为 144 计算。

（2）高效液相色谱法

① 色谱条件与系统适应性试验　用十八烷基硅烷键合硅胶为填充剂，甲醇-无水乙醇（1:1）为流动相；柱温 35℃；检测波长为 275nm。取辅酶 Q_{10} 对照品和辅酶 Q_9 适量，用无水乙醇溶解并制成每 1mL 中各约含 0.2mg 的混合溶液，取 20μL 注入液相色谱仪，辅酶 Q_{10} 和辅酶 Q_9 的分离度应大于 4，理论板数按辅酶 Q_{10} 计算不低于 3000。

② 测定法　取本品 20mg，精密称定，加无水乙醇约 40mL，在 50℃水浴中振摇溶解，放冷后，移至 100mL 容量瓶中，用无水乙醇稀释至刻度，摇匀，作为供试品溶液，精密量取 20μL，注入液相色谱仪，记录色谱图；另取辅酶 Q_{10} 对照品适量，同法测定。按外标法以峰面积计算，即得。

习　题

1. 熊去氧胆酸和鹅去氧胆酸为什么可以用酸碱滴定法测定含量？在滴定中为什么要使用中性乙醇为溶剂？

2. 谷固醇的原料药和制剂的鉴别方法有什么不同？

3. 鱼油中含有哪几种重要的多不饱和脂肪酸？如何测定其含量？

4. 大豆磷脂含量测定中加入的硫酸和硝酸有何作用？

第七章 核酸类药物的分析与检验

知识要点

1. 掌握核酸类药物的概念，了解核酸类药物的分类；

2. 理解核酸类药物的主要的鉴别试验、杂质检查方法，掌握核酸类原料药的含量测定方法和计算；

3. 掌握典型的核酸类药物硫鸟嘌呤、肌苷、三磷酸腺苷二钠、三氮唑核苷、聚肌胞、免疫核糖核酸等的性质、质量分析及含量测定方法。

第一节 核酸类药物概述

核酸类药物是指具有药用价值的核酸、核苷酸、核苷，甚至碱基等一类药物的统称。它是一类由某些动植物、微生物细胞中提取出的核酸（包括核苷酸和脱氧核苷酸），或者用人工合成法制备的具有核酸结构（包括核苷酸和碱基结构）同时又具有一定药理作用的物质。

除了天然存在的碱基、核苷、核苷酸等被称为核酸类药物以外，它们的类似物、衍生物或这些类似物、衍生物的聚合物也属于核酸类药物。核酸类药物是一大类具有重要生理活性的药物，具有多种药理作用，按其作用特点可分为：①抗病毒剂，代表药物有三氮唑核苷、无环鸟苷和阿糖腺苷等，临床上用于抗肝炎病毒、疱疹病毒及其他病毒；② 抗肿瘤剂，代表药物有用于治疗消化道癌的氟尿嘧啶以及用于治疗各类急性白血病的阿糖胞苷等；③干扰素诱导剂，代表药物为聚肌胞，临床上用于抗肝炎病毒、疱疹病毒等；④免疫增强剂，主要用于抗病毒及抗肿瘤的辅助治疗；⑤供能剂，用于肝炎、心脏病等多种疾病的辅助治疗，代表药物为药用腺苷三磷酸（ATP）。

依据核酸类药物及其衍生物的化学结构和组成成分四大类。

1. 碱基及其衍生物

多数是经过人工化学修饰的碱基衍生物，主要有 6-氨基嘌呤、硫唑嘌呤、巯嘌呤、氟胞嘧啶、氟尿嘧啶、阿昔洛韦、硫代鸟嘌呤、氮杂鸟嘌呤等。这一类药物的结构和人体正常生理代谢的结构类似，因而可以干扰正常代谢物的功能，在核酸合成的不同水平加以阻断而产生疗效。

2. 核苷及其衍生物

依据形成核苷的碱基或核糖的不同分为以下几类：

（1）腺苷类　腺苷、环磷腺苷、S-腺苷甲硫氨酸（SAM）、腺苷钴胺（辅酶维生素 B_{12}）、腺苷二醛等；

（2）尿苷类　氟尿嘧啶、尿苷、杂氮尿苷、乙酰氮杂尿苷等；

（3）胞苷类　阿糖胞苷、氟环胞苷、5-氮杂胞苷、脱氧氮杂胞苷等；

（4）肌苷类　肌苷、肌苷二醛、异丙肌苷、去羟肌苷、硫代肌苷等；

（5）脱氧核苷类　氮杂脱氧胞苷、三氟胸苷等。

3. 核苷酸及其衍生物

（1）单核苷酸类　腺苷酸（AMP）、尿苷酸（UMP）、肌苷酸、环腺苷酸（cAMP）、双丁酰环腺苷酸、辅酶 A(CoA) 等。

（2）核苷二磷酸类　尿苷二磷酸葡萄糖、胞苷二磷胆碱等。

（3）核苷三磷酸类　腺苷三磷酸（ATP）、胞苷三磷酸（CTP）、尿苷三磷酸（UTP）、鸟苷三磷酸（GTP）等。

（4）核苷酸类混合物　 $5'$-核苷酸、 $2',3'$-核苷酸、脱氧核苷酸、核酸等。

4. 多核苷酸类

（1）二核苷酸类　辅酶 Ⅰ（Co Ⅰ）、辅酶 Ⅱ（Co Ⅱ）、黄素腺嘌呤二核苷酸（活性型维生素 B_2）等。

（2）多核苷酸类　聚肌胞苷酸（PolyⅠ：C）、聚腺尿苷酸（Poly A：U）、转移因子（TF）、核糖核酸（RNA）、脱氧核糖核酸（DNA）等。

此外，国内外采用 DNA 重组技术或反义 RNA 技术研制的核酸类药物品种已超过 100 种，20 多种核酸类药物正在进行临床试验。这些新药包括有全合成反义药物、核酸疫苗、核糖核酸抑制剂、基因治疗药物、核苷类似物、核酶等。

第二节　核酸类药物分析与检验的方法

一、核酸类药物的鉴别试验

1. 一般鉴别试验

一般鉴别试验主要是依据某一类药物的化学结构或理化性质的特征，通过化学反应来鉴别药物的真伪。如核酸类药物通过典型的化学基团反应，在适当条件下产生颜色、荧光，发生沉淀反应或产生气体等。

（1）巯嘌呤

① 取本品约 20mg，加乙醇 20mL，微热使溶解，加 1％乙酸铅的乙醇溶液 1mL，生成黄色沉淀。

② 取本品约 20mg，加硝酸数滴，置水浴上蒸干，遗留物为黄色，放冷后，加氢氧化钠试液 1～2 滴，即变为黄棕色。

③ 取本品约 10mg，加氨试液 10mL，应溶解澄清；加入硝酸银试液 1mL，即生

成白色絮状沉淀；加硝酸共热，沉淀不溶解。

（2）氟胞嘧啶　取本品的水溶液（1→100）5mL，加溴试液 1mL，振摇，溴液的颜色即消失；加氢氧化钡溶液 2mL，生成紫色沉淀。

（3）三磷酸腺苷二钠

① 取本品 20mg，加稀硝酸 2mL 溶解后，加钼酸铵试液 1mL，加热，放冷，即析出黄色沉淀。

② 取本品水溶液（3→10000）3mL，加 3,5-二羟基甲苯乙醇溶液（1→10）0.2mL，加硫酸亚铁铵盐酸溶液（1→1000）3mL，置水浴中加热 10min，即显绿色。

③ 本品的水溶液显钠盐的火焰反应。

2. 紫外吸收法

不同有机化合物具有不同的吸收光谱，因此根据化合物的紫外吸收光谱中特征吸收峰的波长和强度来进行物质的鉴定或纯度检查。核酸类药物含有嘌呤、嘧啶碱基，这些碱基中都有共轭双键（=C—C=），在紫外区 260nm 处有最高吸收峰，230nm 处有最低吸收峰。6-氨基嘌呤、阿糖腺苷、氟尿嘧啶、硫鸟嘌呤等核酸类药物均可采用紫外分光光度法来鉴别。

（1）6-氨基嘌呤　取本品 0.3g，用 0.1mol/L 盐酸溶液配成 500mL 溶液，取 1mL 溶液，再以 0.1mol/L 盐酸稀释成 100mL，依照紫外-可见分光光度法测定其吸光度，在 261~265nm 波长处有最大紫外光吸收。

（2）氟尿嘧啶　取本品含量测定项下的溶液，依照紫外-可见分光光度法测定，在 265nm 的波长处有最大吸收，在 232nm 的波长处有最小吸收。

3. 红外吸收光谱法

红外光谱法广泛用于有机药物的定性和结构分析，在药物的鉴别试验中应用非常普遍。迄今为止，国家药典委员会已组织出版了 5 卷《药品红外光谱集》作为国家标准系列配套用书，广泛用于药品的鉴别检验，其中 1995 年出版了第 1 卷，收载了光栅型红外分光光度计绘制的药品红外光谱图共 685 幅；2000 年出版了第 2 卷，收载药品红外光谱图 208 幅，并全部改成了傅里叶红外光谱仪绘制；2005 年出版第 3 卷，共收载药品红外光谱图 210 幅；2010 年出版了第 4 卷，收载药品红外光谱图 124 幅；2015 年出版了第 5 卷，收载药品红外光谱图 94 幅。阿糖腺苷、肌苷、三磷酸腺苷二钠、氟尿嘧啶、三氮唑核苷等核酸类药物在鉴别试验中均可采用红外吸收光谱法。

（1）肌苷　本品的红外光吸收图谱应与对照的图谱（《药品红外光谱集》，605 图）一致。

（2）氟尿嘧啶　本品的红外光吸收图谱应与对照的图谱（《药品红外光谱集》，280 图）一致。

（3）三磷酸腺苷二钠　本品的红外光吸收图谱应与对照的图谱（《药品红外光谱集》，903 图）一致。

（4）三氮唑核苷　本品的红外光吸收图谱应与对照的图谱（《药品红外光谱集》，22图）一致。

4. 薄层色谱法

薄层色谱（TLC）法是将供试品溶液点样于薄层板上，经展开，检视所得的色谱图，与适宜的对照物按同法所得的色谱图作对比，用于药品的鉴别或杂质检查的方法。薄层色谱法在三氮唑核苷的鉴别试验中应用如下。

取本品与三氮唑核苷对照品，分别加水制成每1mL中含20mg的溶液，用薄层色谱法试验。吸取上述溶液各5μL，分别点于同一硅胶G薄层板上，以乙酸乙酯-乙醇（1∶1）为展开剂，展开后，晾干，喷以硫酸，在105℃加热10min，立即检视，供试品所显主斑点的颜色与位置应与对照品的斑点相同。

5. 高效液相色谱法

在HPLC法中，保留时间与组分的结构和性质有关，是定性的参数，可用于药物的鉴别。如《中国药典》收载的肌苷鉴别项下规定：在含量测定项下记录的色谱图中，供试品溶液主峰的保留时间应与对照品溶液主峰的保留时间一致。

二、核酸类药物的杂质检查

1. 一般杂质检查

核酸类药物一般杂质检查同其他药物的检查，具体包括氯化物、硫酸盐、铁盐、重金属、砷盐、水分、易炭化物、炽灼残渣、干燥失重等。检查方法收录于《中国药典》通则中，杂质限度要求收录于《中国药典》正文检查项下。如《中国药典》中规定氟尿嘧啶一般杂质检查项目有以下几种

（1）氯化物　取本品2.0g，加水100mL，加热使溶解，放冷，滤过；分取滤液25mL，依法检查［《中国药典》（2015）］，与标准氯化钠溶液7.0mL制成的对照液比较，不得更浓（0.014%）。

（2）硫酸盐　取上述氯化物项下剩余的滤液50mL，依法检查［《中国药典》（2015）］，与标准硫酸钾溶液2.0mL制成的对照液比较，不得更浓（0.02%）。

（3）含氟量　取本品约15mg，精密称定，照氟检查法［《中国药典》（2015）］测定，含氟量应为13.1%～14.6%。

（4）干燥失重　取本品，在105℃干燥至恒重，减失质量不得超过0.5%［《中国药典》（2015）］。

（5）重金属　取本品0.50g，依法检查［《中国药典》（2015）］，含重金属不得超过0.002%。

2. 特殊杂质检查

特殊杂质指某一个或某一类核酸药物的生产或储藏过程中引入的杂质，如巯嘌呤中的6-羟基嘌呤、氟胞嘧啶中的氟尿嘧啶、三磷酸腺苷二钠中的一磷酸腺苷钠和二磷酸腺苷二钠等、肌苷中的有关物质等特殊杂质。核酸类药物特殊杂质的检查主要是利

用药物和杂质在化学性质、光谱及色谱性质的差异进行检查。

（1）巯嘌呤中的 6-羟基嘌呤检查　取含量测定项下的溶液，依照紫外-可见分光光度法 [《中国药典》（2015）] 测定，在 255nm 与 325nm 波长处的吸光度比值不得过 0.06。

（2）肌苷中有关物质的检查　取本品，加水制成每 1mL 中含 0.5mg 的溶液，作为供试品溶液；精密量取 1mL，置 100mL 量瓶中，加水稀释至刻度，摇匀，作为对照溶液。照含量测定的色谱条件，再精密量取供试品溶液与对照溶液各 20μL，分别注入液相色谱仪，记录色谱图至主峰保留时间的 2 倍。供试品溶液色谱图中各杂质峰面积的总和，不得大于对照溶液的主峰面积。

三、核酸类药物的含量测定方法

1. 滴定分析法

滴定分析法操作简便、快速、比较准确，可用来测定药物的含量。对于组分单一的原料药，可根据药物分子中所具有的化学基团及其化学性质，选用不同的滴定分析方法。基于氟胞嘧啶、6-氨基嘌呤等核酸类药物的弱碱性，在非水溶液冰醋酸中的碱性增强，用酸性滴定液直接滴定，终点较为明显，可得到比较满意的结果。

（1）氟胞嘧啶的含量测定　取本品约 0.1g，精密称定，加冰醋酸 20mL 与乙酸酐 10mL，微热使溶解，放冷，照电位滴定法 [《中国药典》（2015）]，用高氯酸滴定液（0.1mol/L）滴定，并将滴定的结果用空白试验校正。每 1mL 高氯酸滴定液（0.1mol/L）相当于 12.91mg 的氟胞嘧啶。

含量测定结果的计算公式如下：

$$百分含量 = \frac{(V-V_0) \times \dfrac{c}{0.1} \times 12.91 \times 10^{-3}}{m} \times 100\%$$

式中　V——滴定过程中所消耗的过氯酸滴定液的体积，mL；

V_0——空白试验中所消耗的过氯酸滴定液的体积，mL；

c——过氯酸滴定液的实际浓度，mol/L；

0.1——滴定度中过氯酸滴定液的浓度，mol/L；

m——待测药物的称样量，g。

（2）6-氨基嘌呤的含量测定　精确称取本品 0.2g，加冰醋酸 40mL，温热使其溶解，冷却后，再加无水乙酸 40mL 溶解后，并加入氯化甲基玫瑰苯胺指示剂 1～2 滴，用过氯酸滴定液（0.1mol/L）滴定至终点（溶液由紫色变为淡绿色），并将滴定结果用空白试验进行校正，即得。每 1mL 过氯酸滴定液（0.1mol/L）相当于 13.51mg 的 6-氨基嘌呤。

（3）硫唑嘌呤的含量测定　取本品约 0.6g，精密称定，置 200mL 量瓶中，加氨溶液 20mL 使溶解，精密加入硝酸银滴定液（0.1mol/L）50mL，加水稀释至刻度，摇匀，滤过，精密量取续滤液100mL，加硝酸（1→2)20mL，放冷后，加硫酸铁铵指示液2mL，用硫氰酸铵滴定液（0.1mol/L）滴定，并将滴定的结果用空白试验校正。每1mL硝酸银滴定液（0.1mol/L）相当于27.73mg的$C_9H_7N_7O_2S$。

2. 紫外-可见分光光度法

紫外可见分光光度法的定量分析具有很高的灵敏度，可测至$10^{-7} \sim 10^{-4}g/mL$，相对误差可达1%以下，在药物的含量测定中应用广泛。

（1）氟尿嘧啶的含量测定 取本品，精密称定，加0.1mol/L盐酸溶液溶解，并定量稀释制成每1mL中约含10μg的溶液，作为供试品溶液，照紫外-可见分光光度法 [《中国药典》（2015）]，在265nm的波长处测定吸光度，按$C_4H_3FN_2O_2$的吸收系数（$E_{1cm}^{1\%}$）为552计算，即得。

（2）阿糖腺苷的含量测定 取本品适量，精密称定，加盐酸溶液（0.01mol/L）制成每1mL中约含10μg的溶液，用分光光度法，在258nm波长处测定吸收度，按$C_{10}H_{13}N_5O_4$的吸收系数（$E_{1cm}^{1\%}$）为556计算，即得。

（3）三氮唑核苷的含量测定

① 对照品溶液的制备 精密称取在105℃干燥至恒重的三氮唑核苷对照品100mg，置100mL量瓶中，加水溶解并稀释至刻度，摇匀。精密量取5mL，置100mL量瓶中，加水稀释至刻度，摇匀。即得（每1mL中含三氮唑核苷50μg）。

② 供试品液的制备 精密量取本品适量（约相当于三氮唑核苷100mg）置100mL量瓶中，加水稀释至刻度，摇匀，精密量取5mL，置100mL量瓶中，加水稀释至刻度，摇匀，即得。

③ 测定法 精密量取对照品溶液与供品试溶液各2mL，分别置25mL量瓶中，沿瓶壁加入3,5-二羟基甲苯试液（取3,5-二羟基甲苯0.6g，加盐酸溶解并稀释至100mL，加10%三氯化铁试液1mL，摇匀，即得）5mL，摇匀，置水浴中加热20min，取出冷却至室温，加水稀释至刻度，摇匀，用分光光度法在665nm波长处分别测定吸光度，计算即得。

3. 高效液相色谱法

高效液相色谱法专属性强、灵敏度高，在药物含量测定中的应用十分广泛。如《中国药典》中合成药及其制剂，用高效液相色谱法测定含量可以消除药物中的杂质，制剂中的附加剂及共存的药物对测定的干扰。绝大部分的核酸类药物含量测定都采用高效液相色谱法。定量测定时，可根据供试品的具体情况采用峰面积法或峰高法。

（1）内标法加校正因子测定供试品中主成分含量 按各药品项下的规定，精密称（量）取对照品和内标物质，分别配成溶液，精密量取各溶液，配成校正因子测定用的对照溶液。取一定量注入仪器，记录色谱图。测量对照品和内标物质的峰面积或峰高，按下式计算校正因子：

$$校正因子(f)=\frac{A_S c_R}{A_R c_S}$$

式中　A_S——内标物质的峰面积或峰高；

　　　A_R——对照品的峰面积或峰高；

　　　c_S——内标物质的浓度；

　　　c_R——对照品的浓度。

再取各药品项下含有内标物质的供试品溶液，注入仪器，记录色谱图，测量供试品中待测成分和内标物质的峰面积或峰高，按下式计算含量：

$$c_x = f \times \frac{A_x c_S}{A_S}$$

式中　A_x——供试品峰面积或峰高；

　　　c_x——供试品的浓度。

A_S、c_S 和 f 的意义同上。

必要时，再根据稀释倍数、取样量和标示量折算成为标示量的百分含量，或根据稀释倍数和取样量折算成百分含量。当配制校正因子测定用的对照溶液和含有内标物质的供试品溶液使用同一份内标物质溶液时，则配制内标物质溶液不必精密称量。

（2）外标法测供试品中主成分含量　按各药品项下的规定，精密称量对照品和供试品，配制成溶液，分别精密取一定量，注入仪器，记录色谱图，测量对照品和供试品待测成分的峰面积（或峰高），按下式计算含量：

$$含量(c_x)=c_R \times \frac{A_x}{A_R}$$

肌苷的含量测定照高效液相色谱法［《中国药典》（2015）］，计算方法为外标法，具体操作如下。

① 色谱条件与系统适用性试验　用十八烷基硅烷键合硅胶为填充剂；以甲醇-水（10∶90）为流动相；检验波长为 248nm。理论板数按肌苷峰计算不小于 2000。

② 测定法　取本品适量，精密称定，加水溶解制成每 1mL 中约含 20μg 的溶液，摇匀，精密量取 20μL 注入液相色谱仪，记录色谱图；另精密称取对照品适量，同法测定，按外标法以峰面积计算，即得。

四、核酸类药物（生物制品）的其他分析方法

1. 电泳法

电泳法具有操作简便，灵敏度高，重现性好，检验范围广，并具有分离、分析等优点，已成为生物药物和基因工程药物分析的重要手段之一。纸电泳法是用滤纸作为支持载体的一种电泳法，可用于蛋白质、核苷酸等生化药物的测定。琼脂糖凝胶电泳法和聚丙烯酰胺凝胶电泳法广泛用于 DNA、RNA 等核酸及其衍生物类药物的分离。毛细管电泳具有高效、高灵敏分析生物大分子的特点，被用于核酸分析。DNA 片段的分离，现已多用毛细管电泳分离技术，凝胶筛分效应使其具有很高的核酸片段分辨能力，甚至可以达到单碱基分辨。

2. 外源性 DNA 残留测定

用固相斑点杂交法，以地高辛标记的核酸探针法或《中国药典》（2015）四部通则外源性 DNA 残留量测定法测定，样品中外源性 DNA 含量一般应不高于 10ng/剂量。

3. SV$_{40}$核酸序列检验

对于采用 SV$_{40}$表达系统生产的生物制品，采用《中国药典》（2015）四部通则 SV$_{40}$核酸序列检查法，通过设计两对特异引物扩增 SV$_{40}$VP$_1$ 100bp（2220～2319）和大 T 末端抗原 C 末端 451bp（2619～3070）两个片段，检查供试品中是否存在 SV$_{40}$核酸序列。检验结果大 T 抗原 C 末端序列应不得检出。

第三节　应用示例

一、硫鸟嘌呤分析

硫鸟嘌呤（tioguanine）属于抑制嘌呤合成途径的常用嘌呤代谢拮抗药物，是细胞周期特异性药物，对处于 S 期细胞最敏感，除能抑制细胞 DNA 的合成外，对 RNA 的合成亦有轻度抑制作用。本品为 2-氨基嘌呤-6（H）硫酮。按干燥品计算，含 C$_5$H$_5$N$_5$S 不得少于 97.0％。

1. 性状

本品为淡黄色结晶性粉末；无臭或几乎无臭。本品在水、乙醇或三氯甲烷中不溶；在稀氢氧化钠溶液中易溶。

2. 鉴别

（1）取本品约 10mg，加等量甲酸钠混匀，缓缓加热，所产生的气体能使湿润的乙酸铅试纸显黑色或灰色。

（2）在含量测定项下记录的色谱图中，试供品溶液主峰的保留时间应与对照品溶液主峰的保留时间一致。

（3）取本品约 20mg，加 0.1mol/L 氢氧化钠溶液 10mL 溶解后，加水稀释至 100mL，摇匀，取 2mL 置 100mL 量瓶中，用盐酸溶液（9→1000）稀释至刻度，摇匀后，用紫外-可见光度法测定，在 257nm 与 348nm 的波长处有最大吸收值。

（4）本品的红外光吸收图谱应与对照的图谱（《药品红外光谱集》，477 图）一致。

3. 检查

（1）氮　取本品约 0.1g，精密称定，依照氮测定法［《中国药典》（2015）］测定，按干燥品计算，含氮应为 40.6％～43.1％。

（2）含磷物质　取本品 50mg，置 10mL 凯氏烧瓶中，加 50％硫酸溶液 1mL，用小火缓缓加热约 3min，冷却，小心滴加硝酸 3～4 滴，继续加热至溶液几乎无色后，冷却，转移至纳氏比色管中，用水 10mL 分次洗涤烧瓶，洗液并入比色管中，加钼酸铵硫酸试液 2.5mL 与 1-氨基-2-萘酚-4-磺酸溶液（取亚硫酸氢钠 94.3g、无水亚硫酸钠 5g 与 1-氨基-2-萘酚-4-磺酸 0.7g，充分混匀；临用时取此混合物 1.5g，加水 10mL 使溶解，必要时滤过）1mL，用水稀释成 25mL，摇匀。如显色，与标准磷酸盐溶液（精密称取经 105℃ 干燥至恒重的磷酸二氢钾 143.3mg，置 1000mL 量瓶中，加水使溶解并稀释至刻度，摇匀，精密量取 10mL，置 100mL 量瓶中，加水稀释至刻度，摇匀，每 1mL 相当于 $10\mu g$ 的 PO_4^{3+}）1.5mL，加水 10mL，再加钼酸铵硫酸试液 2.5mL 与 1-氨基-2-萘酚-4-磺酸溶液 1mL，用水稀释使成 25mL，摇匀，制成的对照液比较，不得更深（0.03%）。

（3）游离硫　取本品 50mg，加氢氧化钠试液 5mL，振摇溶解后，溶液应澄清。

（4）有关物质　取本品，精密称定，加 0.01mol/L 氢氧化钠溶液适量，溶解后用流动相定量稀释制成每 1mL 中约含 0.4mg 的溶液，作为供试品溶液；精密量取上述溶液 1mL 至 100mL 量瓶中，用流动相稀释至刻度，摇匀，作为对照溶液；另精密称取鸟嘌呤对照品，加 0.01mol/L 氢氧化钠溶解并定量稀释成每 1mL 中约 0.4mg 的溶液，精密量取 1mL，置 100mL 量瓶中，用流动相稀释至刻度，摇匀，作为对照溶液。照含量测定项下的色谱条件，精密量取供试品溶液、对照溶液与对照品溶液各 $10\mu L$，分别注入液相色谱仪，记录色谱图至主成分峰保留时间的 2 倍。供试品溶液的色谱图中如有与对照品溶液主峰保留时间相同的色谱峰，按外标法以峰面积计算，不得过 2.5%，其他杂峰面积的和不得大于对照溶液主峰面积（1.0%）。

（5）干燥失重　取本品，在 105℃ 减压干燥至恒重，减失质量不得过 6.0%〔《中国药典》（2015）〕。

4. 含量测定

照高效液相色谱法测定。

（1）色谱条件与系统适用性试验　用十八烷基键合硅胶为填充剂；以 0.05mol/L 磷酸二氢钠溶液（用磷酸调节 pH 值为 3.0）为流动相；检测波长为 248nm；取本品与鸟嘌呤，加 0.01mol/L 氢氧化钠溶液溶解并稀释成每 1mL 中约含硫鸟嘌呤 4mg 和鸟嘌呤 $40\mu g$ 的溶液，取 10mL，置 100mL 量瓶中，用流动相稀释至刻度，摇匀，取 $10\mu L$ 注入液相色谱仪，记录色谱仪，理论板数按硫鸟嘌呤峰计算不低于 3000，硫鸟嘌呤峰与鸟嘌呤峰的分离度应符合要求。

（2）测定法　取本品约 40mg，精密称定，置 100mL 量瓶中，加 0.01mol/L 氢氧化钠溶液溶解并稀释至刻度，摇匀，精密称取 10 没 L，置 100mL 量瓶中，用流动相稀释至刻度，摇匀，精密量取 $10\mu L$，注入液相色谱仪，记录色谱图；另取硫鸟嘌呤对照品，同法测定，按外标法以峰面积计算，即得。

二、肌苷分析

肌苷（inosine）是生命体的重要物质，属辅酶类药物，广泛用于医药和食品业，具有参与体内核酸代谢、改善细胞在低能缺氧状态下正常代谢的特殊功能。本品为 9-β-D-核糖次黄嘌呤。按干燥品计算，含 $C_{10}H_{12}N_4O_5$ 应为 98.0%～102.0%。其制剂有肌苷口服液、肌苷片、肌苷注射液、肌苷胶囊等。

1. 性状

本品为白色结晶性粉末；无臭。在水中略溶，在三氯甲烷或乙醇中不溶，在稀盐酸和氢氧化钠试液中易溶。

2. 鉴别

（1）取 0.01% 供试品溶液适量，加等体积的 3,5-二羟基甲苯溶液（取 3,5-二羟基甲苯与三氯化铁各 0.1g，加盐酸使成 100mL），混匀，在水浴中加热约 10min，即显绿色。

（2）在含量测定项下记录的色谱图中，供试品溶液主峰的保留时间应与对照品溶液主峰的保留时间一致。

（3）本品的红外光吸收图谱应与对照的图谱（《药品红外光谱集》，605 图）一致。

3. 检查

（1）溶液的透光率　取本品 0.5g，加水 50mL 使溶解，依照紫外-可见分光光度法［《中国药典》（2015）］，在 430nm 的波长处测定透光率，不得低于 98.0%（供注射用）。

（2）干燥失重　取本品，在 105℃ 干燥至恒重，减失质量不得过 1.0%［《中国药典》（2015）］。

（3）炽灼残渣　不得过 0.1%（供注射用），或不得过 0.2%（供口服用）［《中国药典》（2015）］。

（4）重金属　取本品 1.0g，依法检查［《中国药典》（2015）］，含重金属不得超过 0.001%。

（5）有关物质　取本品，加水制成每 1mL 中含 0.5mg 的溶液，作为供试品溶液；精密量取 1mL，置 100mL 量瓶中，加水稀释至刻度，摇匀，作为对照溶液。照含量测定项下的色谱条件，再精密量取供试品溶液与对照溶液各 20μL，分别注入液相色谱仪，记录色谱图至主峰保留时间的 2 倍。供试品溶液色谱图中各杂质峰面积的和，不得大于对照溶液的主峰面积。

（6）异常毒性　取本品，加氯化钠注射液溶解并稀释制成每 1mL 中含肌苷 10mg 的溶液，依法检查，应符合规定（供注射用）。

4. 含量测定

依照高效液相色谱法［《中国药典》（2015）］测定。

（1）色谱条件与系统适用性试验　用十八烷基硅烷键合硅胶为填充剂；以甲醇-水（10：90）为流动相；检验波长为 248nm。取肌苷对照品约 10mg，加 1mol/L 盐酸溶液 1mL，80℃ 水溶加热 10min，放冷，加 1mol/L 氢氧化钠溶液 1mL，加水至

50mL，取 20μL 注入液相色谱仪，调整色谱系统，肌苷峰与相邻杂质峰的分离度应符合要求。理论板数按肌苷峰计算不小于 2000。

（2）测定法　取本品适量，精密称定，加水溶解制成每 1mL 中约含 20μg 的溶液，摇匀，精密量取 20μL 注入液相色谱仪，记录色谱图；另精密称取对照品适量，同法测定，按外标法以峰面积计算，即得。

三、三磷酸腺苷二钠分析

本品为腺嘌呤核苷-5′-三磷酸酯二钠盐（adenosine disodium triphosphate），为一种辅酶，有改善机体代谢的作用，参与体内脂肪、蛋白质、糖、核酸以及核苷酸的代谢。药用 ATP 是其二钠盐，带三个结晶水（ATP-Na$_2$·3H$_2$O），在碱性溶液（pH10）中较稳定，25℃时每月约分解 3%。按无水物品计算，含 C$_{10}$H$_{14}$N$_5$Na$_2$O$_{13}$P$_3$ 不得少于 95.0%。其制剂有三磷酸腺苷二钠注射液，注射用三磷酸腺苷二钠。

1. 性状

本品为白色或类白色粉末或结晶状物；无臭；有引湿性。本品在水中易溶，在乙醇或乙醚中几乎不溶。

2. 鉴别

（1）取本品 20mg，加稀硝酸 2mL 溶解后，加钼酸铵试液 1mL，加热，放冷，即析出黄色沉淀。

（2）取本品水溶液（3→10000）3mL，加 3,5-二羟基甲苯乙醇溶液（1→10）0.2mL，加硫酸亚铁铵盐酸溶液（1→1000）3mL，置水浴中加热 10min，即显绿色。

（3）本品的红外光吸收图谱应与对照的图谱（《药品红外光谱集》，903 图）一致。

（4）本品的水溶液显钠盐的火焰反应 [《中国药典》（2015）]。

3. 检查

（1）酸度　取本品 0.5g，加水 10mL 溶解后，依法测定 [《中国药典》（2015）]，pH 应为 2.5～3.5。

（2）溶液的澄清度与颜色　取本品 0.15g，加水 10mL 解溶后，溶液应澄清无色；如显色，与黄色 1 号标准比色液比较 [《中国药典》（2015）]，不得更深。

（3）有关物质　取本品照含量测定项下三磷酸腺苷二钠的重量比的方法测定，按下列公式（1）计算，除一磷酸腺苷和二磷酸腺苷二钠外的其他杂质不得超过 1.0%；按下列公式（2）计算，杂质总量不得超过 5.0%（注：ATP 在生产中易带进 ADP、AMP 等特殊杂质，储存中也易分解成 ADP、AMP 等，故要严格控制其杂质的含量）。

$$其他杂质(\%)=\frac{T_x}{0.671T_1+0.855T_2+T_3+T_x}\times100\% \tag{1}$$

$$杂质总量(\%)=\frac{0.671T_1+0.855T_2+T_x}{0.671T_1+0.855T_2+T_3+T_x}\times100\% \tag{2}$$

式中 T_1——一磷酸腺苷钠的峰面积；

T_2——二磷酸腺苷二钠的峰面积；

T_3——三磷酸腺苷二钠的峰面积；

T_x——其他物质的峰面积；

0.671——一磷酸腺苷钠与三磷酸腺苷二钠分子量的比值；

0.855——二磷酸腺苷二钠与三磷酸腺苷二钠分子量的比值。

（4）水分 取本品适量，精密称定，以乙二醇-无水甲醇（60∶40）为溶剂，使供试品溶解完全，照水分测定法［《中国药典》（2015）］测定，含水分为6.0%～12.0%。

（5）氯化物 取本品0.10g，依法检查［《中国药典》（2015）］，与标准氯化钠溶液5.0mL制成的对照液比较，不得更浓（0.05%）。

（6）铁盐 取本品1.0g，依法检查［《中国药典》（2015）］，与标准铁溶液1.0mL制成的对照液比较，不得更深（0.001%）。

（7）重金属 取本品1.0g，加水23mL溶解后，加乙酸盐缓冲液（pH3.5）2mL，依法检查［《中国药典》（2015）］，含重金属不得过0.001%。

（8）细菌内毒素 取本品依法检查，每1mg三磷酸腺苷二钠中含内毒素的量应小于2.0EU。

4. 含量测定

（1）总核苷酸 取本品适量，精密称定，加0.1mol/L磷酸盐缓冲液（取磷酸氢二钠35.8g，加水至1000mL，无水磷酸二氢钾13.6g，加水至1000mL，二液互调pH至7.0）使溶解并制成每1mL中含20μg的溶液，照紫外-可见分光光度法［《中国药典》（2015）］测定，在259nm的波长处测定吸光度，按$C_{10}H_{14}N_5Na_2O_{13}P_3$的吸收系数（$E_{1cm}^{1\%}$）为279计算。

（2）三磷酸腺苷二钠的重量比 依照高效液相色谱法［《中国药典》（2015）］测定。

① 色谱条件与系统适用性试验 用十八烷基硅烷键合硅胶为填充剂；以0.2mol/L磷酸盐缓冲液（取磷酸氢二钠35.8g、磷酸二氢钾13.6g，加水900mL溶解，用1mol/L氢氧化钠溶液调节pH至7.0，加入四丁基溴化铵1.61g，加水至1000mL，摇匀）-甲醇（95∶5）为流动相，柱温为35℃，检验波长为259nm。取供试品溶液2mL，水浴中加热1h，作为定位溶液，精密量取10μL，注入液相色谱仪，与供试品溶液色谱图相比，出峰次序依次为一磷酸腺苷钠与二磷酸腺苷。理论板数按三磷酸腺苷峰计算不低于1500，各色谱峰的分离度应符合要求。

② 测定法 取本品适量，精密称定，加流动相溶解并定量稀释制成每1mL中含0.4mg的溶液，取10μL注入液相色谱仪，记录色谱图，按下式计算三磷酸腺苷二钠在总核苷酸中的重量比。

$$三磷酸腺苷二钠的重量比 = \frac{T_3}{0.671T_1 + 0.855T_2 + T_3 + T_x}$$

式中各项含义同有关物质含量计算公式。

三磷酸腺苷二钠含量按下式计算：

$$三磷酸腺苷二钠含量 = 总核苷酸 \times 三磷酸腺苷二钠的重量比$$

四、三氮唑核苷分析

三氮唑核苷又名利巴韦林，商品名为病毒唑。由核糖的第 1 位碳原子与三叠氮羧基酰胺连接而成，为广谱抗病毒核苷类化合物，能抑制病毒合成核酸，对多种 RNA、DNA 病毒有抑制作用。本品为 1-β-D-呋喃核糖基-1H-1,2,4-三氮唑-3-羧酰胺。按干燥品计算，含 $C_8H_{12}N_4O_5$ 应为 98.5%～101.5%。剂型非常多，有利巴韦林口服溶液、利巴韦林含片、利巴韦林注射液、利巴韦林胶囊、利巴韦林滴眼液等。

1. 性状

本品为白色或类白色结晶性粉末；无臭。本品在水中易溶，在乙醇中微溶，在乙醚或三氯甲烷中不溶。

比旋度：取本品，精密称定，加水制成每 1mL 中含 40mg 的溶液，依法测定 [《中国药典》(2015)]，比旋度为 -35.0°～-37.0°。

2. 鉴别

(1) 取本品约 0.1g，加水 10mL 使溶解，加氢氧化钠试液 5mL，加热至沸，即发生氨臭，能使湿润的红色石蕊试纸变蓝色。

(2) 在含量测定项下记录的色谱图中，供试品溶液的主峰保留时间应与利巴韦林对照品溶液主峰的保留时间一致。

(3) 本品的红外光吸收图谱应与对照的图谱 (《药品红外光谱集》，22 图) 一致。

3. 检查

(1) 酸度　取本品 1.0g，加水 50mL 溶解后加饱和氯化钾溶液 0.2mL，摇匀，依法测定 [《中国药典》(2015)]，pH 应为 4.0～6.5。

(2) 溶液的澄清度与颜色　取本品 0.5g，加水 10mL 溶解后，溶液应澄清无色；如显浑浊，与 2 号浊度标准比较，不得更浓；如显色，与黄色或黄绿色 1 号标准比色液比较，不得更深 (供注射用)。

(3) 有关物质　取本品，加流动相制成每 1mL 中含 0.4mg 的溶液作为供试品溶液；精密量取 1mL，置 200mL 量瓶中，用流动相稀释至刻度，摇匀，作为对照溶液。照含量测定项下的色谱条件，取对照溶液 20μL，注入液相色谱仪，调节仪器灵敏度，使主成分峰的峰高为满量程的 20%～25%；再精密量取供试品溶液与对照溶液各 20μL，分别注入液相色谱仪，记录色谱图至主成分峰保留时间的 2 倍，供试品溶液的色谱图中如有杂质峰，单个杂质的峰面积不得大于对照溶液面积的 0.5 倍，各杂质峰面积的和不得大于对照溶液的峰面积的 2 倍。

(4) 干燥失重　取本品，在 105℃ 干燥至恒重，减失质量不得过 0.5％ ［《中国药典》(2015)］。

(5) 炽灼残渣　取本品 1.0g，依法检查 ［《中国药典》(2015)］，遗留残渣不得超过 0.1％。

(6) 重金属　取炽灼残渣项下遗留的残渣，依法检查 ［《中国药典》(2015)］，含重金属不得超过 0.001％。

4. 含量测定

照高效液相色谱法 ［《中国药典》(2015)］ 测定。

(1) 色谱条件与系统适用性试验　用氢型阳离子交换树脂磺化交联的苯乙烯-二乙烯基共聚物为填充剂；以水 (用稀硫酸调节 pH 至 2.5±1.0) 为流动相；检验波长为 207nm。理论板数按利巴韦林峰计算不低于 3000。

(2) 测定法　取本品，加流动相溶解并稀释制成每 1mL 中含利巴韦林 50μg 的溶液，精密量取 20μL 注入液相色谱仪，记录色谱图；另取利巴韦林对照品适量，同法测定。按外标法以峰面积计算，即得。

五、聚肌胞分析

聚肌胞是由多聚肌苷酸和多聚胞苷酸组成的双链多聚核苷酸，是一种高效干扰素诱生剂，注入人体后可诱导产生干扰素。干扰素可作用于正常细胞产生抗病毒蛋白因子 (AVF)，从而干扰病毒繁殖，保护未受感染细胞免遭病毒感染。故本品有抗病毒、抗肿瘤、增强淋巴细胞免疫功能和抑制核酸代谢等作用。聚肌胞含量测定目前国内多采用地衣酚法。该法是根据样品中核糖含量来确定聚肌胞的含量，其专属性较差，不能区分样品中单链和双链多聚核苷酸，易受蛋白质、杂糖干扰。用荧光法测定聚肌胞含量，则是一种快速、灵敏、专一性强的检验方法。具体测定方法如下。

1. 地衣酚法测定聚肌胞含量

(1) 对照品溶液的制备　精密称取经 P_2O_5 干燥至恒重的酵母核糖核酸 10mg，置 100mL 量瓶中，加蒸馏水 40mL 溶解后。加高氯酸溶液 (10→100)50mL，置沸水浴中加热 15min，放冷，加蒸馏水稀释至刻度，摇匀，即得 (每 1mL 对照液中含酵母核糖核酸 100μg)。

(2) 供试品溶液的制备　取本品 3 支，混匀，精密吸取适量 (相当于聚肌胞 1mg)，置 10mL 量瓶中，加蒸馏水至 40mL，再加高氯酸溶液 (10→100)5mL，置沸水浴中加热 15min，取出，放冷，加蒸馏水稀释至刻度，摇匀，即得。

(3) 测定法　精密量取对照品溶液与供试品溶液各 1mL，分别置 10mL 量瓶中，各加蒸馏水 2mL，再精密加 3,5-二羟基甲苯试液 ［取 3,5-二羟基甲苯 50mg，加三氯化铁溶液 (1→100)1mL，再加盐酸使成 50mL。本试液即地衣酚试剂，临用前新制］6mL，置沸水浴中加热 40min，取出，放冷，加蒸馏水稀释至刻度，摇匀；另取蒸馏水 1mL 置 10mL 量瓶中，自"各加蒸馏水 2mL……"起，依法操作，作为空白试验。在 660nm 的波长处测定对照品溶液的吸光度 A_1 及供试品溶液的吸光度 A_2，按下式计算，即得：

$$聚肌胞标示量 = \frac{A_2}{A_1} \times 100\%$$

2. 荧光法测定聚肌胞含量

（1）原理　荧光染色剂溴化乙啶（ethidium bromide，EB）能插入聚肌胞双链碱基对之间形成一种镶嵌结构，使聚肌胞与 EB 专一性地结合，其结合物荧光强度显著增强，在一定浓度范围内，其结合物荧光强度与聚肌胞的量成线性相关。而单链和三链聚合物则无荧光增强效应。

（2）标准曲线的制备　精密称取聚肌胞标准品，用 0.05mol/L 氯化钠-0.006 mol/L 磷酸盐缓冲液（pH7.2）配成 10μg/mL 的标准溶液。取试管 12 支分成六组，每组分别加聚肌胞标准溶液 0.00、0.20mL、0.40mL、0.60mL、0.80mL、1.00mL，再加 0.05mol/L 氯化钠-0.006mol/L 磷酸盐缓冲液（pH7.2）将体积补至 2.0mL。各管加入 2.0mL EB(10μg/mL) 溶液，摇匀，室温（20℃左右）放置 10min，然后在荧光分光光度计于 $\lambda_{ex} = 526nm$，$\lambda_{em} = 600nm$ 测其荧光吸收值 I（第一管为空白 I_0），以标准溶液含量为横坐标，以 $\Delta I(I_0 - I)$ 为纵坐标绘制标准曲线。

（3）样品含量测定　精密称取样品，用上述磷酸盐缓冲液适当稀释，取试管 4 支分成两组，每组加样品 0.4mL、0.6mL，同上操作。在标准曲线上查出聚肌胞含量。

六、免疫核糖核酸分析

免疫核糖核酸（immune RNA，iRNA）存在于淋巴细胞中，其分子量约为 135000，较转移因子（TF）大，可以用人肿瘤组织免疫的羊或其他动物的脾脏、淋巴结提取，也可从正常人周围血白细胞和脾血白细胞中提取。免疫核糖核酸可使未致敏的淋巴细胞转变为免疫活性细胞。由于 iRNA 具有一定的特异性，且不受动物种属的影响，又不存在输注免疫活性细胞的配型及排异问题，所以受到广泛重视。临床主要用于恶性肿瘤如肾癌、肺癌、消化道癌及神经母细胞瘤和骨肉瘤等的辅助治疗，也用于流行性乙型脑炎、慢性乙型肝炎、病毒性心肌炎、慢性肾炎、肾病综合征的治疗。

免疫核糖核酸是以大分子为主的多种 RNA 的混合物，可用定磷法进行含量测定，操作步骤如下。

（1）标准曲线制作　分别取标准磷酸盐溶液（用磷酸二氢钾配制成 5μg/mL）0、0.5mL、1.0mL、1.5mL、2.0mL、2.5mL，加定磷法试剂（3mol/L 硫酸-2.5％铂酸氨-水-10％抗坏血酸＝1∶1∶2∶1)3mL，45℃保温 20min，于 660nm 波长处测光吸收度。

以含量（μg）作横坐标，光吸收度为纵坐标，作标准曲线，求出光吸收度＝1.0

时的含磷微克数，即标准曲线常数 K。K 值因仪器、试剂及测试条件的不同而异，故每次含量测定时均要作标准曲线，且测试时仪器、试剂和条件都要与标准曲线时相同。

（2）样品总磷量测定　将样品配成 $2.5 \sim 5.0 mg/mL$，取 $1mL$，加 $1mL$ 浓硫酸及约 $50mg$ 的催化剂（$CuSO_4 \cdot 5H_2O$），消化（小火加热至发白烟，样品由黑色变成淡黄，取下稍冷，小心滴加 2 滴 $30\% H_2O_2$，再继续加热至溶液无色或淡蓝色，冷却，加 $1mL$ 水，$100℃$ 下加热 $10min$ 以分解消化过程中形成的焦磷酸）。空白对照不加样品消化。两者均定容至 $50mL$。

取样品及对照品各 $1mL$，加蒸馏水 $2mL$、定磷试剂 $3mL$，测 $660nm$ 波长处的光吸收度（操作同前）。

（3）样品无机磷含量测定　取未经消化样品 $1mL$，定容至 $50mL$，再取其中 $1mL$，测 $660nm$ 波长处的光吸收度，空白对照用蒸馏水。

（4）含量计算

$$iRNA 含量 = \frac{（总磷的光吸收度 - 无机磷的光吸收度）\times K \times D \times 11}{c \times 1000} \times 100\%$$

式中　K——标准曲线常数；

D——稀释倍数，即消化后定容毫升数/消化时取样毫升数，此处为 50；

11——磷含量与核酸含量间的关系，即每 $1mg$ 磷相当于 $11mg$ iRNA；

c——样品的质量浓度，mg/mL；

1000——由于求 K 值时的单位为 $\mu g/mL$，故应乘以 1000。

习　题

1. 简述核酸类药物的用途和分类。
2. 核酸类药物的鉴别试验和含量测定方法有哪些？各适用于哪一类药物？
3. 试说明聚肌胞和免疫核糖核酸含量测定方法的原理。
4. 氟尿嘧啶的含量测定：精密称定本品 $0.2013g$，置 $500mL$ 容量瓶中，加 $0.1mol/L$ 盐酸溶液溶解稀释至刻度，摇匀，精密量取 $2.5mL$，置 $100mL$ 容量瓶中，加同一溶剂稀释至刻度，摇匀，在 $265nm$ 的波长处测得吸光度为 0.540，按 $C_4H_3FN_2O_2$ 的吸收系数（$E_{1cm}^{1\%}$）为 552 计算，试计算氟尿嘧啶原料药的百分含量。

第八章　糖类药物的分析与检验

知识要点

1. 掌握糖类药物的概念，了解糖类药物的特点；

2. 掌握单糖、双糖类药物的基本性质和鉴别方法，理解葡萄糖和乳糖的杂质检查方法，掌握单糖、双糖类原料药和制剂的含量测定方法；

3. 理解多糖中单糖的组成分析、分子量测定以及糖苷键连接方式和连接位置的测定方法；

4. 掌握多糖类药物物理常数测定、纯度分析和含量测定方法；

5. 掌握硫酸软骨素的结构、性质和含量测定方法，理解肝素和低分析肝素钠的结构、性质和含量测定方法，了解香菇多糖、绒促性素和肝素钠的结构、性质和含量测定方法。

目前，对于糖类药物概念的看法是不统一的，狭义的概念认为糖类药物是含糖结构的药物；而广义的概念认为应该由一般的糖类药物拓展到一类以糖类为基础的药物，因为不仅糖类可以作为药物，而且很多化合物可以通过与糖类、糖类相关的结合蛋白和酶类的相互作用，影响一些生理和病理过程，因此这些以糖为作用靶点的药物也应称其为糖类药物。

糖类药物的特点是由其在生物体内存在的位置、理化性质和生物学功能所决定的。糖类化合物的基本特点包括：高亲水性，溶解于水中，存在于细胞外围的水相中；或与生物大分子相连形成糖缀合物，如糖脂和糖蛋白，而发挥生物学功能；通常作为生物信息的载体等。糖类药物的最显著的特点是，它们中间的大多数是作用于细胞表面，因为寡糖或糖复合物主要分布在细胞表面，参与了细胞和细胞、细胞和活性分子间的相互作用；这种相互作用与人体的生理和病理过程如受精、细胞的生长和分化、免疫应答、细菌感染和肿瘤转移有关。由于多数以糖类为基础的药物的作用位点是在细胞的表面，而不进入细胞内部，因此糖类药物对于整个细胞、进而对整个机体的干扰，要比进入细胞质、细胞核内的药物小得多。就这一点而言，糖类药物应该是毒副作用相对最小的药物。糖类化合物不仅可以作为治疗疾病的药物，而且可以作为保健类药物乃至保健食品进行开发。

第一节　单糖、双糖类药物分析

一、基本性质

葡萄糖属于单糖，是人体能量的主要来源之一。乳糖、蔗糖属于双糖，它们常被用作药物制剂的赋形剂或矫味剂。

单糖分子中都含有羰基，具有还原性。单糖在水溶液中主要呈半缩醛的环状结构。单糖、双糖为无色结晶或白色结晶性的松散粉末或颗粒性粉末，易溶于水，微溶于乙醇，不溶于氯仿或乙醚等有机溶剂。单糖和双糖分子中有不对称碳原子，均具有一定的比旋度。

二、鉴别试验

1. 灼烧试验

糖类用直火加热，先熔融膨胀，后燃烧并发生焦糖臭，遗留多量的碳。蔗糖的鉴别可应用本试验。

2. Fehling 反应

单糖或含有半缩醛基的双糖分子结构中，均有醛基或酮基，都具有还原性。Fehling反应是在碱性酒石酸（Fehling 试液）中，糖将铜离子还原，生成红色的氧化亚铜沉淀。反应式如下：

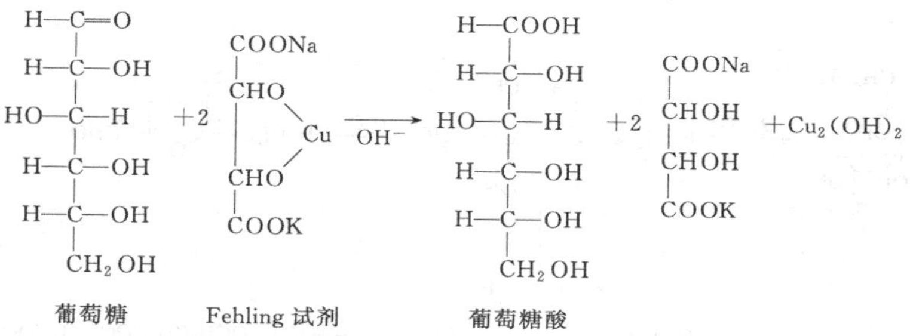

葡萄糖　　　　Fehling 试剂　　　　葡萄糖酸

$$Cu_2(OH)_2 \xrightarrow{\triangle} Cu_2O \downarrow + H_2O$$
（红色）

（1）葡萄糖的鉴别　取本品约 0.2g，加水 5mL 溶解后，缓慢滴入微温的碱性酒石酸铜试液中，即生成氧化亚铜的红色沉淀。

无水葡萄糖、葡萄糖注射液、葡萄糖氯化钠注射液等均可用 Fehling 反应进行鉴别。

（2）蔗糖的鉴别　取本品适量，加 0.05mol/L 硫酸溶液，煮沸后，用 0.1mol/L 氢氧化钠溶液中和，再加碱性酒石酸铜试液，加热，即生成氧化亚铜的红色沉淀。

三、葡萄糖和乳糖的杂质检查

1. 葡萄糖的一般检查项目

葡萄糖常用于制成注射液，《中国药典》规定的检查项目如下。

（1）酸度　取本品 2.0g，加水 20mL 溶解后，加酚酞指示剂 3 滴与氢氧化钠滴定液（0.02mol/L）0.20mL，应显粉红色。

（2）溶液的澄清度与颜色　取本品 5g，加热水溶解后，放冷，用水稀释至 10mL，溶液应澄清无色；如显浑浊，与 1 号浊度标准液比较，不得更浓；如显色，与对照液（取比色用氯化钴 3mL、比色用重铬酸钾液 3mL 与比色用硫酸铜液 6mL，加水稀释至 50mL）1.0mL 加水稀释至 10mL 比较，不得更深。

（3）乙醇溶液的澄清度　如淀粉水解不完全，葡萄糖中就会有淀粉、糊精等杂质。糊精不溶于乙醇。取葡萄糖 1.0g，溶于乙醇 20mL 中，置水浴上加热回流约 40min 后，溶液应澄清。

（4）亚硫酸盐与可溶性淀粉　亚硫酸盐可能在硫酸水解淀粉制备葡萄糖过程中，因部分硫酸被还原生成的；也可能是用亚硫酸盐作防霉剂而遗留下来的。

为了控制亚硫酸盐和可溶性淀粉的限量，取本品 1.0g，加水 10mL 溶解后，加碘试液 1 滴，即应显黄色。如有亚硫酸盐存在，则褪色；如有可溶性淀粉，则呈蓝色。

此外，对一般杂质，如氯化物、硫酸盐、干燥失重、炽灼残渣、铁盐、重金属和砷盐等，均应控制其限量。另外，还要检查钙盐、钡盐、蛋白质等杂质。

2. 葡萄糖注射液中 5-羟甲基糠醛的测定

葡萄糖水溶液在弱酸性时较稳定，但在高温加热灭菌时，葡萄糖易分解产生 5-羟甲基糠醛、乙酰丙酸与甲酸。5-羟甲基糠醛量的增加与灭菌温度的时间成正比。分解反应如下：

$$\text{葡萄糖} \xrightarrow{-2H_2O} HOH_2C-\underset{OH}{\overset{CH=CH}{\underset{|}{C}}}\underset{OH}{\overset{|}{C}}-CHO \xrightarrow{H_2O} HOH_2C-\text{（呋喃环）}-CHO$$

$$\downarrow$$

$$HOH_2C-\underset{O}{\overset{CH_2-CH_2}{\underset{||}{C}}}\underset{O}{\overset{|}{C}}-CHO \xrightarrow{H_2O} CH_3COCH_2CH_2COOH + HCOOH$$

方法：精密量取葡萄糖注射液适量（约相当于葡萄糖 0.1g），置 100mL 容量瓶中，加水稀释至刻度，摇匀，置于 1cm 吸收池中，在 284nm 波长处测定，吸光度不得大于 0.32。

3. 乳糖的杂质检查

乳糖是由一分子 β-D-半乳糖的半缩醛羟基与一分子的 α-D-葡萄糖 C_4 上的醇羟基经 1,4-脱水而成的双糖。乳糖主要由动物乳汁中提取制得，如处理不当，蛋白质可能包在糖块中而不易除去。因此，利用蛋白质类杂质遇硝酸汞试液产生白色絮状沉淀的性质，进行特殊杂质"蛋白质"的检查。

方法：取本品 5.0g，加热水 25mL 溶解后，放冷，加硝酸汞试液 0.5mL，5min 内不得生成絮状沉淀。

四、含量测定

（一）原料药的含量测定

1. 葡萄糖和蔗糖的含量测定

葡萄糖和蔗糖分子结构中含有若干个手性碳原子，具有旋光性，其比旋度能反映出这些药物的纯度。因此《中国药典》中对这些糖类不作专项含量测定，而是规定比旋度的范围，见表 8-1。

表 8-1　药用糖的比旋度范围

药物名称	无水葡萄糖	葡萄糖	蔗糖
比旋度	$+52.6°\sim+53.2°$	$+52.6°\sim+53.2°$	$+66.3°\sim+67.0°$

2. 乳糖和果糖的含量测定

《中国药典》（2015）采用高效液相色谱法测定乳糖的含量，采用旋光法测定果糖的含量。

（二）制剂的含量测定

1. 葡萄糖注射液的含量测定

（1）方法　精密量取本品适量（约相当于葡萄糖 10g），置 100mL 容量瓶中，加氨试液 0.2mL，用水稀释至刻度（10%或 10%以下规格的本品可直接取样测定），摇匀，静置 10min，依法测定旋光度，与 1.0426 相乘，即得供试品中含有 $C_2H_{12}O_6 \cdot H_2O$ 的质量（g）。

（2）测定中加入氨试液的作用　由于药物葡萄糖是 D-葡萄糖，而 D-葡萄糖有 α 和 β 两种互变异构体，因而药用葡萄糖是它们的混合物，但在水溶液中形成下列平衡状态：

α-D-葡萄糖　　　醛式-D-葡萄糖　　　β-D-葡萄糖

虽然葡萄糖 α 和 β 两种互变异构体的比旋度相差甚远，但它们在水溶液中达到平衡时比旋度却趋于恒定值（$+52.5°\sim+53.0°$），因而仍可用于测定。当进行葡萄糖比旋度测定时，首先应使上述反应达到平衡，一般放置至少 6h。加热、加酸或加碱，均可加速平衡到达。

（3）计算因数 1.0426 的由来　按上法测定的旋光度（α）与 1.0426 相乘，即得供试品中含一分子结晶水葡萄糖的质量（g）。公式为：

$$无水葡萄糖浓度(c)=\frac{100\alpha}{[\alpha]L}$$

如果换算为含水葡萄糖浓度（c'）时，则应为：

$$c'=c\times\frac{含水葡萄糖的分子量}{无水葡萄糖的分子量}=\frac{100\alpha}{[\alpha]L}\times\frac{198.17}{180.16}=\alpha\times\frac{100}{52.75\times2}\times\frac{198.17}{180.16}=\alpha\times1.0426$$

本法准确、简便，《中国药典》（2015）用旋光法测定葡萄糖注射液、葡萄糖氯化钠注射液、肌苷葡萄糖注射液。甲硝唑葡萄糖注射液等药品中葡萄糖含量。

2. 葡萄糖氯化钠注射液含量测定

（1）葡萄糖 取本品，按葡萄糖注射液项下的方法测定，即得。

（2）氯化钠 精密量取本品 10mL，加水 40mL，加 2％糊精溶液 5mL、2.5％硼砂溶液 2mL 与荧光黄指示液 5～8 滴，用硝酸银滴定液（0.1mol/L）滴定。每 1mL 硝酸银滴定液（0.1mol/L）相当于 5.844mg 的氯化钠。

加糊精溶液以形成保护胶体，使氯化银沉淀呈胶体状态，则具有较大的表面，有利于对指示剂的吸附，有利于滴定终点的观察。

葡萄糖氯化钠注射液的 pH 较低，经试验，本品溶液 pH 如在 3.5 左右时，则无终点出现；加入 2.5％硼砂溶液 2mL 后，溶液 pH 为 7，可促使荧光黄电离，以增大荧光黄阴离子的有效浓度，使终点变化敏锐。用硝酸银滴定液（0.1mol/L）滴定至终点后，溶液 pH 仍为 7。

第二节　多糖类药物的结构分析

糖是一大类多羟基醛或酮类化合物。单糖分子具有还原性。常温下，单糖在稀酸溶液中稳定，在浓碱溶液中很不稳定，能发生裂解聚合反应。含有半缩醛羟基的低聚糖具有还原糖的性质。

多糖的分子量很大，常带负电荷，水合度较大，水溶液具有一定的黏度，能被酸或酶水解成单糖和低聚糖或多糖的其他组成的成分。含糖醛酸和氨基糖基的多糖，如肝素、透明质酸等均具有酸性。多糖类分子中单糖组成的不同，糖苷键的连接方式和位置的不同以及相对分子质量的不同等形成了不同生理功能和生物活性。因此，多糖类药物的化学结构与生理功能和生物活性密切相关，多糖类药物的结构分析主要包括：单糖组成、分子量、糖苷键连接方式、糖苷键连接位置等的分析。

一、多糖中单糖的组成分析

多糖经水解后用纸色谱分析、薄层色谱法分离鉴定以及颜色反应以确定单糖组成，用高效液相色谱法和高碘酸氧化生成甲酸以及比色法定量测定各单糖的组分比。

1. 定性鉴别

多糖在矿酸存在下水解成单糖，单糖在浓酸中加热脱水生成糖醛或其衍生物，它们在 α-萘酚作用下生成有色物质，可用于糖类的一般鉴别。此外，利用糖分子结构中含有不对称碳原子所具有的旋光性质，在一定条件下，各种糖具有其特有的比旋度，可用来鉴别糖类物质。

如硫酸软骨素为大分子酸性黏多糖类药物，其分子中具有半缩醛基结构，有还原性，与碱性酒石酸铜试液反应，加热，即产生氧化亚铜的红色沉淀，可用于硫酸软骨素的鉴别。

2. 单糖的分离鉴定

取样品 20mg，加 0.5～1mol/L 硫酸溶液 2mL，充氮除氧封管，在 100℃ 水解 11h，水解液用碳酸钡中和，离心过滤，滤液进行以下分离鉴定。

（1）纸色谱分离　取滤液（多糖水解液）点滴于滤纸上，同时点滴 D-葡萄糖、D-甘露糖、L-阿拉伯糖、L-鼠李糖、D-木糖、D-半乳糖等单糖对照品溶液，分别用：①正丁醇-丙酮-水（4：5：1）；②乙酸乙酯-吡啶-水（10：4：3）；③正丁醇-冰醋酸-水（3：1：1）；④正丁醇-浓氨水-水（12：10：1）；⑤乙酸乙酯-吡啶-乙酸-水（10：11：2：3）为展开剂（也可用其他分离单糖的展开剂）进行纸色谱分离。展开后以苯胺-邻苯二甲酸的正丁醇饱和溶液喷雾显色。根据样品和对照品的 R_f 值及斑点颜色进行鉴定。

（2）薄层色谱法　可用 0.1mol/L 磷酸二氢钠溶液调配硅胶 G 制备薄层板。经 100℃ 活化后用纸色谱同样对照品、展开剂（或其他适用于单糖分离的展开剂）和显色剂检出薄层斑点。根据 R_f 值进行鉴定。

（3）高效液相色谱法　用 HRC-NH_2 色谱柱，以乙腈-水（75：25）为流动相，流速 0.8mL/min，示差折光检测器检出不同单糖组分。

（4）色谱法与质谱分析联用（GC-MS）　水解液中和后，制成硅烷化衍生物进行气相色谱分析，以 MS 检测。GC-MS 不仅可测出多糖的组成，还可测得单糖之间的摩尔比。酸完全水解的条件是测定单糖组分的重要环节。如己聚糖水解条件通常用 1mol/L 硫酸于 100℃ 4～6h，戊聚糖为 0.25mol/L 硫酸于 70℃ 8h，氨基葡聚糖则为 4mol/L 盐酸于 100℃ 9h，但对连有阿拉伯呋喃的多糖，其阿拉伯糖部分极易水解，需严格控制水解条件以防止发生降解反应。

3. 各单糖的含量测定及组成的分子比值

（1）高效液相色谱法　根据上述所得的色谱峰，用归一化法求出各组分的百分含量，并用外标法进行定量。

（2）化学测定法　根据不同的单糖特性用不同的化学测定法进行定量测定。例如：葡萄糖可用 3,5-二硝基水杨酸比色法定量，氨基半乳糖或氨基葡萄糖用 Rondle 法定量葡萄糖醛酸，果酸可用钼酸铵比色法，蔗糖用 Roe 比色法，五碳糖用苔黑酚比色法。

根据测得各单糖含量，以其中一种单糖为 1 进行换算，求得各单糖的分子比值。

二、分子量测定

多糖的相对分子质量可用以下方法测定。

1. 高效液相色谱法

卫生部颁《药品标准》（二部第六册）附录收载了"多糖的分子量与分子量分布测定法"，规定采用高效液相色谱法测定多糖的分子量与分子量分布。《中国药典》

（2015 年版）二部收载的右旋糖酐、肝素钠等药物，也都采用高效液相色谱法测定其分子量与分子量分布。

（1）对仪器的一般要求　色谱柱为测多糖专用凝胶柱（按所测样品的分子量太小选择特定排阻范围的凝胶柱）。检测器为示差折光检测器。

（2）测定法

① 系统校正　根据供试品分子量大小，一般选用 5 个已知分子量的多糖标准品（常用的为葡聚糖）分别用流动相制成每 1mL 中约含 10mg 的标准溶液，分别取上述标准溶液 25μL，注入液相色谱仪，记录色谱图。由 GPC 专用软件绘制标准曲线，得线性回归方程：

$$\lg M_r = a + bt_R$$

式中，M_r 为标样的已知平均分子量；t_R 为标样的保留时间。

② 样品测量　取供试品溶液 25μL 注入液相色谱仪，记录色谱图，按下式计算分子量：

$$M_n = \frac{\sum RI_i}{\sum \left(\dfrac{RI_i}{M_i}\right)}$$

$$M_r = \frac{\sum (RI_i M_i)}{\sum RI_i}$$

$$D = \frac{M_r}{M_n}$$

式中，M_n 为数均分子量；RI_i 为样品 i 级分的物质量，即供试品在保留时间 i 的峰高；M_i 为样品 i 级分的分子量，即供试品在保留时间 i 的分子量。

（3）结果处理　采用 GPC 专用软件，可获得供试品归一化色谱图，微分、积分分子量分布图，各时间点的分子量（片段数据）和各种平均分子量。根据供试品需要选择各项测定结果。

2. 其他测定法

如用黏度计测定特性黏度，从而推算平均相对分子质量。用超速离心分析法，根据沉降系数（S）和扩散系数（D），推算平均相对分子质量等。

三、糖苷键连接方式的测定

1. 红外光谱测定

β 型糖苷键在红外吸收谱中在 890cm^{-1} 处有特征性吸收，α 型糖苷键则在 840cm^{-1} 处有特征性吸收，根据其红外吸收光谱，可以确定糖苷键连接方式是 α 型或 β 型。同时根据红外吸收谱的其他波数的吸收峰可知是否有 V_{OH-O}（分子间氢键）、C—H 伸展振动、碳基 C—O 伸展振动、醚键 C—O—C 的伸展振动以及—S—O—键的伸展振动等的结构情况。

2. 核磁共振谱

核磁共振谱（nuclear magnetic resorlance，简称 NMR）可用 ^{1}H-NMR 谱和 ^{13}G-NMR谱测定多糖结构中的糖苷键（α 型或 β 型）。如在 ^{1}H-NMR 谱中的化学位移 $\delta 5.4$ 和 $\delta 5.1$，有两个信号说明分子结构中的糖苷键为 α 型。如有 $\delta 4.53$，说明有 β 糖苷键。

四、糖苷键连接位置的测定

1. 高碘酸氧化

高碘酸能作用于多糖分子中 1,2-二羟基和 1,2,3-三羟基。例如：两分子葡萄糖以 (1,2)、(1,4) 或 (1,6) 糖苷键缩合时，均能被高碘酸氧化，而 (1,3) 糖苷键缩合则不能被高碘酸氧化。且不同位置的缩合，被氧化后生成的甲酸（或甲醛）的生成量也不同，测定生成甲酸（或甲醛）的量可以测定多糖中各单糖的连接位置，同时可推算出支链数。

一般可取多糖样品 25mg 溶于 20mmol/L 高碘酸钠溶液 50mL 中，在 5～15℃暗处放置氧化 14d，取 25mL 加乙二醇 1mL，用 0.12mol/L 氢氧化钠溶液滴定，以测定甲酸生成量。

2. Smith 降解

将高碘酸氧化产物还原，在无机酸存在条件下控制水解，水解液经中和后，用纸色谱法进行分离鉴定，以确定糖苷键的连接位置。

取多糖样品 25mg 溶于 20mmol/L 高碘酸钠溶液 50mL 中，放置暗处氧化 14d，然后加入乙二醇 1.5mL，用离子水透析 24h，减压蒸馏至约 20mL，加入硼氢化钠 30mg，用电磁搅拌器搅拌还原 2h，放置过夜，加入 36％乙酸调节至 pH 为 5～6。除去过量的硼氢化钠，再透析 24h。透析液浓缩至干，加 0.05mol/L 硫酸溶液 1mL，在 15℃水解 24h。用碳酸钠中和，过滤。滤液经浓缩后用纸色谱法分离鉴定单糖。如有葡萄糖和甘油生成说明有 (1,3) 糖苷键。

3. 甲基化反应产物分析

多糖经甲基化试剂作用使分子中的羟基甲基化，然后用甲酸和三氟乙酸水解，以 GC 鉴定甲基化水解产物，即可推断组成多糖分子中各单糖间的结合位置。如多糖分子中带有支链，甲基化水解后可生成二甲基单糖。根据生成二甲基单糖的分子数即可推断有几个支链。

4. 乙酰解后质谱分析

取多糖样品 50mg 加乙酸酐-乙酸-硫酸（48∶32∶6）85mL，在室温中放置 9d，然后在 80℃加热，用电磁搅拌器搅拌 30min，倒入冰水中，用碳酸钠调节至 pH 为 4～5，用氯仿提取 3 次，每次 20mL，蒸去氯仿，残渣进行质谱分析，根据分子离子峰（m/z）判断，如有二乙酰葡萄糖或二乙酰、四乙酰单糖碎片峰，表明有支链结构。

第三节　多糖类药物的理化特性分析

多糖类药物的理化特性主要包括：性状、溶解度、比旋度、特性黏度、纯度检查及含量测定等。

一、物理常数测定

1. 溶解度测定

溶解度是药品的一种物理性质，《中国药典》（2015）采用的测定方法为：准确称取（或量取）供试品一定量，加入一定量的溶剂，在（25±2）℃每隔5min强力振摇30s，30min内观察溶解情况。一般看不到溶质颗粒或液滴时，即认为已完全溶解。

按照《中国药典》（2015）关于溶解度的要求，测定多糖药物在水中、有机溶剂、稀碱溶液中的溶解度。大多数葡聚糖在水中溶解度小，不溶于有机溶剂，但能溶于稀碱溶液中。酸性黏多糖则能溶于水中。

2. 比旋度

各种多糖均有一定的比旋度，一般可按照《中国药典》（2015）比旋度测定法进行测定。

3. 特性黏度

可按照《中国药典》（2015）的黏度测定法测定。黏度是指流体对流动的阻抗能力，《中国药典》测定动力黏度、运动黏度和特性黏数三种黏度，前两者单位分别是帕秒（Pa·s）、平方毫米每秒（mm²/s），后者因是相对黏度，无单位。黏度测定采用的黏度计有平氏黏度计、旋转式黏度计和乌氏黏度计三种。

二、纯度分析

多糖类药物的纯度包括：有关杂质、无机物、重金属、铁盐、砷盐等纯度检查。

1. 有关杂质的测定

多糖类药物的"有关杂质"主要为：来自提取所用的原始原料如动植物、微生物（细菌、真菌）及海藻分离提取过程中可能引入的杂质，例如：部分水解的低聚糖以及混入的核酸、蛋白质等。

检查"有关杂质"可采用聚丙烯酰胺凝胶电泳法或琼脂糖凝胶电泳法、紫外分光光度法及高效液相色谱法等。聚丙烯酰胺凝胶电泳法或琼脂糖凝胶电泳法及色谱法可以检查部分可能水解的低聚糖。一般多糖类在200nm或小于200nm波长处有最大吸收峰，用紫外分光光度法于200～400nm处进行扫描，在260nm和280nm处应无最大吸收峰，如有吸收峰则表示可能混入核酸或蛋白质。

2. 常规杂质检查

可按照《中国药典》（2015）的要求和方法对无机物、重金属、铁盐、砷盐等进行限度控制。

三、含量测定

糖类药物的含量测定方法有比色法、紫外分光光度法、高效液相色谱法、气相色谱法、生物检定法等。如硫酸软骨素用过量酸水解后，水解产物在 288nm 处有最大吸收，其吸光度与硫酸软骨素的含量呈线性关系，通过用精制硫酸软骨素为标准品绘制标准曲线，可求得样品的含量。卫生部药品标准采用比色法测定硫酸软骨素的含量，方法专属性较强，操作简便，结果稳定。

肝素可根据其抗凝血作用，采用生物检定法，比较肝素标准品与供试品延长新鲜兔血或兔、猪血浆凝结时间的作用，来测定供试品的效价。此法为中、美、英三国药典的法定方法。另外，肝素的效价测定还可用色原底物法。鉴于肝素的抗 F X a 活性对抗血栓效应的重要性，《美国药典》把色原底物测定用于肝素的质量控制。

HPLC 法因其具有快速、方便、分辨率高、重现性好、不破坏样品等优点，特别适用于某些热敏糖类的测定。近年来，HPLC 在糖类的分离和分析中有较大发展，主要体现在检测方法的改进，包括提高检测灵敏度和开发通用检测方法。过去在糖类化合物测定中，常用示差折光检测器，但灵敏度较低，因而需采用柱前或柱后衍生化提高灵敏度。然而，这些方法大部分仅适用于含特有化学基团的糖，如还原糖，为满足许多糖类能同时测定的目的，需发展通用检测法，如间接电导测定法、采用蒸发光散射检测器等。目前气相色谱法（GC）已常规用于分析可挥发的糖类衍生物，借助此分析方法可对糖类化合物定性分析或定量测定。由于糖类分子间引力一般较强，挥发性弱，遇热又不稳定，一般先制备成易挥发、对热稳定的衍生物，再进行 GC 分析。现在较多地使用三甲基硅烷（TMS）作为糖的衍生化试剂。

第四节 应 用 示 例

一、硫酸软骨素分析

硫酸软骨素是自猪的喉骨、鼻中骨、气管等组织中提取制得的酸性黏多糖类药物，是以硫酸软骨素 A 和硫酸软骨素 C 为主的混合物，具有多种生理功能，在维持组织和免疫机能上起着重要作用。1861 年 Fischer 首次报道了硫酸软骨素，1891 年 Schmiedeberg 从猪的鼻软骨中分离硫酸软骨素成功。我国于 1958 年开始生产硫酸软骨素。

（一）结构和性质

一般硫酸软骨素约含 50～70 个双糖基本单位，硫酸角质素约含 15～30 个双糖基本单位，链长不均一，相对分子质量在 10000～30000 之间。硫酸软骨素和硫酸角质素的单糖组成比较见表 8-2。化学结构式见图 8-1。

表 8-2　硫酸软骨素和硫酸角质素的单糖组成比较

名　称	单糖组成
硫酸软骨素 A	D-葡萄糖醛酸,乙酰氨基半乳糖-4-硫酸酯
硫酸软骨素 C	D-葡萄糖醛酸,乙酰氨基半乳糖-6-硫酸酯
硫酸皮肤素	L-艾杜糖醛液,乙酰氨基半乳糖-4-硫酸酯
硫酸角质素	D-半乳糖,乙酰氨基半乳糖-6-硫酸酯

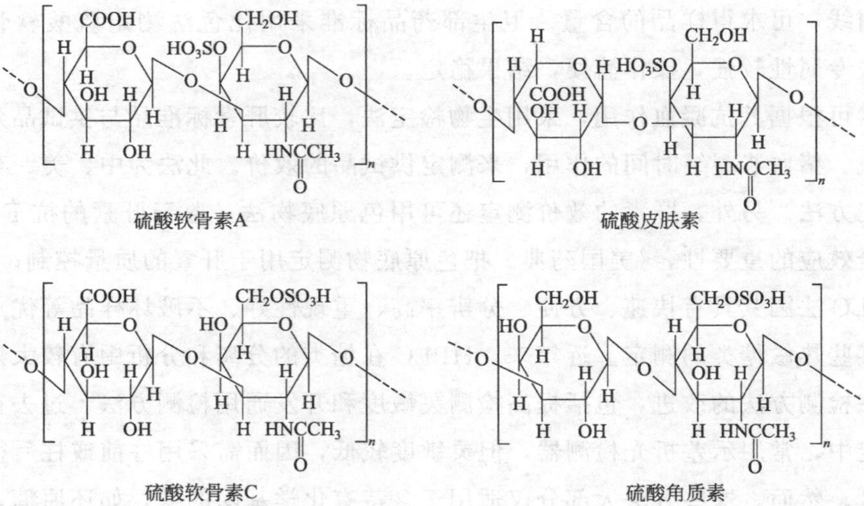

图 8-1　4 种黏多糖的化学结构

硫酸软骨素为白色粉末，无臭，无味，吸水性强，易溶于水而成黏度大的溶液，不溶于乙醇、丙酮和乙醚等有机溶剂中，其盐类对热较稳定，受热达 80℃也不被破坏。游离硫酸软骨素的水溶液遇较高温度不稳定，主要是乙酰基容易被水解，从其结构上脱落下来。在酸性溶液中易水解成单糖体或较小的多糖体。在硫酸软骨素的多糖结构中，含有—SO_3H 和—COOH，是一种聚阴离子的高分子化合物，可解离使分子带有负电荷，易与 Na^+、K^+、Ca^{2+} 等阳离子结合。硫酸软骨素 A 相对分子质量为 5×10^4，比旋度为 $-32° \sim -28°$，不溶于 30%～40%的乙醇中，硫酸软骨素 C 的相对分子质量为 $5 \times 10^3 \sim 5 \times 10^4$，比旋度为 $-18° \sim -12°$，在乙醇含量为 40%～50%时，不溶解。

（二）含量测定

硫酸软骨素的含量可用比色法、紫外分光光度法、重量法和凯氏定氮法、高效液相色谱法等进行测定。卫生部颁布标准采用比色法测定。

1. 比色法

原理是先用酸水解，生成氨基己糖，然后在碱性条件下与乙酰丙酮反应后，生成色原物质，再与对二甲氨基苯甲醛盐酸醇溶液反应，产生红色。以盐酸氨基葡萄糖为对照品，用比色法测定。具体方法如下。

（1）对照溶液的配制　精密称取经 105℃ 干燥至恒重的盐酸氨基葡萄糖 0.1g，置

100mL量瓶中，加水溶解并稀释至刻度，摇匀，精密量取10mL，置100mL量瓶中，用水稀释至刻度，摇匀。每毫升含盐酸氨基葡萄糖0.1mg。

（2）供试溶液的配制　取本品约0.15g，精密称定，置50mL量瓶中，加6mol/L盐酸使溶解，并稀释至刻度，摇匀；精密量取5mL置50mL量瓶中，密塞，置水浴中加热水解2h，取出放冷，用氢氧化钠溶液（1→5）中和至中性，加水至刻度，摇匀，用干燥滤纸过滤，弃去初滤液，保留过滤液，备用。

（3）测定方法　精密量取对照溶液与供试溶液各1mL，各取2份，分别置4支具塞试管中，分别加水至5mL；另取具塞试管一支，加水5mL作为空白，各加乙酰丙酮试液1mL，摇匀，置水浴中（1min后密塞）准确加热25min取出，用冰水迅速冷却后，加无醛乙醇3mL，在60℃水浴中保温1h，立即用冰水冷却至室温，在525nm波长处分别测定对照溶液和供试溶液的吸光度，以两份的平均值计算含量。

（4）结果计算

$$氨基己糖含量（\%）=\frac{\overline{A} \times m_S \times 0.8309 \times 500}{\overline{A}_S m} \times 100\%$$

式中　$\overline{A}$——供试溶液吸光度的平均值；

$\overline{A}_S$——对照溶液吸光度的平均值；

m_S——对照溶液每毫升含盐酸氨基葡萄糖的量，mg；

m——供试品的质量，mg；

0.8309——校正因数。

硫酸软骨素的双糖单位分子式为$C_{14}H_{21}NO_{14}S$，其中含一分子氨基己糖。根据分子量计算，氨基己糖（$C_6H_{13}NO_5$）在硫酸软骨素中应为39.0%，卫生部药品标准规定含氨基己糖以氨基葡萄糖（$C_6H_{13}NO_5$）计算，应不得少于24.0%，即相当于含硫酸软骨素不得少于61.5%。计算公式中乘以0.8309，是氨基葡萄糖与盐酸氨基葡萄糖分子量的比值。

本法专属性较强，操作简便，在经典的Elson-Morgan法的基础上做了改进，测得的标准曲线线性关系和重现性良好，结果稳定。在加乙酰丙酮反应过程中，为了防止乙酰丙酮的挥发和保证反应完全，必须密塞，但在水浴中加热塞子易被冲出，为此采用放入水浴1min，使气流平衡，再加塞，以减少测定误差。测定时，必须用无醛乙醇，因加乙酰丙酮后生成的色原物质也能与乙醇中的醛作用，影响测定结果。

2. 紫外分光光度法

硫酸软骨素用适当过量酸水解时，水解产物在（288±1）nm处有吸收，其吸光度与硫酸软骨素含量有线性关系，测定时先以精制硫酸软骨素（预先用重量法测定含量）为标准品，绘制不同浓度的标准曲线，然后将待测样品以同样方法测得吸光度，即可由标准曲线上得出待测样品的含量。紫外法较重量法具有操作简单、省时等优点，且结果与重量法基本相符。

（1）标准曲线的制作　精密称取硫酸软骨素标准品适量，制成 0.5mg/mL 的水溶液。取 6 只比色管依次编号，0 号为空白，加 0.5mL 蒸馏水，1～5 号管分别吸取标准品水溶液上清液 0.10mL、0.20mL、0.30mL、0.40mL、0.50mL，置 50mL 比色管中，用蒸馏水补至 0.5mL，分别加入硫酸液（硫酸：水＝2：1）各 6mL，边加边摇动，然后置（95±1）℃水浴中加热 60min，取出冷却至室温后，于紫外分光光度计（波长 288nm，1cm 石英池）测吸光度，以吸光度为纵坐标，标准品浓度为横坐标绘制标准曲线。

（2）样品的测定　精密称取硫酸软骨素样品约 50mg 加蒸馏水溶解成 0.5mg/mL 的溶液，吸取 0.30mL，加蒸馏水至 0.50mL，精确加入硫酸溶液（酸：水＝2：1）6mL，置 95℃水浴加热 60min，冷却至室温，在（288±1）nm 测吸光度（空白管加 0.5mL 蒸馏水，样品可同时测 2～3 管取平均值）。

（3）结果计算　以待测样品平均吸光度，在标准曲线上查出相应于标准溶液体积，按下式计算待测样品含量。

$$P = \frac{V_S c_S}{V_T c_T} \times 100\%$$

式中　P——样品百分含量；

V_S——在标准曲线上查出的样品相当于标准品的体积，mL；

V_T——样品取样体积，mL；

c_S——标准溶液的浓度，mg/mL；

c_T——样品溶液的浓度，mg/mL。

3. 高效液相色谱法

《中国药典》（2015 年版）收载了硫酸软骨素钠及其制剂，采用高效液相色谱法测定硫酸软骨素钠的含量。

（1）色谱条件与系统适用性试验　用强阴离子交换硅胶为填充剂（如 Hypersil SAX 柱，4.6mm×250mm×5μm 或效能相当的色谱柱）；以水（用稀盐酸调节 pH 值至 3.5）为流动相 A，以 2mol/L 氯化钠溶液（用稀盐酸调节 pH 值至 3.5）为流动相 B，流速为每分钟 1.0mL；检测波长为 232nm。按下表进行线性梯度洗脱。

时间/min	流动相 A/%	流动相 B/%
0	100	0
4	100	0
45	50	50

取对照品溶液，注入液相色谱仪，出峰顺序为软骨素二糖、6-硫酸化软骨素二糖和 4-硫酸化软骨素二糖，软骨素二糖、6-硫酸化软骨素二糖与 4-硫酸化软骨素二糖的分离度均应符合要求。

（2）测定法　取本品约 0.1g，精密称定，置 10mL 的量瓶中，加水溶解并稀释至刻度，摇匀，0.45μm 的滤膜滤过，精密量取 100μL，置具塞试管中，加三羟甲基氨基甲烷缓冲液（取三羟甲基氨基甲烷 6.06g 与三水乙酸钠 8.17g，加水 900mL 溶解，用稀盐酸调节 pH 值至 8.0，用水稀释至 1000mL）800μL，充分混匀，再加入硫酸软骨素 ABC 酶液（取硫酸软骨素 ABC 酶适量，按标示单位用上述缓冲液稀释成每 100μL 含 0.1 单位的溶液）100μL，摇匀，置于 37℃水浴中反应 1h，取出，在 100℃加热 5min，用冷水冷却至室温。以每分钟 10000 转离心 20min，取上清液，0.45μm 的滤膜滤过，作为供试品溶液。精密量取 20μL 注入液相色谱仪，记录色谱图。另取硫酸软骨素钠对照品适量，精密称定，同法测定。按外标法以软骨素二糖、6-硫酸化软骨素二糖和 4-硫酸化软骨素二糖的峰面积之和计算，即得。

二、香菇多糖分析

香菇多糖是从人工分离培养的伞菌科真菌香菇菌，经接种培养的香菇子实体提取的多糖。本品按干燥品计算，含香菇多糖经酸水解后以无水葡萄糖计，不得少于 85.0%。测定方法如下。

1. 单糖测定

精密称取香菇多糖 0.5g，加水 60mL，加热使溶解，加氢氧化钠试液至中性，精密加入碘液（0.1mol/L）25mL，摇匀，逐滴加入氢氧化钠试液 4mL，边加边剧烈振摇，密塞，暗处放置 10min，加稀硫酸 4mL，立即用 0.1mol/L 硫代硫酸钠滴定液滴定，近终点时，加淀粉指示液 2mL，继续滴定至蓝色消失，并将滴定结果用空白试验校正。每毫升碘液（0.1mol/L）相当于 9.008mg 无水葡萄糖。本品含单糖以无水葡萄糖计，不得超过 15%。

2. 香菇多糖含量测定

精密称取香菇多糖 0.1g，置碘量瓶，加水 20mL，加热使溶解，加稀硫酸 25mL，加热回流 4h，放冷，加酚酞指示液 1～2 滴，自"加氢氧化钠试液至中性"开始，同上操作。将上述结果减去单糖的含量即为香菇多糖的含量。

三、绒促性素分析

绒促性素是从怀孕 45～90d 的健康孕妇尿液中提取得到的一种糖蛋白激素。其活性采用生物检定法测定。该法是比较绒促性素标准品（S）与供试品（T）对幼小鼠子宫增重的作用，以测定供试品的效价。其方法如下。

1. 溶剂的制备

试验当日，称取牛血清白蛋白适量，加 0.9%氯化钠溶液溶解，制成每 1mL 中含 1mg 的溶液，充分溶解后，用 1mol/L 氢氧化钠溶液调节 pH 值至 7.2±0.2。

2. 标准品溶液的制备

试验当日，按绒促性素标准品的标示效价，用上述溶剂按高、中、低剂量组（d_{S_3}、d_{S_2}、d_{S_1}）配成三种浓度的稀释液，相邻两浓度之比值（r）应相等，且不得大于 1：0.5。一般高浓度稀释液可配成每毫升含 0.14～0.8U。调节剂量使低剂量组子宫较正常子宫明显增重，高剂量组子宫增重不致达到极限。稀释液置 2～19℃储存，可供 3d 使用。

3. 供试品溶液的制备

按供试品的标示量或估计效价（A_T）照标准品溶液的制备方法制成高、中、低（d_{T_3}、d_{T_2}、d_{T_1}）三种浓度的稀释液，相邻两浓度之比值（r）应与标准品溶液相等，供试品与标准品各剂量组所致反应平均值应相近。

4. 检定方法

取健康合格、出生 15～23d、或体重 9～13g、同一来源的雌性幼小鼠，一次试验所用幼小鼠的出生日数相差不得超过 3d，体重相差不得超过 3g。按体重随机分成 6 组，每组不少于 10 只。每日大致相同的时间分别给每鼠皮下注入一种浓度的标准或供试稀释液 0.2mL，每日 1 次，连续注入 3 次。于最后 1 次注入 24h 后，将试验动物处死，称体重，解剖，于阴道和子宫交接处剪断，摘出子宫，剥离附着组织，去掉卵巢，压干子宫内液，直接称重（天平精密度为 0.1mg），并换算成每 10g 体重的子宫重。按照生物检定统计法中的量反应平行线测定法计算效价及实验误差。

说明：本法的可信限率（FL）不得大于 25%。

四、肝素分析

肝素是自猪牛羊等肠黏膜提取而得的天然抗凝血物质，有抗凝血酶作用，在血液 α-球蛋（肝素辅因子）共同参与下，抑制凝血酶原转变为凝血酶。此外，还具有澄清血浆脂质、降低血胆固醇和增强抗癌药物疗效等作用。临床广泛用于各种外科手术前后防治血栓形成和栓塞，输血时预防血液凝固和作为保存鲜血时的抗凝剂。小剂量时用于防治高脂血症和动脉粥样硬化。国外用于预防血栓疾病，已形成了一种肝素疗法。肝素是 1916 年从肝脏发现，各国药典都有收载。

（一）结构与性质

肝素是一种含有硫酸酯的黏多糖，属于不均一的多糖分子。它的组分是氨基葡萄糖和两种糖醛酸，其中以艾杜糖醛酸为主，其次是葡萄糖醛酸。分子结构用一个四糖重复单位表示，见图 8-2。

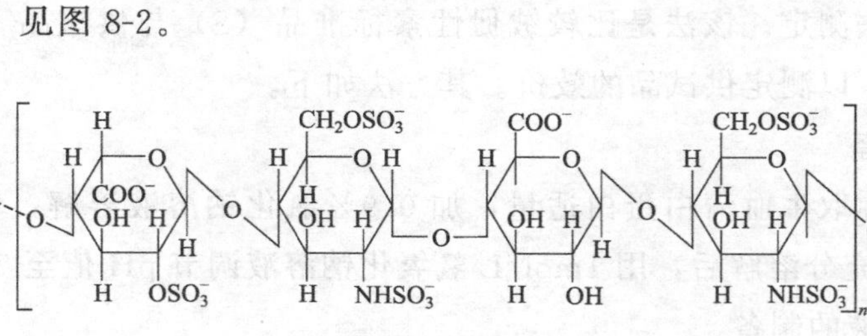

图 8-2 肝素分子结构

在 4 个糖单位中，有 2 个氨基葡萄糖含 4 个硫酸基，氨基葡萄糖苷是 α 型的，糖醛酸是 β 型的。肝素的含硫量在 9%～12.9% 之间，硫酸基在氨基葡萄糖的 2 位氨基和 6 位羟基上，分别成磺酰胺和酯。艾杜糖醛酸的 2 位羟基成硫酸酯，带有负电荷。分子呈螺旋形纤维状。

肝素为白色或灰白色粉末，无臭无味，有吸湿性，钠盐易溶于水，不溶乙醇、丙酮、二氧六环等有机溶剂。分子结构"单元"中含有 5 个硫酸基和 2 个羧基，呈强酸性，为聚阴离子，能与阳离子反应生成盐。游离酸在乙醚中有一定溶解性。比旋度 $[\alpha]_D^{20}$ 数据为游离酸（牛、猪）$+53°\sim+56°$，中性钠盐（牛）$+42°$，酸性钡盐（牛）$+45°$。在紫外 $185\sim220$nm 波长处有特征吸收峰，在 $230\sim300$nm 无光吸收。如不纯有杂蛋白存在时，则最大吸收在 $265\sim292$nm，最小吸收在 $40\sim260$nm。在红外 890cm^{-1}、940cm^{-1} 有特征吸收峰，测定 $1210\sim1150$cm^{-1} 吸收强度，可用于快速测定。

肝素的 N-硫酸基对酸水解敏感，与氧化剂反应，能被降解成酸性产物。肝素呈弱酸性，其聚阴离子与各种阳离子反应生成盐，与碱性染料反应，对染料的光吸收有影响。

（二）效价测定

肝素的效价测定方法很多，常用的有抗血凝法（见低分子肝素）、染料结合法、色原底物法等。

1. 天青 A 法

含氨基的碱性染料（天青 A、甲苯胺蓝、天青 I 等）有一定最大吸收，结合了肝素后，则最大吸收向短波移动。可使用天青 A 比色测定肝素效价。

（1）标准曲线绘制　精密量取肝素标准液（1.2U/mL）1mL、2mL、3mL、4mL、5mL，各以蒸馏水补足到 5mL，再各加巴比妥缓冲液（pH 为 8.6）1mL 及 0.1％西黄耆胶溶液 1mL，0.018％天青 A 溶液 1mL，摇匀后，于 505nm 处测吸光度。以效价单位为横坐标，吸光度为纵坐标，绘制标准曲线。

（2）供试品测定　精密称取供试品适量，按估计效价，以蒸馏水配制成 $0.5\sim1.0$U/mL 肝素溶液。取供试品溶液 5mL，按标准曲线方法测吸光度，查曲线计算效价。

2. 生色底物法

此法原理是基于肝素与抗凝酶（AT-IV）的复合物对 Xa 因子（FXa）或凝血酶有抑制作用。残余的 FXa 或凝血酶用某些生色底物测出，量与肝素呈负相关。鉴于肝素的抗 FXa 活性对抗血栓效应的重要性，《美国药典》把生色底物测定用于肝素的质量控制。

$$肝素 + AT\text{-}III \longrightarrow AT\text{-}III \cdot 肝素$$

$$AT\text{-}III \cdot 肝素 + FXa（过量）\longrightarrow AT\text{-}III \cdot 肝素 \cdot FXa + FXa（残余）$$

$$Bz\text{-}Ile\text{-}Glu\text{-}Gly\text{-}Arg\text{-}PNA + H_2O \xrightarrow{FXa} Bz\text{-}Ile\text{-}Glu\text{-}Gly\text{-}Arg\text{-}OH + PNA$$

底物 S-2222 的 C 端结合了对硝基苯胺（PNA），水解释出的游离 PNA 在波长 405nm 处吸光度很高，而本身无色的底物在此基本无吸收。

五、肝素钠分析

肝素钠是自兔或牛的肠黏膜中提取的硫酸氨基葡聚糖的钠盐，属黏多糖类物质。它的生物检定方法是比较肝素标准品与供试品延长新鲜兔血或兔、猪血浆凝结时间的作用，以测定供试品的效价。测定方法如下。

1. 标准溶液的配制

精密称取肝素标准品适量，按标示效价加灭菌水溶解，使成每毫升含 100U 的溶液。分装于适宜的容器内，4～8℃储存，如无沉淀析出，可在 3 个月内使用。

2. 标准稀释液的配制

精密量取标准溶液，按高、中、低剂量组（d_{S_3}、d_{S_2}、d_{S_1}）用 0.9％氯化钠溶液配成三种浓度的稀释液，相邻两浓度的比值（r）应相等；调节剂量使低剂量组各管的平均凝结时间较不加肝素对照管组明显延长。高剂量组各管的平均凝结时间，用新鲜兔血者以不超过 60min 为宜，其稀释一般可配成每毫升含肝素 2～5U，r 为 1：0.7 左右；用血浆者以不超过 30min 为宜，其稀释液一般可配成每毫升含肝素 0.5～1.5U，r 为 1：0.85 左右。

3. 供试溶液与稀释液的配制

按供试品的标示量或估计效价（A_T）照标准溶液与稀释液的配制法配成高、中、低（d_{T_3}、d_{T_2}、d_{T_1}）三种浓度的稀释液。相邻两浓度之比值（r）应与标准稀释溶液相等，供试品与标准品各剂量组的凝结时间应相近。

4. 血浆的制备

迅速收集兔血或猪血置预先放有 8％柠檬酸钠溶液的容器中，柠檬酸钠液与血液容积之比为 1：1.9，边收集边轻轻振摇，混匀，离心约 20min（离心力不超过 1500g 为宜，g 为重力常数），立即分出血浆，分成若干份，分装于适宜容器中，低温冻结储存，临用时置（37±0.5）℃水浴中融化，用两层纱布滤过，使用过程中在 4～8℃放置。

5. 检定方法

（1）新鲜兔血 取管径均匀（0.8cm×3.8cm）、清洁干燥的小试管若干支，每管加入一种浓度的标准或供试稀释液 0.1mL，每种浓度不得少于 3 管，各浓度的试管支数相等。取刚抽出的兔血适量，分别注入小试管内，每管 0.9mL，立即混匀，避免产生气泡，并开始计算时间，将小试管置（37±0.5）℃恒温水浴中，从采血时起至小试管放入恒温水浴的时间不得超过 3min，注意观察并记录各管凝血时间。

（2）血浆 取上述规格的小试管若干支，分别加入血浆一定量，置（37±0.5）℃恒温水浴中预热 5～10min 后，依次每管加入一种浓度的标准或供试稀释液及 1％氯化钙液（每种浓度不得少于 3 管，各浓度的试管支数相等），血浆、肝素稀释液和氯化钙溶液的加入量分别为 0.5mL、0.4mL 和 0.1mL，加入氯化钙溶液后立即混匀，避免产生气泡，并开始计算时间。注意观察并记录各管的凝结时间，将各管凝结时间换算成对数，照生物检定统计法中的量反应平行线测定法计算效价及实验误差。

说明：检定方法（1）的可信限率（FL）不得大于 10%；检定方法（2）的可信限率（FL）不得大于 5%。

六、低分子肝素分析

低分子肝素（low molecular weight heparin，LMWH 或 low molecular mass heparin，LMMH）是 20 世纪 70 年代末发展起来的一类抗血栓药物，是由肝素分级或降解而得，其平均相对分子质量一般小于 8000。《欧洲药典》（EPⅢ）和《英国药典》规定至少有 60%量的 LMWH，其相对分子质量小于 8000，并规定其抗 FⅩa 活性不得低于 70259U/mg，抗 FⅩa：抗 FⅡa 不得低于 1.5。

（一）化学结构和性质

亚硝酸解聚法得到的低分子肝素，活性组分含有 14～18 个单糖单位，有与肝素相同的重要结构成分，化学组成有硫酸基、氨基己糖、己糖醛酸等。红外吸收光谱见图 8-3，3 种 LMWH 理化分析与抗凝活性见表 8-3。

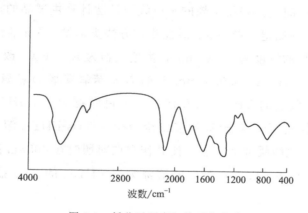

图 8-3　低分子肝素红外吸收光谱

表 8-3　3 种 LMWH 理化分析与抗凝活性

项　　目	LMWHa	LMWHb	LMWHc	低抗凝肝素
分子量/D	7100	5300	4000	11000
氨基己糖（质量分数）/%	12.20	10.04	13.23	19.62
己糖醛酸（质量分数）/%	24.85	22.17	25.36	28.40
总硫酸基（质量分数）/%	34.39	24.69	18.10	39.03
氮（质量分数）/%	2.05	1.92	2.27	2.17
磷（质量分数）/%	0.0108	0.0115	0.0119	0.0101
无机灰分（质量分数）/%	31.98	33.56	32.31	32.31
抗凝活性/(U/mg)	50.39	26.63	12.64	84.54

（二）检验方法

1. 抗 FⅩa 活性和抗 FⅡa 活性

LMWH 的体外活性测定一般包括抗 FⅩa 效价和抗 FⅡa 效价。其测定的基本原理同肝素的"生色底物法"。LMWH 的标准品采用第一次国际标准品，该标准品于 1987 年建立，是由世界卫生组织于 1986 年 12 月在第 37 次会议上通过建立的，编码 85/600，其每一安瓿装有冻干的 LMWH 钠盐 10.0mg。该标准品的生物活性由 25 个实验室，采用 6 种方法，测了 284 次而得出，每一安瓿含有 1680 抗 FXa 活性单位和 665 抗 FIIa 活性单位。LMWH 的平均相对分子质量及其分布很重要。该标准品的平均相对分子质量为 5000。相对分子质量范围在 2000～9000 者占 90%。它是由猪肠黏膜肝素通过亚硝酸控制降解法而生产的。

(1) 抗 FXa 活性测定　根据标准品的 FXa 活性和供试品的估计活性。用 pH 为 7.4 的 Tris-盐酸缓冲液分别配制 4 个浓度的系列溶液，浓度范围为 0.025～0.20U/mL。按两份平行实验共标记 16 个试管供试品标记为 T_1、T_2、T_3 和 T_4，标准品标记为 S_1、S_2、S_3 和 S_4。向每个试管中加入 1U/mL 的抗凝血酶 II 50μL，并加入一种上述稀释好的 LMWH 供试品溶液和标准品溶液。混匀后在 37℃ 保温 1min，然后向每个试管中加入牛的 FXa 溶液 100μL。准确保温 1min 后，各加入生色底物 R_1 250μL，准确反应 4min，加入乙酸 375μL 停止反应。以 pH 为 7.4 的 Tris-盐酸缓冲液作空白对照，用半微量比色皿在 405nm 波长处测定吸光度。以吸光度对标准品溶液浓度的对数作回归曲线，并用常规的平行线统计法计算供试品的抗 FXa 活性。

(2) 抗 FIIa 活性测定　抗 FIIa 活性测定方法类似抗 FXa 活性测定的步骤。所不同的是抗凝血酶 III 的浓度为 0.5U/mL，生色底物为 R_2，FXa 改为凝血酶。

生色底物 R_1 为 pH8.4、0.0005mol/L 的 N-α-苄氧羰基-D-精氨酰-L-甘氨酰-精氨酸-对硝基苯胺二盐酸盐的 Tris-EDTA 溶液；生色底物 R_2 为 pH8.4、0.0005mol/L 的 D-苯丙氨酰-哌嗪-精氨酸-对硝基苯胺二盐酸盐的 Tris-EDTA 溶液；牛的 FXa 溶液用 pH7.4 的 Tris-盐酸缓冲液配制，使其作空白对照时在 405nm 波长处吸收区的变化率每分钟不超过 0.15～0.20；凝血酶溶液为以 pH7.4 的 Tris-盐酸配制的浓度为 5U/mL 的溶液。

2. 平均相对分子质量的测定

LMWH 的相对分子质量及相对分子质量分布是一项重要指标，《欧洲药典》和《英国药典》均规定采用高效液相色谱（HPLC）法来测定，并制定了一种以肝素酶降解的 LMWH 作为相对分子质量标准品，其数均相对分子质量 $M_{na}=3700$。每瓶装有 25mg，以此为标准所测得的相对分子质量较接近于真实值。LMWH 的平均相对分子质量及相对分子质量分布范围的测定方法如下。

(1) 溶液　流动相为 pH5.0 的 2.85mg/mL 的硫酸钠溶液；相对分子质量标准品溶液和供试品溶液的浓度为 10mg/mL。

(2) 色谱条件　色谱柱为 30cm×7.5mm；填料为多孔二氧化硅珠（5μm）；理论塔板数为 2000，对蛋白质的相对分子质量分离范围为 15000～100000；流速为 0.5mL/min；检测器为紫外分光光度计（UV）和示差折光（RI）仪。

（3）测定与计算　注入相对分子质量标准品溶液 $25\mu L$，用紫外检测器（波长为 234nm）与柱的出口相连，RI 检测器与 UV 检测器出口相连，准确测出两个检测器之间的时间差，以便正确校准色谱图，校准中使用的保留时间应是来自 RI 检测器的保留时间。

首先计算 RI 与 UV_{234} 的面积比 r：

$$r = \frac{\sum A_{RI}}{\sum A_{UV_{234}}}$$

并计算因子 f：

$$f = \frac{M_{na}}{r}$$

色谱峰上任一点的相对分子质量为：

$$M_i = f\frac{V_{RI_i}}{A_{UV_{234_i}}}$$

式中　V_{RI_i}——组分 i 的洗脱量；

M_i——相应组分 i 的相对分子质量；

$A_{UV_{234_i}}$——组分 i 在紫外检测器波长 234nm 曲线下的面积。

习　题

1. 什么是糖类药物？广义的糖类药物与狭义的糖类药物有什么区别？
2. Fehling 反应的基本原理是什么？适用与哪些糖类药物的鉴别？
3. 《中国药典》规定的葡萄糖一般检查项目有哪些？如何检查？
4. 为什么要测定葡萄糖注射液中的 5-羟甲基糠醛？如何测定？
5. 葡萄糖注射液的含量测定方法：精密量取本品适量（约相当于葡萄糖 10g），置 100mL 容量瓶中，加氨试液 0.2mL，用水稀释至刻度（10% 或 10% 以下规格的本品可直接取样测定），摇匀，静置 10min，依法测定旋光度，与 1.0426 相乘，即得供试品中含有 $C_2H_{12}O_6 \cdot H_2O$ 的质量（g）。

分析：
（1）加氨试液的目的是什么？
（2）"与 1.0426 相乘"是如何得来的？
6. 多糖中单糖的定性鉴别方法有哪些？如何鉴别？
7. 多糖类药物的纯度检查项目有哪些？
8. 简述硫酸软骨素的结构和性质。
9. 简述比色法测定硫酸软骨素含量的原理和方法。
10. 肝素的效价测定方法有哪些？举例说明。
11. 肝素钠的效价测定方法有哪些？举例说明。
12. 什么是低分子肝素？简述其平均相对分子质量的测定方法。

第九章　基因工程药物质量控制

第一节　基因工程药物概述

一、基因工程与制药

　　基因工程，即 DNA 重组技术，是 20 世纪 70 年代以后兴起的一门新技术，是现代生物技术的核心，是指运用遗传学及分子生物学的理论和方法，按照人类的需要，采用 DNA 重组的方法对生物的遗传物质进行改造，从而改变生物的结构和功能，生产人类所需要的物质和产品。DNA 重组技术需要利用一系列的 DNA 限制性内切酶、连接酶等在某种生物 DNA 链上切下某个目标基因或特殊的 DNA 片段，然后根据设计要求，将其接合到受体细胞的 DNA 链上，产生重组的 DNA 分子，从而使受体细胞表现出新的功能。

　　生物技术最为活跃的研究领域是医学领域，主要集中在利用基因工程技术开发活性蛋白质和多肽类药物、酶、疫苗及单克隆抗体等，主要产品类型为疾病治疗剂、诊断试剂、预防药物与兽用治疗剂。随后，转基因动植物、基因扩增技术、蛋白质工程、抗体工程与基因治疗等新技术的发展，为医药生物技术开拓了一个新的领域。应用现代生物技术，主要是开发那些可用于治疗癌症、心脑血管疾病、艾滋病、遗传病等重大疾病而用常规方法又难于获得的药物，即生物技术药物。目前已广泛用于治疗癌症、艾滋病、冠心病、多发性硬化症、贫血、发育不良、糖尿病、心力衰竭、血友病、囊性纤维变性和一些罕见的遗传疾病。由于生物技术药物针对的适应证很难用其他方法治疗，这类药物的销售额每年以约 25％的速度增长，而传统药物的增长率只有 5％～7％。与传统制药方法相比，运用现代生物技术不仅可以开发更加精确有效、副作用更小的新药和新型疫苗，而且可以预防和治疗更多的疾病，特别是一些应用传统治疗方法无法克服的疾病。

二、主要的基因工程药物

　　目前以 DNA 重组技术为基础的生物技术成果主要有基因工程重组蛋白质或多肽

类药物、基因工程抗体和基因工程疫苗三大类。

（一）基因工程蛋白质类药物

1. 细胞因子（cytokine，CK）

分子生物学技术的发展，为细胞因子的研究提供了新的契机，目前已经有数百种细胞因子的结构和功能被阐明，有数十种重组细胞因子在进行临床研究，用于治疗肿瘤、感染、造血功能障碍等疾病。其中十多种细胞因子已经被批准作为药物正式上市，成为临床上治疗某些疑难杂症的首选药物。近年来，一些细胞因子基因治疗的研究也已进入临床。根据细胞因子的功能，可将细胞因子分为以下种类。

（1）干扰素（interferon，IFN） 根据干扰素的来源和理化特性的不同可分为 IFN-α、IFN-β、IFN-γ 三种类型。IFN-α、IFN-β 主要由白细胞、成纤维细胞和病毒感染细胞产生，以抗病毒、抗肿瘤作用为主，也称 I 型干扰素。IFN-γ 主要由活化 T 淋巴细胞和 NK 细胞产生，以免疫调节作用为主，也称为 II 型干扰素。干扰素是一类重要的抗病毒、抗肿瘤治疗药物。

（2）白细胞介素（interleukin，IL） 目前报道的白细胞介素已有 21 种，分别以 IL-1～IL-21 命名，预计还将有新的 IL 不断被发现。其主要作用是调节细胞生长分化、参与免疫应答和介导炎症反应。

（3）集落刺激因子（colony stimulating factor，CSF） 是指可刺激多能造血干细胞和不同发育分化阶段的造血干细胞增殖分化，并在半固体培养基中形成相应细胞集落的细胞因子。不同集落刺激因子作用的范围不同，主要包括粒细胞集落刺激因子（G-CSF）、巨噬细胞集落刺激因子（M-CSF）、粒细胞-巨噬细胞集落刺激因子（GM-CSF）、促红细胞生成素（EPO）、干细胞生成因子（SCF）、多能集落刺激因子（multi-CSF）等。不同的 CSF 对不同发育阶段的造血干细胞和始祖细胞起促增殖、分化的作用，是血细胞发生必不可少的刺激因子。同时，CSF 也可作用于多种成熟的细胞，促进其功能。

目前，利用基因工程技术产生的重组细胞因子作为生物应答调节剂治疗肿瘤、造血障碍、感染等疑难杂症已经收到了良好的治疗效果，成为新一代的药物。重组细胞因子作为药物有很多优越的地方。目前已经批准生产的部分细胞因子药物见表 9-1。

表 9-1 已批准上市的部分细胞因子类基因工程药物

名 称	适 应 证
IFN-α	白血病、Kaposi 肉瘤、肝炎、癌症、AIDS
IFN-β	多发性硬化症
IFN-γ	慢性肉芽肿、生殖器疣、过敏性皮炎、感染性疾病、类风湿关节炎
G-CSF	自身骨髓移植、化疗导致的粒细胞减少症、AIDS、白血病、再生障碍性贫血
GM-CSF	自身骨髓移植、化疗导致的血细胞减少症、AIDS、再生障碍性贫血
SCF	与 G-CSF 联合应用于外周血干细胞移植
EPO	慢性肾衰导致的贫血、癌症或癌症化疗导致的贫血、失血后的贫血
IL-2	癌症、免疫缺陷、疫苗佐剂
IL-11	放化疗所致血小板减少症
EGF	外用药治疗烧伤、溃疡
bFGF	外用药治疗烧伤、外周神经炎

2. 激素

基因工程类激素主要是指用基因工程的方法生产的蛋白质和多肽类激素。已经批准上市的基因工程激素类药物有重组人生长激素（rhGH）、胰岛素（insulin）、人促卵泡激素（rhFSH）等。

目前，受到广泛重视的重组激素药物还有：胰岛素样生长因子-1（IGF-1）和生长激素受体拮抗剂。IGF-1 在大多数的组织中表达，它的生物学功能可分为急性代谢胰岛素样效应和长期效应。IGF-1 有经典的胰岛素样作用，如促进氨基酸转运，促进DNA、RNA 及蛋白质的合成，促进糖的氧化和糖原合成，促进脂肪合成，抑制脂类分解等。其长期效应如促进 DNA、RNA 及蛋白质的合成，刺激软骨组织蛋白多糖的硫酸化作用等是发生在非典型的胰岛素靶细胞中。IGF-1 可以代替生长激素治疗垂体功能减退，如侏儒症。另外 IGF-1 的促进生长和低血糖等效应还可望用于治疗骨质疏松症、皮肤烧伤和糖尿病等。

3. 重组融合蛋白

应用基因工程技术，将两种蛋白质分子组成一种融合蛋白分子，这种新型的融合蛋白分子可以发挥超越其单分子的生物学活性等特性。它的研究范畴大致包括以下几个方面。

① 细胞因子间融合蛋白，这种具有双功能的融合蛋白分子，可发挥其双因子抗癌和增强免疫的综合效应，如 IFN-γ/IL-2、IFN-γ/TNF-β、IL-2/IL-6、GM-CSF/IL-3。

② 细胞因子/抗原（/抗体）融合蛋白，如 Id/GM-CSF、Id/IL-2、Id/IL-4；研究表明此种融合蛋白中的细胞因子部分可极大地提高 Id 部分的抗原性。此类产品还有GD2（抗神经节苷脂抗体）/IL-2；Ch225（EGF 受体重组鼠人嵌合抗体）/IL-2 等。

③ 细胞因子/毒素（/抑制因子）融合蛋白；如白喉毒素/IL-2、GM-CSF/LIF。

（二）基因工程抗体

基因工程抗体兴起于 20 世纪 80 年代，基于对抗体基因结构和功能的研究，结合DNA 重组技术，在基因水平上对抗体分子进行切割、拼接或者修饰，甚至人工合成后导入受体细胞表达，产生新型抗体，被称为第三代抗体。第三代抗体包括人源化鼠单克隆抗体、小分子抗体、特殊类型的基因工程抗体和人源化抗体四大类。

1. 人源化鼠单克隆抗体

鼠单克隆抗体的人源化，就是为了克服鼠源 McAb 的免疫原性而将其进行改造，使之和人体内的抗体分子具有极其相似的轮廓，从而逃避人免疫系统的识别，避免诱导人抗鼠免疫反应。在消除抗体的免疫原性的同时，要注意保持或者提高抗体的亲和力和特异性。

2. 小分子抗体

完整的抗体分子，相对分子量较大，难以穿过血管壁，影响了靶部位对其的摄取，特别是肿瘤细胞。因此对抗体分子进行改造，使之成为小分子抗体，是近几年来研究的热点。

3. 特殊类型的基因工程抗体

根据构建的方式不同，主要分为以下几种。

（1）双特异性抗体　天然的抗体分子为双价单特异性，如果对天然的抗体分子进行改造，把其他的效应物质如毒素、酶、细胞因子、受体分子通过一定方法与抗体 Fab 片段连接起来，使其既可以与靶细胞结合，又可介导其他一些效应功能，从而最大限度地杀伤靶细胞。双特异性抗体是基因工程抗体研究的重点，目前已经构建了大量的 BsAb，在基础研究、临床诊断、治疗等方面发挥了重要的作用。

（2）免疫黏连素　人细胞受体或黏附分子等基因通过一定的方式与抗体的恒定区（主要是 Fc 段）N 端连接起来，在真核细胞中表达出正确折叠的融合抗体样蛋白质分子，这种分子可同时发挥抗体的效应功能及其他效应功能。目前已经构建了 CD4、CD54、TNFR1、IL-1R、INF-γR 等免疫黏连素。

（3）催化抗体　人工设计一类新型蛋白质，使之同时具有抗体的抗原结合能力，同时具有酶的催化活性。目前利用基因工程技术，已经成功制备了这类催化抗体或抗体酶。抗体酶的高效催化特性及位点特异性蛋白裂解酶活性为临床疾病治疗提供了新的途径，并非常有可能成为肿瘤导向治疗的新方法。

4. 人源化抗体

由于鼠源性抗体治疗应用中存在着程度不同的人抗鼠抗体反应（HAMA 反应），所以寻找制备人源化抗体一直是人们努力的方向。近几年，随着分子生物学及基因操作技术的进步，人们创建了抗噬菌体抗体库技术和基因敲除、置换技术，并利用这两种技术成功制备了完全人源化的抗体片段及全抗体。

（三）疫苗

基因工程疫苗是指用重组 DNA 技术克隆并表达抗原基因，利用表达的抗原产物或重组体本身制成的疫苗。主要包括基因工程亚单位疫苗、基因工程载体疫苗、核酸疫苗、基因缺失活疫苗、蛋白质工程疫苗等 5 种。

三、基因工程药物的特点

基因工程技术的迅猛发展使得人们已经能够十分有效地生产许多以往难以大量获得的生物活性物质，利用 DNA 技术生产蛋白质药物产品由于其技术的特殊性，使得基因工程药物与传统意义上的一般药物有许多不同之处。基因工程药物是利用活细胞作为表达系统来制备产品，所获得的蛋白质是生物大分子，往往分子量较大，结构复杂。有些还含有非肽链的结构，如糖蛋白等。蛋白质具有一级结构和高级结构。蛋白质的高级结构由其一级结构决定，因此其一级结构是基础。对于基因工程产物来说，一级结构的质量控制极其重要，包括含量、纯度、等电点、分子量、肽谱、氨基酸序列和 N 端序列等。高级结构的质量控制难度较大，还在不断探索和研究中。目前基因工程的药物质量控制主要通过一级结构的质控来实现。另外，基因工程药物来源于活的生物体，如细菌和细胞，它的生产过程涉及生物材料和生物学过程，如发酵、细胞培养、分离纯化目的产物等，这些过程中容易造成蛋白质产品的变性，因此必须对原材料、培养过程、纯化工艺过程、最终产品进行全面的质量控制。

第二节 基因工程药物的质量控制

一、基因工程药物的质量要求

影响外来基因在新宿主细胞中表达的因素是复杂的，不同的培养条件与不同的提纯方法等均会影响最终产品的质量。在这个过程中会产生许多杂质，如内毒素、宿主细胞蛋白、蛋白突变体、DNA、氨基酸替代物、单克隆抗体、内源性病毒、蛋白水解修饰物等杂质。因此生物技术产品可能含有用传统生产方法不可能存在的有害物质，所以这类产品的质量控制与传统方法生产的产品有本质的差别。鉴于这类产品生产工艺的特殊性，除需要鉴定最终产品外，还需从基因的来源及确证、菌种的鉴定、原始细胞库等方面提出质量控制的要求，对培养、纯化等每个生产环节严格控制，才能保证最终产品的有效性、安全性和均一性。为此，早在 1983 年 11 月，美国 FDA 制订了"重组 DNA 生产的药品、生物制品的生产和检定要点"，1987 年 6 月欧洲共同体制订了"基因重组技术医药产品的生产及质量控制"，1988 年补充了"生物技术医药产品临床前生物安全性试验要求"，1990 年增加了"生物技术生产细胞因子的质量控制"，1990 年我国卫生部颁发了"人用重组 DNA 制品质量控制要点"、"基因工程人 α 型干扰素制备及质量控制要点"。1991 年世界卫生组织经生物检定专家委员会讨论后正式公布了"重组 DNA 生产的药品生物制品的生产和检定要点"。2000 年，经中国生物制品标准化委员会编修，国家药品监督管理局批准，10 月 1 日起颁布执行了《中国生物制品规程》。

二、重组 DNA 药物的质量控制要点

基因工程药物的安全性、有效性是关键。基因工程药物不同于一般药品，它来源于活的生物体，具有复杂的分子结构。质量控制尚无非常成熟的经验和方法，因此在生产和质量控制方面生产企业必须严格遵守已批准的 GMP 标准，对生产全过程进行全程监控。要求人员素质高，有合理的厂房，先进的仪器设备和与之相适应的各项验证、管理制度；有完善的制造、检定规程和与之相适应的各生产工序和检定方法的标准操作细则及能切实反映生产检定全过程的批记录文本；有生产和质量管理文件；有卫生管理制度，产品销售制度和原材料、包装材料管理制度以及其他与药品质量相关的文件和管理制度。只有在这些软件和硬件管理制度得到认真执行的情况下，才能最大限度地保证制品的安全和有效。

1. 原材料的质量控制

原材料的质量控制主要是对目的基因、表达载体以及宿主细胞的检查，以及使用它们时所制订的严格要求，否则就无从保证产品质量的安全性和一致性，并可能产生

不希望产生的遗传诱导的变化。

2. 培养过程的质量控制

基因工程无论是用大肠杆菌或酵母发酵，还是用哺乳动物细胞进行生产，其最关键的质量控制在于保证基因的稳定性、一致性和不被污染。

3. 纯化工艺过程的质量控制

分离纯化过程也称为生物工程下游技术，常用分级沉淀、超滤、电泳、色谱等技术，其质量控制要求能保证去除微量 DNA、糖类、残余宿主蛋白质、纯化过程带入的有害化学物质、热原或者将这类杂质减少至允许量。

基因纯化方法的设计应考虑到尽量除去污染的病毒、核酸、杂蛋白、糖及其他杂质。上样前应清洗除去热原，若用亲和色谱技术，应有检测可能污染此类外源物质的方法，不应含有可测出的异种免疫球蛋白。柱色谱配制溶液用水一律用超纯水。关于纯度的要求可视产品的来源、用途、用法而确定。纯化工艺的每一步均应测定纯度、计算提纯倍数、收获率等。纯化工艺过程中应尽量不加入对人体有害的物质，若不得不加入时，应设法除净，并在最终产品中检测残留量，应远远低于有害剂量，还要考虑到多次使用的积蓄作用。

4. 最终产品的质量控制

（1）生物学效价测定 多肽或蛋白质药物的生物学活性是蛋白质药物的重要质量控制指标。效价测定必须采用国际上通用的办法，测定结果必须用国际或国家标准品进行校正，以国际单位（U）表示或折算成国际标准单位。这样才能保证检测结果的可靠性和可比性。

（2）蛋白质纯度检查 测定目的蛋白质纯度的方案应根据蛋白质本身所具有的理化性质和生物学特性来设计。可选用的方法有 SDS-PAGE、等电聚焦、各种 HPLC 和毛细管电泳等。按世界卫生组织规定，必须用 HPLC 和非还原 SDS-PAGE 两种方法测定，其纯度都应达到 95% 以上。

（3）蛋白质药物的比活性 比活性是每毫克蛋白质的生物学活性，是重组蛋白质药物的一项重要的指标，它不仅是含量指标，也是纯度指标，比活力不符合规定的原料不允许生产制剂。蛋白质的空间结构不能常规测定，而蛋白质空间结构的改变特别是二硫键的错误配对可影响蛋白质的生物学活性，从而影响蛋白质药物的药效。

（4）蛋白质性质的鉴定

① 非特异性鉴别 根据还原型电泳的迁移率和高效液相色谱的保留时间和峰型来进行分析。

② 特异性鉴别 免疫印迹试验（Western blot），确定蛋白质的抗原性。

③ 分子量 采用还原型 SDS-PAGE 法测定，其结果应与理论值基本一致，但也允许有一定的误差范围，一般为 10% 左右。

④ 等电点 样品用等电聚焦电泳法测定等电点。

⑤ 肽图　肽图分析可以作为与天然产品或参考产品做精密比较的手段。与氨基酸成分和序列分析合并研究，可作为蛋白质的精确鉴别。蛋白质一般经蛋白酶或 CNBr 及其他试剂裂解后用 HPLC 或 SDS-PAGE 法测定。

⑥ 吸收光谱　生产过程中每批产品的紫外吸收光谱应当是一致的。

⑦ 氨基酸组成分析　采用微量氨基酸自动分析仪测定重组蛋白质的氨基酸组分，结果应与理论值一致。这在试生产的头三批或工艺改变时应该测定。

⑧ 氨基酸测序　作为重组蛋白质的重要鉴别指标，一般要求至少测定 N 端 15 个氨基酸，在中试前三批产品应该测定；C 端应根据情况测定 1～3 个氨基酸。

⑨ 免疫原性检查　大肠杆菌生产的多肽药物，即使其氨基酸序列与天然蛋白质一致，其免疫原性可因空间结构不同而高于自然提取的多肽药物。个别氨基酸的改变也可增加其抗原性，采用大肠杆菌表达体系时，大肠杆菌的氨肽酶常常不能有效地去除其产物 N 端的甲硫氨酸，因而增加其免疫原性。

(5) 杂质检测

① 蛋白类杂质　基因工程表达的蛋白为菌体总蛋白的 10%～70%，因此去除杂蛋白极其重要。精制后宿主细胞的残余蛋白应小于 1/1000。蛋白类杂质的测定主要采用免疫分析的方法，并辅助以电泳等其他检测手段对其加以补充和验证。

② 非蛋白类杂质　具有生物学作用的非蛋白类杂质主要有细菌、病毒、热原质和 DNA 这几种类型，由于它们往往在极低的水平时就可以产生严重的危害作用，因此必须加以特别控制。由于病毒和细菌等微生物比蛋白质产物要大得多，可以采用过滤方法去除。热原质和内毒素等带高电荷的杂质，可采用离子交换色谱的方法去除。洗脱液先经无菌处理，流出的蛋白质溶液也要经过无菌处理。可以用离子交换色谱、疏水色谱或者亲和色谱去除脂多糖。

由于基因工程药物的生产过程中所使用的各种表达系统中都含有大量的 DNA，尤其是哺乳动物的 DNA 带有癌基因（oncogene），当它进入人体时，理论上存在发生重组进而导致肿瘤的可能性。因此世界各国的药品管理机构都对基因工程药物中所允许的 DNA 残余量严加限定。经深入考察，WTO 和 FDA 将每一剂量中来自宿主细胞的残余 DNA 含量限定在小于 100pg。从理论上计算，即使宿主细胞 DNA 有致癌性，DNA 含量在 100pg 以下也是安全的。DNA 残余量的检测目前多采用核酸杂交，或是利用高亲和力的 DNA 结合蛋白进行测定。但是两者的效果不同。前者是针对有特异性序列的 DNA，而后者对所有序列的 DNA 都可以检出，可在建立产品纯化工艺过程中使用。而在最终产品的质控中，仍然较多地采用核酸杂交的方法，同时 PCR 的方法也被应用在质控中，用于特殊 DNA 序列的扩增，以检测是否存在某种特定的 DNA 杂质，如 HBV 和 HIV 的 DNA。

(6) 安全性试验　在 1995 年版的基础上，国家药品监督管理局于 2000 年 9 月 24 日发布了 2000 年版的《中国生物制品规程》，10 月 1 日起实施，为促进我国新生物制品的开发，提高我国生物制品质量，缩小与国外同类产品的差别，最终达到世界先进水平起到积极的推动作用。新版规程全面规范了各类制品规程框架、使用说明格式、专业术语等，并根据世界卫生组织规程要求，规范了原液、半成品及成品的制造和检定要求。新规程强调了菌、毒种及细胞库的三级管理，增加了生产设施、生产用水、原辅材料和实验动物等的基本要求。在新版规程中，基因重组乙肝疫苗、基因重组干扰素、基因重组促红细胞生成素、胰岛素和乙肝、丙肝、艾滋病等诊断试剂的标准均达到国际水准。新版规程还要求实验和生产用动物由普通动物改为清洁级等。基因工程产品的无菌试验、热原试验、安全性和毒性试验须按《中国生物制品规程》进行。

第三节　基因工程药物的检验

一、蛋白质含量测定

蛋白质含量测定的经典方法是凯氏定氮法，目前常用的蛋白质定量测定还有如下几种方法。

1. 光吸收法

由于蛋白质中含有芳香族氨基酸（如色氨酸和酪氨酸），因此蛋白质在 280nm 处有特征吸收峰，故测定 280nm 的光吸收值可以来对溶液中的蛋白质定量。最简单的是采用 280nm 光吸收为 1 时等于 1mg/mL 来计算，但是由于每种蛋白质中的芳香族氨基酸的含量不同，而且有较大的差异，因此这样的处理方法不够准确，但其测定快速、样品用量少，因此也被广泛的采用。

如果蛋白质样品中含有少量的核酸类杂质，需要应用校正公式来计算蛋白质的浓度：

$$蛋白质浓度(mg/mL)=1.45A_{280}-0.74A_{260}$$

准确的方法是用蛋白质的摩尔吸光系数计算。将纯化后的蛋白质脱盐，冻干后准确称重，溶解为 1mg/mL 的溶液，测定 280nm 的光吸收，从而得出该蛋白质的摩尔吸光系数。

2. 双缩脲法

原理是基于蛋白质的肽键具有双缩脲反应，在碱性溶液中与 Cu^{2+} 配合显蓝色。此方法不受蛋白质特异性的影响，适用于毫克级蛋白质的测定，多用于蛋白质纯化的头几个步骤的测定。

3. 福林-酚法

基于蛋白质在碱性溶液中与铜形成复合物，此复合物可以与磷钼酸-磷钨酸试剂反应产生蓝色。该方法灵敏度和准确度高，缺点是操作烦琐，而且易受到干扰因素的影响。

4. 考马斯亮蓝 G-250 法

近年来常用的方法，考马斯亮蓝 G-250 可以与蛋白质的疏水微区结合，产生特殊的蓝色。操作简单，灵敏度高，重复性好，应用广泛。

5. 2,2′-联喹啉-4,4′-二羧酸法（BCA 法）

本法系依据蛋白质分子在碱性溶液中将 Cu^{2+} 还原为 Cu^+，2,2′-联喹啉-4,4′-二羧酸法（BCA 法）与 Cu^+ 结合形成紫色复合物，在一定范围内其颜色深浅与蛋白质浓度呈正比，以蛋白质对照品溶液作标准曲线，采用比色法测定供试品中蛋白质的含量。

二、蛋白质的纯度测定

蛋白质的纯度一般指是否含有其他杂蛋白，而不包括盐、缓冲液离子、十二烷基磺酸钠（SDS）等小分子在内，而对于基因工程产品，根据《中国生物制品规程》，要求考虑上述小分子。

目前常用的测定蛋白质纯度的方法如下。

1. 聚丙烯酰胺凝胶电泳（PAGE）

聚丙烯酰胺凝胶电泳具有较高的分辨率和灵活性，广泛地应用在蛋白质的分离和分析中。聚丙烯酰胺凝胶是由丙烯酰胺（Acr）和亚甲基丙烯酰胺（Bis）经过四甲基乙二胺（TEMED）和过硫酸铵催化共聚而成。根据不同的需要，凝胶的孔径可以在一个较宽的范围内变化。改变凝胶和缓冲液的某些成分，就可以按照不同的分离机制进行。聚丙烯酰胺凝胶电泳包括还原和非还原条件下的试验，同时要用标准分子量的蛋白质做对照。电泳结束后应采用灵敏的染色方法，例如银染法，可检测出微量的蛋白质并测定出分子量。同时可以检测出其他非蛋白杂质，如糖、核酸及脂类等。在聚丙烯酰胺凝胶电泳中最常用的是 SDS-PAGE，它被广泛应用于蛋白质纯度鉴定和分子量测定中。

2. 等电聚焦（IEF）

等电聚焦（IEF）技术是一项应用广泛的蛋白质分析和制备技术。与常规电泳不同之处在于蛋白质是在载体两性电解质形成的一个连续而稳定的线性 pH 梯度中进行电泳。通常采用的载体两性电解质是脂肪族多氨基多羧酸（或磺酸型、羧酸和磺酸混合型），其在电泳中形成的 pH 范围有 3～10、4～6、5～7、6～8、7～9 和 8～10 等，适用于大多数蛋白质等电点的测定。

等电聚焦电泳时，形成正极为酸性、负极为碱性的 pH 梯度。当某种蛋白质样品置于负极端时，因为 pH＞pI，蛋白质带负电，电泳时向正极方向移动；随着移动的继续，由于 pH 逐渐下降，蛋白质分子所带的负电荷逐渐减少，蛋白质分子移动速度也随之变慢；当移动到 pH＝pI 时，蛋白质所带的净电荷为零，蛋白质即停止移动。当蛋白质样品置于阳极端时，会得到同样的结果。因此在进行等电聚焦时，可以将样品置于任何位置，得到的结果相同，蛋白质会聚集于相应的等电点的位置，形成一个很窄的区带。因此等电聚焦不仅可以获得不同种类蛋白质的分离纯化效果，而且同时可以得到蛋白质的浓缩效果。在等电聚焦中蛋白质区带的位置是由电泳 pH 梯度的分布和蛋白质的 pI 决定的，而与蛋白质分子的大小和形状无关。一般蛋白质的等电点分辨率可达 0.01pH 单位。

3. 毛细管电泳（HPCE）

毛细管电泳是基于电泳的高分辨率机制和色谱的仪器自动化概念而诞生的，具有两者的优越性，具有分辨率高、分析速度快、消耗样品少、灵敏度高、操作简单、分离模式多样、不使用毒性强的有机溶剂等优点。毛细管电泳是在内径为 $25\sim100\mu m$ 的石英毛细管中进行电泳，毛细管中填充了缓冲液和凝胶。由于毛细管内径细，因此相对于平板电泳表面积与体积比大，电泳过程中产生的热量易于扩散。另外，电泳的电阻相对大，即使选用较高的电压（可高达 30kV）仍可维持较小的电流。毛细管电泳通常在高电压下进行，可以缩短分析时间，提高分辨率。

4. 高效液相色谱（HPLC）

用来鉴别蛋白质和肽的纯度，高效，快速。

除了上述的鉴别蛋白质纯度的方法以外，还有末端分析法、质谱法等都可以对基因工程产物进行纯度的鉴定。

三、蛋白质的分子量测定

1. SDS-PAGE 法

实验室常用的蛋白质分子量的测定方法是 SDS-PAGE。在 SDS 存在下，蛋白质表面带有大量负电荷，呈杆状分子，在这种情况下，不是根据蛋白质的电荷而是根据蛋白质的分子形状和大小来进行分离。样品用量为 $0.1\sim1\mu g$，这种方法误差为 5%～10%，操作简便。由于 SDS 同时是一种蛋白质变性剂，因此测定出的是蛋白质亚基的分子量。

2. 凝胶过滤法

凝胶过滤法测定的是完整蛋白质分子量，因此同时采用 SDS-PAGE 和凝胶过滤测定同一种蛋白质的分子量，可以方便地判断样品蛋白质是否是寡聚蛋白质。

3. 毛细管电泳法

用于精确测定蛋白质的分子量，仅需要纳克量。分辨率和准确性比 PAGE 方法好。

4. 质谱法

20 世纪 20 年代初，质谱应用于测定分子量，近年来，高分辨率的磁质谱可精确测定相对分子质量 2000 以下的多肽。电喷雾质谱可以用于测定相对分子质量为 1 万～20 万的蛋白质，而且只需要皮摩尔量的蛋白质样品。

四、蛋白质等电点的测定

蛋白质的等电点可以用等电聚焦法来测定，同时又可以检验蛋白质的纯度。在不同研究小组测定蛋白质等电点的时候，会发现一种蛋白质的等电点有所差异，理论上说，一种蛋白质只有一个等电点，这可能是由于蛋白质空间构象不同引起的。

五、氨基酸组成分析

1. 水解蛋白质或者多肽

这是分析氨基酸组成的第一步，常规方法是用 5.7mol/L 盐酸将蛋白质在 110℃ 水解 24h，将肽键破坏，将蛋白质水解成游离的氨基酸。除了酸水解外，还可以用碱水解和酶水解法。

2. 氨基酸分析方法

氨基酸分析分为柱后反应法和柱前衍生法两大类。柱后反应法是将游离氨基酸（aa）经过色谱柱分离后，各种氨基酸与显色剂，例如茚三酮、荧光胺、邻苯二甲醛（OPA）作用，这种方法比较稳定，容易定量和自动化操作；不足之处在于检测灵敏度不高，分析时间长。另一种方法是将氨基酸和化学偶联试剂反应，产生氨基酸的衍生物，然后再用色谱柱将各种衍生物分离，直接检测衍生物的光吸收或荧光反射，此法可检测（OPA-aa）、苯氨基硫甲酰氨基酸（PTC-aa）、苯乙内酰硫脲氨基酸（PTH-aa）、4-二甲氨基偶氮苯-4′-磺酰氨基酸（DABS-aa）、丹磺酰氨基酸（Dansyl-aa）和 DABTH-氨基酸，分析灵敏度高，可利用 HPLC 进行氨基酸分析；缺点是有的衍生物不稳定，衍生试剂可能干扰氨基酸的检测。

（1）茚三酮法　茚三酮在弱酸溶液中与 α-氨基酸反应，生成蓝紫色的物质，最大光吸收在 570nm；茚三酮和脯氨酸、羟脯氨酸形成黄色产物，在 440nm 检出。灵敏度可达 100pmol。但茚三酮试剂容易氧化，必须隔绝空气避光保存；试剂本身黏性大，需要有个柱后混合器才能与氨基酸反应，对仪器要求高。

（2）荧光胺法　为柱后反应，荧光胺能在室温下迅速和一级胺发生反应，产物的荧光激发波长是 390nm，发射波长是 475nm。

（3）邻苯二甲醛法　为柱后反应，OPA 在还原剂巯基乙醇存在下，和氨基酸反应产生很强荧光的异吲哚衍生物，反应迅速，1min 可完成。反应产物的激发波长在 340~360nm，发射波长 455nm。灵敏度高于茚三酮法，缺点是不能检测次级氨基酸。

（4）PTC-aa 分析法　属柱前衍生法，原理是基于 Edman 降解法测定蛋白质的一级结构。异硫氰酸苯酯（PITC）可以在碱性条件下和氨基酸反应，产生 PTC-aa，在酸中极其稳定，在 254nm 检出，灵敏度和荧光胺法、邻苯二甲醛法相同。缺点是操作麻烦，水和盐的副反应敏感，要求较高的操作技术。

（5）Dansyl-Cl 法　Dansyl-Cl 是一种荧光试剂，能与所有的氨基酸柱前反应形成高稳定性的荧光产物。

六、部分氨基酸序列分析

蛋白质序列测定有两个关键步骤，首先将氨基酸一个一个依次从蛋白质或者多肽的末端切割下来，然后在氨基酸残基上衍生一个生色基团，通过高效液相色谱进行分离测定。

1. N 端氨基酸分析

目前 N 端测序在自动氨基酸测序仪上进行，其基本原理就是 Edman 法。异硫氰酸苯酯（PITC）可以在碱性条件下和氨基酸反应，产生 PTC-aa。蛋白质或者多肽和 PITC 反应，只有 N 端氨基酸的 PTH 衍生物释放出来，而原来的多肽少了 N 端的一个氨基酸，可以进行下一轮的与 PITC 的反应，如此循环进行该反应，就可以从肽链的 N 端开始逐步测定出氨基酸的序列。前面结合 HPLC 的自动氨基酸测序仪已经得到广泛的应用。通常采用 C_{18} 的反相柱进行分离。

测定基因工程产物 N 端 15 个氨基酸序列，可以很大程度上排除蛋白质混淆的可能，因为两种不同蛋白质 N 端 15 个氨基酸序列完全一致的可能性是很小的。

2. C 端氨基酸分析

虽然建立在 Edman 化学法的自动 N 端测序技术日趋成熟，但是仍然有不少问题需要借助 C 端测序分析来解决。C 端测序尤其适用于基因重组蛋白质是否正确表达的检定、大规模生产时的质量控制、N 端封闭蛋白质的分析以及 DNA 探针的设计。

经典的 C 端测序是用羧肽酶的方法，但是不同的羧肽酶对个别氨基酸残基有选择性，使用时仍有一定困难。目前 C 端测序的方法有了新的进展，除了用原子快速轰击与质谱和核磁共振联用外，主要开展了类似 N 端测序的化学方法，并实现了自动化。采用化学试剂与蛋白质或者多肽的 α-羧基反应，反应后的 C 末端衍生物被切割下来，通过 HPLC 分离鉴定。开始时先对 C 端进行活化，并修饰 Asp 和 Glu 侧链的羧基，以及 Thr 和 Ser 侧链的羟基。然后进行循环的烷基化和裂解步骤，逐个将 C 末端的氨基酸测定出来。目前，C 端测序技术已经初步成熟，并开始发挥作用，但其反应效率与 N 端 Edman 降解测序法仍然有一定差距，还需要解决一些问题，包括如何提高反应的产率，如何改善苏氨酸（T）、丝氨酸（S）、天冬氨酸（D）、谷氨酸（E）几种氨基酸的测定，以及如何解决脯氨酸（P）终止测序的问题。

七、肽图分析

肽图是控制基因工程药物一致性的一个重要手段。肽图分析是根据蛋白质分子量大小以及氨基酸组成特点，使用专一性较强的蛋白水解酶作用于特殊的肽链位点，将蛋白质裂解成较小的片段。通过一定的分离检测手段形成特征性的指纹图谱。肽图分析对于蛋白质结构研究和特性鉴别具有重要意义，已经成为许多基因工程药物产品质量控制的重要方法。图 9-1 是修饰干扰素制品胰酶裂解后的肽图。

在该反应条件下，胰蛋白酶可以将干扰素分子裂解成多个小片段，经 C_{18} 柱分离后可以得到约 30 个左右的流洗峰，有近 20 个主峰。通过与修饰的干扰素标准品比较，胰蛋白酶裂解后的色谱图一致。通过反复测定，同一批样品的流洗图谱应保持一致，主峰的位置和保留时间相同。

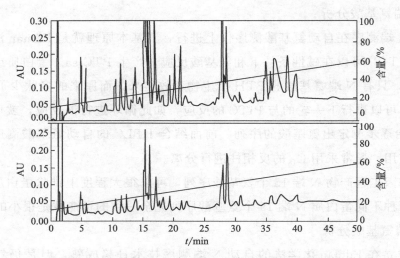

图 9-1　化学修饰后的干扰素分子的胰蛋白酶裂肽图

八、质谱分析

质谱技术（MS）广泛应用于蛋白质的纯度鉴定、分子量测定、序列测定、肽谱分析、二硫键测定、乙酰化分析、糖基化分析等研究中。MS 联用是将 HPLC、HPCE 等分离技术与 MS 检测技术结合起来进行检测的现代分析方法。质谱技术在蛋白质领域有着广泛的应用。

1. 快原子轰击质谱技术（fast atom bombardment，FAB）

20 世纪 80 年代发明，并成功测定了一个 26 肽的结构，使得质谱技术真正应用到蛋白质领域。它是用一种快速原子轰击被分散在高沸点溶剂（如甘油）中的待测化合物，快原子的产生是通过电离惰性气体（如 Ar、Xe 或 He）产生较大的动能，大量的动能以各种形式消散，其中的一些能量导致样品的挥发和离解，从而产生分子离子。FAB 质谱法要求简单，灵敏度高，产生的分子离子非常稳定，不易裂解，是准确测定多肽分子量的有效方法。可应用于一些较复杂的混合物，测定其中各组分分子量。但是，由于 FAB 质谱无法获得碎片峰，因此无法测定多肽序列。为此，应用了另外一种串联质谱技术（tandem mass spectrometry，MS/MS）技术。MS/MS 是把从 FAB 出来的分子离子和惰性原子再次轰击，从而得到一张碎片图谱。这样，对于一些蛋白裂解的多肽碎片，可从 MS/MS 上得到分子量和序列信息。可以将 FAB 和 MS/MS 联合使用，分析一些较复杂的多肽混合物。

2. 电喷雾质谱技术（electrosprary ionization，ESI）

这是靠强的电场使分子电离。样品溶液以很低的流速（1～20μL/min）从毛细管流出，在毛细管两端加一个高电压（1～5kV），使毛细管柱头的液体雾化成很细的带电液滴，这种带电液滴在逆向的干燥气流（一般为氮气）中开始挥发，产生爆裂现象，形成一些更小的小液滴，这些小液滴又开始挥发，再次发生爆裂，这个过程一直进行下去，直到液滴变得很小，此时液滴表面形成非常强的电场，足以从液滴中解析出分子离子并使其进入周围气体中。对于生物大分子，在 ESI 谱上出来的往往是一组带不同电荷的分子离子峰，根据每个峰的质荷比以及电荷数就可以算出分子量。

3. 基质辅助激光解吸质谱（matrix assisted laser desorption ionizaoon，MALDI）

利用激光脉冲辐射分散在底物中的样品，使其解析成离子，根据不同质荷比离子到达检测器时间的不同形成一张完整的质谱图。这项技术的关键是找到合适的基质，要求与分析样品不起化学反应、需要较低的蒸气压、能促进离子化等，常用的基质是尼古丁酸或其同系物，如肉桂酸衍生物、苯甲酸衍生物和芥子酸等。

ESI 和 MALDI 质谱都可以产生稳定的分子离子峰，因此是测定生物大分子分子量的有效方法。例如，长效干扰素的相对分子质量测定中，首先用 SDS-PAGE 法测定样品的相对分子质量，由于干扰素分子结合了非蛋白类的化学物质，使之在电场中的特性发生了改变，因而未能测出。为此，采用 MALDI 质谱来测定修饰的干扰素分子的大小，测得相对分子质量为 63057.6，见图 9-2。揭示干扰蛋白质分子与大分子化合物结合后，使原相对分子质量增加了约 2 倍。测定结果未见明显的杂质峰，提示该制品的纯化工艺合理，可以将未修饰的干扰素分子和未结合的修饰分子除掉。

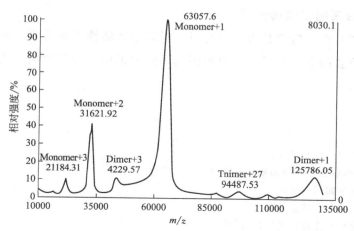

图 9-2　基质辅助激光解吸飞行时间质谱法
测定长效干扰素的相对分子质量图谱

质谱可以测定一个未知蛋白质或者不纯蛋白质的各个组分的分子量（分子量可以高达几十万甚至几百万），同时可以测定出较复杂的蛋白质裂解的每个肽片段的分子量及其序列，成为蛋白质一级结构测定中的重要手段之一。其分析快速、灵敏、微量。另外，质谱技术可以解决一些用经典的蛋白质结构测定方法难以解决的问题，如对于 N 端封闭的肽和环肽样品，一些难以提纯的肽或蛋白质样品，质谱都可以测定其结构。

九、核磁共振技术

第一个生物分子的核磁共振谱（NMR）于 1957 年发表，提供的是多肽和蛋白质的氨基酸组成。近年来，核磁共振技术无论在仪器还是实验技术方面都有了巨大的进步，灵敏度和分辨率都有了很大的提高，出现了二维、三维乃至四维 NMR 技术，提供了生物大分子的三维结构信息、局部结构以及构象动力学方面的信息，在结构生物学方面有着重要的贡献。此外，NMR 技术还可以应用到鉴定蛋白质分子中某些原子与配体中某些原子间的相互接触，研究大分子之间以及它们与小分子之间相互作用和分子识别。应用 NMR 技术鉴定蛋白质结构是一个十分漫长而复杂的过程，大致分为 5 个步骤：研究样品的选择和制备、NMR 数据的采集与数据处理、质子自旋系统的识别与信号归属、决定结构约束因子和分析规则二级结构、计算出符合约束因子的三维结构和进行结构精修。

十、双相电泳技术

双相凝胶电泳即等电聚焦/SDS-聚丙烯酰胺电泳（IEF/SDS-PAGE）。双相凝胶电泳的分离系统应用了蛋白质分子的两个特性对其进行分离，第一相是根据不同蛋白质分子所带电荷量的差异，用等电聚焦技术分离蛋白质；第二相是根据不同蛋白质分子量大小的不同，与 SDS 结合后在聚丙烯酰胺凝胶中迁移的速度不同，达到分离蛋白质的目的。

十一、蛋白质的二硫键分析

基因工程产品的二硫键是否正确配对，对其生物活性至关重要。不同的蛋白质分子鉴定二硫键位置的方法各异，可以根据其不同的蛋白质分子的结构及性质设计鉴定方法。

习　　题

1. 简述基因工程药物的特点。
2. 重组 DNA 药物质量控制的要点有哪些？如何控制？
3. 蛋白质的纯度如何测定？
4. SDS-PAGE 法的基本原理是什么？
5. 氨基酸的分析方法有哪些？如何分析？

第十章 生物药物的现代分析方法与检验技术

知识要点

1. 了解毛细管气相色谱法、手性药物的液相色谱分析法和毛细管电泳法；

2. 了解近红外分光光度法、核磁共振光谱法的原理和应用；

3. 了解气相色谱-红外光谱联用技术、气相色谱-质谱联用技术、液相色谱-质谱联用技术和液相色谱-核磁共振联用技术的方法和应用。

当前，生物药物分析的发展趋势主要是新方法和新技术的应用。在力求提高准确度的基础上向微量、快速的仪器分析和自动分析方向发展。随着仪器分析和现代生物技术的发展，它们在生物药物分析中应用越来越多。近年来，医药科学研究和生物化学及生物药物的迅速发展，对生物分析提出了新的要求，随着边缘学科的相互渗透，分析任务的扩大和复杂化以及分析技术的不断发展，生物药物分析有了新的进展。开发生物技术制品的分析方法，以尖端方法作结构、纯度及效价测定更为普遍。

我国的生物药物分析研究随着现代分析技术的进步而发展，结合我国的用药实际而展开，用于生物药物分析的现代技术和方法日益增多，所用仪器类型日趋先进。尤其是色谱及其各种联用分析技术的应用在生物药物分析中所占比例越来越大，使常规生物药物分析方法更加准确、简便和自动化；对生物药物的体内分析方法更加趋向于灵敏、微量、专属和快速。目前，高效液相色谱、毛细管电泳、免疫分析法等已成为体内药物分析的主要研究手段，与世界先进水平相近。基质辅助激光解吸电离飞行时间质谱对大分子药物特别是当前基因工程药物的应用，迅速有效。

第一节 生物药物现代色谱法及其应用

色谱分析是目前最活跃的分析化学分支学科之一，在生物药品质量控制领域的应用日益普遍，如各种分离机理的高效液相色谱法（HPLC）分析各种氨基酸、多肽、蛋白质、核苷酸与多糖等的含量、分子量及其有关物质；高效毛细管电泳法（HPCE）提高了电泳方法的自动化水平，在方法学研究方面不断深入。随着新型色谱柱和固定相的制备、色谱和毛细管电泳仪器的完善以及固相微萃取等样品处理方法的引入，其解决问题的能力日益增强，应用范围也不断扩大。

一、毛细管气相色谱分析法

毛细管气相色谱法是 Golay 于 1957 年提出的，至今已有 40 多年的历史。毛细管柱和填充柱的主要区别在于毛细管柱一般是不装填充剂的空心柱，又称开管柱，固定液相是涂渍或固定化在柱管内壁上的。这种开管柱的渗透性很高，固定液量很少，这就使毛细管柱具有柱效高、吸附性小、柱流失少、分离温度低和分析速度快的优点。

1. 色谱柱类型

（1）普通开管柱 毛细管柱常为 FSOT 柱，大部分柱内径为 $0.2\sim0.53$mm，柱长为 $5\sim60$m。非极性固定相液膜厚可达 5μm，一般液膜厚 $0.1\sim1.0\mu$m，有时被化学键合至惰性管壁上。按固定液涂布方式的不同，常有如下类型：①壁涂开管柱（WCOT 柱）；②多孔层开管柱（PLOT 柱）；③载体涂渍开管柱（SCOT 柱）。

（2）微内径开管柱 柱内径小于 100μm，通常为 50μm。

（3）大内径开管柱 柱内径为 0.32mm，甚至达 0.53m；固定液膜厚度 1μm 或 5μm。

2. 进样方式

毛细管气相色谱法的应用日益广泛。由于柱系统特性的不同（如内径、膜厚、样品容量、载气的种类和线速等）以及样品性质的差异（如组分的浓度范围、温度范围和稳定性等），需要采用不同的进样方式。

（1）分流进样 分流进样用于分析样品浓度高、各个组分的浓度相近的混合物。样品进入气化室后，被气化的样品按一定比例分成两部分，大部分放空，仅小部分进入色谱柱。

（2）不分流进样 样品注入后，在气化室中气化，但在开管柱入口端再度冷却，以液体捕集，并保持冷却；然后快速加热色谱柱进行"再进样"。

（3）柱头进样 这是一种针对分流和不分流进样的缺点而设计的进样方式。一般采用冷态柱头进样。可以将液态样品注入色谱柱内，对于挥发度范围宽的样品，可得最佳重复性和精密度。但由于有严格的技术要求，在实际使用中不太方便。

（4）直接进样 直接进样是指样品在进样器中快速蒸发进样的方法。

二、手性药物的液相色谱分析法

1. 概述

临床应用的手性药物，除天然和半合成药物外，人工合成的含手性的药物仍以外消旋体供药为主，约占全部合成手性药物的 87％以上。而近 20 年以来随着药学研究工作的深入，已表明药物对映体具有不同的药动学和药效学，如 D-天冬素是甜味，而 L-天冬素则是苦味；而且毒性也存在差别。由此可见，建立和发展快速而灵敏的分离（或拆分）和测定对映体药物的方法是十分重要和必要的。

2. 手性药物拆分方法与机理

对映体化合物之间除了对偏振光的偏转方向恰好相反外，其理化性质是完全相同的，因而难于分离。20 世纪 80 年代初，随着大量商品化 HPLC 用手性固定相（CSP）的问世以及对手性识别机理较深入的认识，HPLC 法已迅速、广泛地应用于药物对映体的分离和测定。

不管哪一种色谱，为了使对映体转化为化学和物理化学性质不同的非对映体，都宜提供一种手性源，使待拆分的对映体（样品）、手性作用物（比如固定相）和手性源之间形成一个非对映异构分子的配合物。

1950 年 Dalgliesh 采用纸色谱拆分了手性药物芳族氨基酸，由此提出三点接触的理论概念。在其后的 20 年中，用该法分离其他 DL-氨基酸取得了极大成功。这就是在对映体拆分理论中颇为流行的"三点手性识别模式"。Dalgliesh 认为至少要有三个作用力，其中一个要有立体选择性，可以是吸引的，也可以是排斥的。这些相互作用可以是氢键、偶极-偶极作用、π-π 作用、静电作用、疏水作用或空间作用。

3. 手性 HPLC 拆分法分类

由于 D-型和 L-型对映体的物理性质完全相同，难以在普通固定相上分离，只能在手性固定相上才能获得拆分；如果利用对映体分子中的反应基团与某一光学纯试剂反应形成了非对映光学异构体混合物，其物理性质就有较大的差异，因而可在普通固定相上实现分离。

因此，手性 HPIC 拆分法通常分为直接法和间接法两大类。对映体混合物以手性试剂作柱前衍生，形成一非对映异构体对，然后以常规（偶尔也见手性）固定相分离，称为间接法，也称手性衍生试剂（CDR）法；未作上述处理，使用手性流动相（CMP）或手性固定相（CSP）拆分者即是直接法。其共同特点是，均以现代 HPLC 技术为基础，并引入不对称中心（或光活性分子）；不同的是 CDR 法是将其引入分子（溶质）内，而 CMP 和 CSP 则引入分子间。

引入手性环境使对映异构体间呈现物理特征的差异是手性 HPLC 进行光学异构体拆分的基础。

（1）柱前手性衍生化法　对映异构体与手性试剂反应，如醇类与手性酸或酰氯酯化，胺类或氨基酸与手性异硫氰酸酯类或硫脲等反应，其产物为相应的非对映异构体对，所以也称为非对映异构化衍生。

柱前衍生化的方法是当前手性药物拆分尤其是生物样品中药物对映体分离和测定的常用方法。常用的手性衍生试剂有羧酸衍生物类、胺类、异硫氰酸酯、异氰酸酯类、萘衍生物类、光学活性氨基酸类及固相衍生化试剂等。

（2）手性流动相拆分法　手性流动相（CMP）拆分法也称手性洗脱法或手性流动相添加剂法。它与手性衍生化法不同之处在于不必事先将样品制备成衍生物，而只需将手性试剂加入流动相中，手性添加剂与样品所形成的各种手性配合物虽然不及 CDR 法那样牢固，然而它所依据的手性识别作用和配合物的非对映异构性质却基本类同。

常用的手性添加剂如下。

① 配基交换型手性添加剂（CLEC）　在 CLEC 中，手性配基多为光活性氨基酸或其衍生物。

② 环糊精类添加剂（CD）　常用的 CD 主要为 β-CD、γ-CD 和新型改性 CD。

③ 手性离子对络合剂（CIPC）　常用的手性离子对络合剂有（＋）-10-樟脑磺酸，奎宁和奎尼丁等。

（3）手性固定相拆分法　手性固定相拆分法中，采用手性固定相和非手性流动相添加剂，手性固定相直接与药物消旋物相互作用，其中一个生成不稳定的短暂的对映体复合物，造成在色谱柱内保留时间的不同，从而达到分离的目的。目前，HPLC 商品化手性固定相已有上百种，根据固定相材料的不同，可分为蛋白质类、氨基酸类、纤维素类、环糊精类、聚酰胺类、聚氨酯类等，其中最常用的有环糊精手性固定相和蛋白质手性固定相。此外，人们习惯于将 Pirkle 实验室研制的固定相称为 Pirkle 型手性固定相。

4. 应用

手性流动相拆分法示例：配基交换型手性添加剂 HPLC 法拆分 DL-色氨酸。

L-色氨酸是人体中 8 种必需氨基酸之一，临床上主要用于蛋白质营养不良和抢救危重患者。生产上，大多用 DL-色氨酸通过酶法拆分制得 L-色氨酸，若拆分不完全，则可能会带进其对映体杂质 D-色氨酸。采用配基交换手性流动相添加剂 L-苯丙氨酸-Cu^{2+} 进行手性分离，可以快速而简便地拆分 DL-色氨酸，而且可用于 L-色氨酸中对映体杂质 D-色氨酸的限量检查。

其色谱条件如下：

色谱柱　Zorbax　ODS(250mm×4.6mm)；柱温 50℃。

流动相　含有 0.15％ L-苯丙氨酸及 0.11％硫酸铜（$CuSO_4 \cdot 5H_2O$）的水溶液（以 0.05mol/L 硫酸液调 pH 至 3.0）：甲醇（9：1）（流动相中 L-苯丙氨酸及硫酸铜浓度分别为 0.008mol/L 和 0.004mol/L）；流速 1mL/min。

检测波长　280nm。

灵敏度　0.08AUFS。

纸速　2.5mm/min。

分离图谱参见图 10-1。

三、毛细管电泳分析法

1. 简介

毛细管电泳（CE）是以弹性石英毛细管为分离通道，以高压直流电场为驱动力，依据样品中各组分之间淌度和分配行为上的差异而实现分离的电泳分离分析方法，是 20 世纪 80 年代初发展起来的一种高效、快速的分离分析技术。在生物药物分析中有

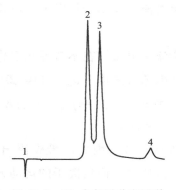

图 10-1　DL-色氨酸分离图谱

1—溶剂；2—D-色氨酸（t_R：15.01min）；3—L-色氨酸

（t_R：17.367min）；4—未知杂质峰（t_R：27.432min）

着重要的应用与发展前景。

HPCE 是经典电泳技术和现代微柱分离相结合的产物。它结合了电泳的分离原理、毛细管气相色谱的高效毛细管柱技术以及高效液相色谱的高灵敏检测技术三者的优势，将传统电泳移植到具有良好散热效应和抗对流功能的细内径毛细管内，使电泳迁移和色谱分配在一个仪器装置中同时实现，因而成为当今能够和 HPLC 相媲美的高效、快速现代液相分离、分析新技术。与 HPLC 相比，均为液相分离技术，都有多种分离模式，且仪器操作可自动化；但遵循不同的分离机理。在很大程度上，HPCE 和 HPLC 互为补充。

体内药物分析中，HPCE 法和 HPLC 法各有特点，各有所长，两者的比较见表 10-1。

表 10-1　HPCE 法和 HPLC 法比较

比 较 项 目	HPCE 法	HPLC 法
柱效	高（10^5 理论塔板数）	中等（10^3 理论塔板数）
进样体积	小（纳升级）	大（微升级）
样品要求	可直接分析不净洁样品	样品基质必须较为干净
适用样品	理化性质差异大的物质可同时分析	每种柱子只适于性质相近的药物
清洗	CE 管极易冲洗	色谱柱不易清洗
新技术开发	开发新方法较快	开发新方法较慢

2. 主要分离模式

采用 CE 作为药物分离的手段时，首先需要判断待分离物质的存在状态，从而选择不同的分离模式。

（1）毛细管区带电泳（CZE）　又称毛细管自由电泳，CZE 是毛细管电泳中最基本、应用也最广泛的一种分离模式，主要用于以离子状态存在的样品。

在电解质溶液中，带电粒子在电场作用下，以不同速度向其所带电荷相反方向迁移，产生泳流。HPCE 通常采用的是石英毛细管柱，在一般情况下（pH＞3），内表面带负电，和溶液接触时形成了一双电层。在高电压作用下，双电层中的水合阳离子整体地朝负极方向移动，产生渗流。在不少情况下，电渗流的速度是泳流速度的 $5 \sim 7$ 倍。

既然同时存在着泳流和渗流，那么，在不考虑相互作用的前提下，粒子在毛细管内电解质中的运动速度应当是电泳流速度（v_{ep}）和电渗流速度（v_{eo}）的矢量和，即

$$v = v_{ep} + v_{eo} = (\mu_{ep} + \mu_{eo})E$$

式中，E 为电场强度；μ 为淌度。

正离子的运动方向和电渗流一致，因此应最先流出；中性粒子的电泳流速度为"零"，其移动速度相当于电渗流速度；而负离子的运动方向和电渗流方向相反，但因电渗流速度一般都大于电泳流速度，故它将在中性粒子之后流出，从而因各种粒子移动速度不同实现了分离［见图 10-2(a)］。

电渗是 HPCE 中推动流体前进的驱动力，它使整个流体像一个塞子一样以均匀的速度向前运动，整个流形呈近似扁平形的"塞子流"，使溶质区带原则上在毛细管内不会扩张。而在 HPLC 中，采用的压力驱动方式使柱中流体呈抛物线形，其中心处速度是平均速度的 2 倍［见图 10-2(b)］，导致溶质区带本身扩张，引起柱效下降。因此，HPLC 分离效能不如 HPCE。为了降低电渗流和吸附现象，可将毛细管内壁涂层。

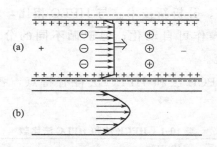

图 10-2　电渗流流型与压力驱动流型的比较
(a) 毛细管中电渗流呈"塞子流"流型；
(b) HPLC 柱中压力驱动呈抛物线流型

(2) 毛细管等电聚焦（CIEF）　CIEF 即是在毛细管里进行等电聚焦。采用两性电解质混合物作为载体电解质。分离的基本原理是基于两性电解质（两个电极槽中分别为酸和碱）加高电压后迁移造成的 pH 梯度，由此可以使蛋白质根据它们不同的等电点达到分离。即具有一定等电点的蛋白质顺着这一梯度迁移到相当于其等电点的那个位置，并在此停下，产生非常窄的聚焦带，并使不同等电点的蛋白聚焦在不同位置上。CIEF 有极高的分辨率，通常可以分离等电点差异小于 0.01pH 单位的两种蛋白质。

3. 应用

(1) 在氨基酸、肽及蛋白质分析中的应用　由于只有少数几种氨基酸在紫外范围内有吸收，所以对氨基酸分析的主要问题在于检验方式。虽然也有报道用间接紫外、

间接荧光、间接电化学检验器测定未衍生化的氨基酸，但最灵敏的方法是采用荧光试剂将氨基酸衍生后再进行分离测定。已报道的衍生试剂有丹磺酰氯、乙内酰苯硫脲、萘二羧基醛、荧光异硫氰酸盐、邻苯二甲醛、荧光胺、磺酰氯二甲胺偶氮苯、氯甲酸芴甲酯等。分离各种氨基酸衍生物的缓冲液常为磷酸、硼酸或混合液，一般采用毛细管胶束电动色谱（MECC）方式，通过加入十二烷基硫酸钠（SDS），以增加选择性和分离度。还可加入甲醇、四氢呋喃或尿素等。检验方式有用 UV 检验，但绝大部分采用激光诱导荧光检测器（LIF）。激发/发射波长常用 325/550nm 和 488/525nm，可检验到 amol(10^{-18}) 甚至 zmol(10^{-21}) 的含量水平。除了测定肽或蛋白经 Edman 降解后的氨基酸含量外，还被用于测定酒、脑脊液及单个神经细胞中的氨基酸含量。衍生方式同 HPLC 一样，有柱前、柱后之分。商品仪器通常用柱前衍生。但对一些不够稳定的衍生化试剂如邻苯二甲醛，应采用柱后衍生方式。蛋白质的鉴别分析通常包括测定氨基酸的组成和序列、一些理化常数如分子量和等电点等。CE 在蛋白质和肽鉴别分析中应用最多的是 CZE 测定肽谱、SDS-CGE 测定蛋白分子量及 CE-MS 直接测定分子量。

　　（2）在 DNA、糖和离子分析中的应用　CE 用于 DNA 分析的文献最早发表于 1988 年。DNA 分析包括碱基、核苷、核苷酸、寡核苷酸、引物、探针、单链 DNA、双链 DNA（DNA 片段、PCR 产物）分析。CZE 和 MECC 通常用来分离碱基、核苷、核苷酸、简单的寡核苷酸等。CGE（毛细管凝胶电泳）则可用于寡核苷酸（>10mers）、ssDNA 和 dsDNA 等的分离。分析 DNA 常用紫外检测，对 200bp 的 DNA 片段的最小检测浓度为 0.5mg/L。但对于生物样品中的痕量物质测定时，或对于特殊分析（DNA 序列测定）时，则采用 LIF 检测器。

　　用 CE 对 DNA 进行分析需将极性反转。对 UV 检测应选 254～260nm 波长。常用室温，但采用不同温度可改善片段分离。用 CE 分析小分子时，电动进样有进样歧视现象。但对 DNA 片段则无歧视现象。一般说来，电动进样比气压进样的柱效更高。对于化学凝胶柱只能使用电动进样。采用 PCR 产物和 DNA 片段标准品同时进样是鉴别峰的简便方法，也可由此推算出 PCR 产物的 bp 数。

　　碱基、核苷和核苷酸类化合物分子较小，通常用 CZE 或 MECC 测定。对细胞提取液中核苷酸的定量测定有很多报道。

　　糖是构成生命的基本物质之一，但对糖的分析却困难重重，原因是其种类繁多、结构复杂，常与蛋白质、脂肪形成复合物。CE 在糖分析中的难点在于：糖类物质一般为电中性，且亲水性较强，一般无发光基团，检测上存在困难。1989 年报道还原糖的 CE 测定以来，CE 用于糖分析的报道日益增多，应用越来越广泛。

　　糖经过适当的衍生转变成带有电荷且具有一定的 UV 吸收或荧光发光基团的衍生糖，就可依其淌度的不同用 CZE 进行分离和检测。目前广泛采用的是 Honda 等报道的使中性糖复合成带电体的方法。对衍生化糖或不经衍生化反应的糖的直接检验，可用 UV、LIF 或电化学检验等方法。还可将 CE 与快原子轰击质谱、基质辅助激光解吸飞行时间质谱等联用，进行糖的分离和结构研究。

第二节　生物药物现代光谱法及其应用

现代光谱法已广泛应用于药品的质量控制。在新药的研制过程中，尤其是原料药物的结构确证必需对其紫外光谱、红外光谱、质谱、核磁共振谱以及 X 射线粉末衍射图谱的数据进行综合解析后确定；在药品的质量标准中，紫外分光光度法和红外分光光度法既已广泛用于药物的鉴别、杂质检查及原料药或制剂的含量测定。国内外药典附录中已分别收载了紫外分光光度法、红外分光光度法、核磁共振光谱法、原子发射和吸收分光光度法、荧光分光光度法、质谱法或 X 射线粉末衍射法等光谱分析法。

一、近红外分光光度法

近红外分光光度法（NIRS）是一种对于鉴定有机物质十分有效的技术之一。近红外光谱是中红外光谱（MIRS，2500～25000nm）中 C—H、N—H、O—H 和 S—H 的共振吸收，具有高信息量。波长范围为 780～2500nm（12821～4000cm^{-1}），而且该光谱取决于粒子大小、多晶型、残留溶剂、湿度等因素，因此待测物光谱的鉴定不可能直接与参比物质光谱比较后确定，常常需要将所得数据经合适有效的数学处理后方能进行。NIRS 不仅可用于药物及其制剂的鉴别，还可用于检查和含量测定。

目前广泛使用的 NIRS 分析技术主要有透射测定法、漫透射测定法和反射测定法三种。

透射测定法一般用于透明液体样品和溶液中固体的分析，透射光强度与物质量间的关系符合比尔定律；漫透射测定法用于试样中含有光散射物质（折射率与基体材料不同的小颗粒）的分析，光在穿透分析样品时，除了吸收外还有多次的散射，在这个过程中比尔定律不适用；反射测定法是近红外光照射到样品表面后，根据样品表面状态和结构的不同，光线可以有规则地反射、漫反射和透射，这种方法常用于粗糙和粉末状样品的测定。

目前市场上常见的 NIR 光谱仪大多属于反射型，有个别专用的 NIR 分析仪器是在 UV/IR 光度计基础上改进的 NIR 透射型分析仪。

二、核磁共振光谱法

1. 简述

核磁共振光谱（NMRS）是利用原子核的物理性质，采用当代最先进的电子学和计算机技术，用于各种分子物理和化学结构的研究。随着 NMR 仪在灵敏度、分辨率、动态范围等方面的技术提高，NMRS 分析法在药学中的应用迅速扩大。NMIR 可检验的核素有很多，但由于大多数药物都含有质子，因此最常用的是 ^{1}H-NMR，其光谱中的化学位移、峰面积、偶合常数、弛豫时间均是解析化合物结构的重要参数，而峰面积或峰高更直接与被测组分的含量成正比。

基于超导强磁场的多脉冲 FT-NMR 技术、尤其是二维 NMR（2D-NMR）技术的开发应用，不但显著地提高了检验灵敏度，而且使 ^{1}H-NMR 谱与 ^{13}C-NMR 谱互相关联，建立了不依赖任何经验规则预测的方法。对分子骨架、构型及构象等获得直接确凿的分析方法，已在各类有机化合物的分子结构测定中得到了广泛的应用。

NMRS 技术已在《英国药典》和《美国药典》中应用。在新药的研制中，如药物结构确证，药物代谢物的研究和药物的筛选和设计等方面，更是重要的分析方法之一。

2. 定量分析方法

在进行 NMR 定量分析时，一般只对该化合物中某一基团上质子引起的峰面积进行比较，即可求出其绝对含量。当分析混合物时，也可采用其各个组分的各自指定基团上质子产生的吸收峰强度进行相对比较，然后求得相对含量。因此，在测量峰面积或峰高以前，必须了解化合物的各组成基团上质子所产生共振峰的相对位置，也就是它们的化学位移值（δ 值），并选择一个合适的峰作为测量峰。

《美国药典》采用的 NMR 定量分析方法主要是两种。

（1）内标法（绝对测量法）　内标法为 NMR 定量分析最常用的方法，它与 GC 的内标法相似，在样品溶液中，直接加入一定量内标物质后，进行 NMR 光谱测定。将样品指定基团上的质子引起的共振峰面积进行比较，当样品与内标均经精密称重时，则样品的绝对质量（m_U）可由下式求得：

$$\frac{m_U}{m_S} = \frac{A_U}{A_S} \times \frac{E_U}{E_S}$$

$$m_U = m_S \times \frac{A_U}{A_S} \times \frac{E_U}{E_S}$$

式中　A_U——样品测得的峰面积（不少于 5 次测定的平均值）；

$\quad\quad A_S$——内标物测得的峰面积（不少于 5 次测定的平均值）；

$\quad\quad E_U$——样品在该化学位移处的质子当量，即：

$$E_U = \frac{样品的分子量}{产生该共振峰的某基团中的质子数}$$

$\quad\quad E_S$——内标在该化学位移处的质子当量，即：

$$E_S = \frac{内标的分子量}{产生该共振峰的某基团中的质子数}$$

若样品质量为 m，则

$$样品的百分含量 = \frac{m_U}{m} \times 100\%$$

常用的内标物：苯或苯甲酸苄酯适用于非芳香化合物；马来酸适用于非链烯型化

合物。

使用 $CDCl_3$ 溶剂或 $CDCl_3/(CD_3)_2SO$ 混合溶剂时，选用三种内标物中的一种，可适用于任何样品的定量分析。这三种内标物是：六甲基三硅氧烷（$\delta=0.15$），三噁烷（$\delta=5.10$）或吡嗪（$\delta=8.51$）。

（2）相对测量法　当不能获得样品的纯品或合适的内标时，可用相对测量法进行分析。操作方法与内标法相同。计算相对含量是以指定基团上一个质子引起的吸收峰面积（A_1/n_1）和杂质置上一个质子引起的吸收峰面积（A_2/n_2）进行比较，然后按下式计算样品与该杂质的相对百分量：

$$样品的相对百分含量=\frac{A_1/n_1}{A_1/n_1+A_2/n_2}\times100\%$$

式中，n_1 和 n_2 是指定基团的质子数。

第三节　生物色谱联用技术及其应用

色谱联用技术既可以定性，又可以定量，已成为当前生物药物分析最先进的方法和手段。

一、气相色谱-质谱联用技术

气相色谱与有机质谱的联用系统（GC-MS）是最早（1957 年）得到实现的联用仪，目前该技术是联用技术中十分活跃的技术，它的成功应用能使样品的分离、鉴定和定量一次完成，对于药物分析的发展起到了很大的促进作用。例如 GC-MS 在合成产物的确证、有机合成反应中副产物的鉴定、中药未知成分的鉴定、药物代谢物的研究等方面均是最重要的工具之一。目前多用毛细管气相色谱与质谱联用，检验限已达 $10^{-9}\sim10^{-12}$g 水平。20 世纪 70 年代，GC-MS 已开始作为商品出售；80 年代已开始普及应用。

气相色谱仪可以看作是质谱仪的进样系统，相反也可以把质谱仪看作是色谱仪的检测器。因质谱仪灵敏度高、特征性强、要求分析试样必须是高度纯净物（除 MS-MS 联用技术外），色谱技术为质谱分析提供了色谱纯化的试样，质谱仪则提供准确的结构信息。

最常用的测定方法为总离子流法和质量碎片图谱法。

二、液相色谱-质谱联用技术

高效液相色谱-质谱（HPLC-MS，简称 LC-MS）联用技术是 20 世纪 90 年代发展成熟的分析技术，它集 HPLC 的高分离能力与 MS 的高灵敏度、极强的结构解析能力、高度的专属性和通用性、分析速度快于一体，已成为药品质量控制（包括药物中微量杂质、降解产物、药物生物转化产物的分析鉴定）、体内药物和药物代谢研究中其他方法所不能取代的有效工具。GC 法对样品的极性和热稳定性有一定要求，因此在 GC-MS 联用技术分析前，样品的预处理极为重要。HPLC 法可以分离的化合物范围远较 GC 法为大，与 GC-MS 联用技术相比较，LC-MS 联用分析前样品预处理简单，一般不要求水解或者衍生化，可以直接用于药物及其代谢物的同时分离和鉴定。

但是 LC-MS 仍存在明显不足，主要为：①由于离子化问题，对部分化学成分的响应差，不能分析所有结构类型的化合物；②对色谱流动相的组成有限制，不宜使用非挥发性缓冲盐，挥发性缓冲盐的浓度也应控制在 10mmol/L 以下，在一定程度上降低了 LC-MS 的应用范围；③所提供的化学结构信息尚不足以彻底解决化合物的鉴定问题，尤其对阐明化合物的基团连接位置和立体构型等缺乏证据。随着科学技术的不断进步，LC-MS 技术还可能得到进一步发展。

三、气相色谱-红外光谱联用技术

气相色谱和红外光谱的在线联用（GC-IR）检验，最早是在 1964 年。采用两台红外分光光度计分别记录一个色谱馏分的高波数段和低波数段光谱，从气相色谱柱流出的馏分直接进入红外检测池，不需进行样品转移，也无需终止气相色谱仪的操作。然而由于色散型分光光度计扫描速度太慢，灵敏度低，当时并未迅速发展。直到快速扫描型傅里叶变换红外仪（FTIR）的出现，才较为满意地解决了 GC-IR 的联用。尤其是 20 世纪 70 年代中期，随着 GC-FTIR 联用技术硬件的发展，应用软件技术得到迅速开发，使数据采集和处理全部计算机化。所有这些突破性的进展，使 GC-FTIR 的检验灵敏度大大提高。20 世纪 70 年代末，又将分离效能高和分析速度快的毛细管气相色与 FTIR 联用，更使鉴定准确和快速。

GC-FTIR 系统由色谱仪、光谱仪和接口三个主要部分组成。

四、液相色谱-核磁共振联用技术

LC-MS 已成为复杂体系中各化合物结构分析的重要方法，而 MS 无法完全解决位置异构、立体异构等化学结构问题。

随着 LC 与 NMR 联用技术所需硬件和软件方面的长足进展，20 世纪 90 年代后期 LC-NMR 联用分析技术已进入了实用阶段，正在成为药物杂质鉴定、药物体内外代谢产物的结构鉴定等研究领域最具价值的分析技术之一。

NMR 是一种迄今为止功能强大的结构研究手段，可以彻底解决多数有机物的化学结构问题，而且 NMR 对所有含检验核的化合物均有响应，具有极大的通用性。与 LC 联用时要求达到良好的色谱分离，但对色谱条件要求不高，使用普通色谱柱，一般建议仍使用重蒸水，其余使用甲醇、乙腈、四氢呋喃等有机溶剂，也可以向流动相中加入酸、碱和各种缓冲盐及离子对试剂等，因而该联用技术具有广泛的适用范围。

但该方法存在的明显不足是灵敏度较低；要求达到良好的色谱分离，使复杂体系的分析存在难度；溶剂峰抑制技术会损失附近的样品信号，影响结构的准确解析。

LC-NMR 联用技术主要有三种操作模式：连续流动操作模式、停流操作模式和峰存储操作模式。

习　题

1. 气相毛细管法所用的毛细管柱和填充柱有什么区别？
2. 比较 HPCE 法和 HPLC 法的优劣。
3. NIRS 主要有哪几种分析技术？每种分析技术适用于何种样品的分析？

第十一章 实训项目

实训一 甲醛滴定法测定氨基酸的含量

一、实训目的
了解并掌握甲醛滴定法的原理和方法。

二、实训原理

水溶液中的氨基酸为两性离子，不能直接用碱滴定氨基酸的羧基。用甲醛处理氨基酸，甲醛与氨基结合，形成—NH—CH$_2$OH、—N(CH$_2$—OH)$_2$ 等羟甲基衍生物，NH$_3^+$ 上的 H$^+$ 游离出来，这样就可以用碱滴定 NH$_3^+$ 放出的 H$^+$，测出氨基氮，从而计算氨基酸的含量。

如样品中只含有某一种已知氨基酸，由甲醛滴定的结果即可算出该氨基酸的量，如果样品是多种氨基酸的混合物（如蛋白质水解物），则滴定结果不能作氨基酸的定量依据。

此外，脯氨酸与甲醛作用后，生成不稳定化合物，致使滴定结果偏低；酪氨酸的酚基结构又可使滴定结果偏高。

甲醛滴定法常用以测定蛋白质水解程度，随着水解程度的增加，滴定值增加；当水解完全后，滴定值即保持恒定。

三、实训用品

1. 实训器材

100mL 锥形瓶；25mL 碱式滴定管；2.0mL、5.0mL、10.0mL 吸管。

2. 实训试剂

① 0.5％酚酞乙醇溶液：0.5g 酚酞溶于 100mL 60％乙醇。

② 0.05％溴麝香草酚蓝溶液：0.05g 溴麝香草酚蓝溶于 100mL 20％乙醇溶液。

③ 1％甘氨酸溶液：1g 甘氨酸溶于 100mL 蒸馏水。

④ 标准 0.100mol/L 氢氧化钠溶液：可用 0.100mol/L 标准盐酸溶液标定。

⑤ 中性甲醛溶液：甲醛溶液 50mL，加 0.5％酚酞指示剂约 3mL，滴加0.1mol/L NaOH 溶液，使溶液呈微粉红色，临用前中和。

四、实训步骤

① 取 3 只 100mL 锥形瓶标以 1 号、2 号、3 号。

② 于 1 号瓶内加甘氨酸 2.0mL 及蒸馏水 5mL；2 号瓶内加样品 2.0mL 及蒸馏水 5mL；于 3 号瓶内加蒸馏水 7.0mL。

③ 向 3 只锥形瓶中各加中性甲醛溶液 5.0mL，0.05%溴麝香草酚蓝溶液 2 滴及 0.5%酚酞乙醇溶液 4 滴。

④ 然后用标准 0.100mol/L 氢氧化钠溶液滴定至紫色。滴定 1 号或 2 号锥形瓶消耗 NaOH 溶液的体积计为 V_1；滴定 3 号锥形瓶消耗 NaOH 溶液的体积计为 V_0。

⑤ 计算

$$m=\frac{(V_1-V_0)\times 1.4008}{2}$$

式中　m——1mL 氨基酸溶液中含有氨基酸的含氮量，mg；

　　V_1——滴定 1 号或 2 号样品消耗 NaOH 溶液的体积，mL；

　　V_0——滴定空白消耗 NaOH 溶液的体积，mL；

1.4008——每毫升 0.1mol/L 氢氧化钠溶液相当的氮质量，mg/mL。

五、思考题

1. 甲醛法测定氨基酸含量的原理是什么？

2. 为什么氢氧化钠溶液滴定氨基酸的—NH_3 基上的 H^+，不能用一般的酸碱指示剂？

实训二　粗蛋白的定量测定——微量凯氏定氮法

一、实训目的

1. 掌握凯氏定氮法测定蛋白质含量的原理和方法。

2. 学会使用凯氏定氮装置。

二、实训原理

蛋白质是由碳、氢、氧、氮及少量硫元素组成。这些元素在蛋白质中含量都有一定比例关系，其中含碳 50%~55%、氢 6%~8%、氧 20%~23%、氮 15%~17%和硫 0.3%~2.5%。此外，在某些蛋白质中还含有微量的磷、铁、锌、铜和钼等元素。

由于氮元素是蛋白质区别于糖和脂肪的特征元素，而且绝大多数蛋白质的氮元素含量相当接近，一般恒定在 15%~17%，平均值为 16%左右，因此在蛋白质的定量分析中，每测得 1g 氮就相当于 6.25g 蛋白质。所以只要测定出生物样品中的含氮量，再乘以 6.25，就可以计算出样品中的蛋白质含量。

生物样品中的含氮量可用以下反应来测定：

$$含氮有机物 \xrightarrow[CuSO_4]{H_2SO_4 、K_2SO_4} CO_2+H_2O+NH_3 \tag{1}$$

$$2NH_3+H_2SO_4 \longrightarrow (NH_4)_2SO_4 \tag{2}$$

$$(NH_4)_2SO_4+2NaOH \longrightarrow 2NH_3+H_2O+Na_2SO_4 \tag{3}$$

$$H_3BO_4 \longrightarrow H^+ + H_2BO_4$$

$$NH_3 + H^+ + H_2BO_4 \longrightarrow NH_4H_2BO_4$$

$$NH_4H_2BO_4 + HCl \longrightarrow NH_4Cl + H^+ + H_2BO_4$$

含氮有机物与浓硫酸共热，被氧化成二氧化碳和水，而氮则转变成氨，氨进一步与硫酸作用生成硫酸铵。由大分子分解成小分子的过程通常称为"消化"。为了加速消化，通常需要加入硫酸钾或硫酸钠以提高消化液的沸点（290℃→400℃）。加入硫酸铜作为催化剂，过氧化氢作为氧化剂，以促进反应的进行。

反应（1）、（2）在凯氏烧瓶内完成，反应（3）在凯氏蒸馏装置中进行，其特点是将蒸汽发生器、蒸馏器及冷凝器三个部分融为一体。由于蒸汽发生器体积小，因此节省能源，本仪器使用方便，效果良好。

硫酸铵与浓碱作用可游离出氨，借水蒸气将产生的氨蒸馏到一定浓度的硼酸溶液中，硼酸吸收氨后使溶液中的 H^+ 浓度降低，然后用标准无机酸滴定，直至恢复溶液中原来 H^+ 浓度为止，最后根据所用标准酸的量计算出待测物中总氮量。

三、实训用品

1. 实训器材

消化管或凯氏烧瓶、凯氏定氮蒸馏装置、电炉、100mL 锥形瓶、100mL 量筒、表面皿、酸式滴定管、小漏斗、玻璃珠等。

2. 实训试剂

① 血清或卵清蛋白等其他含蛋白质样品。

② 消化液：30%过氧化氢、硫酸与水的比例为 3∶2∶1，临用时配制。

③ 催化剂：硫酸铜（$CuSO_4 \cdot 5H_2O$）与硫酸钾（K_2SO_4）以 1∶3 配比研磨混合。

④ 50%氢氧化钠溶液。

⑤ 2%硼酸溶液。

⑥ 标准盐酸溶液（约 0.01mol/L）。

⑦ 混合指示剂（田氏指示剂）。混合指示剂由 50mL 0.1%亚甲基蓝乙醇溶液与 200mL 0.1%甲基红乙醇溶液混合配成。储于棕色瓶中备用。这种指示剂酸性时为紫红色，碱性时为绿色，变色范围很窄且很灵敏。

四、实训步骤

1. 安装微量凯氏定氮装置

定氮装置由蒸汽发生器（蒸馏装置）、反应室（消化装置）、冷凝管三部分组成。

蒸汽发生器包括一个电炉及一个 3～5L 容积的烧瓶。反应室上边有两个小烧杯，一个供加样，一个盛放碱液。样品和碱液由此可直接到反应室中。反应室中心有一长玻璃管，其上端通到反应室外层，下端靠近反应室的底部。反应室下端底部有一开口，上有橡皮管和管夹，由此放出反应废液。反应所产生的氨可通过反应室上端细管经冷凝管通入收集瓶中。反应室与冷凝管之间由橡皮管相连，见图 11-1。

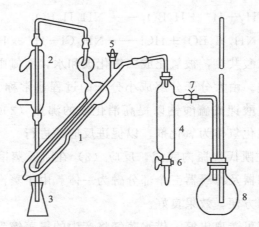

图 11-1　微量凯氏定氮装置

1—反应室；2—冷凝管；3—承接器；4—回流管；5—漏斗；6—活塞；7—簧夹；8—烧瓶

　　安装仪器时，将蒸汽发生器垂直地固定在铁架台上，用橡皮管把蒸汽发生器、反应室、冷凝管连接起来。橡皮管连接的部位应在同一水平位置。冷凝管下端与实验台的距离以放得下收集瓶为准。安装完毕后，不得轻易移动，以免仪器损坏。要认真检查整个装置是否漏气，以保证所测结果的准确性。

　　2. 样品的处理

　　（1）固体样品　随机取一定量研磨细的样品放入恒重的称量瓶中，置于 105℃ 的烘箱中干燥 4h，用坩埚钳将称量瓶取出放入干燥器内，待降至室温后称重，随后继续干燥样品，每干燥 1h，称重一次，恒重即可。

　　（2）血清样品　取人血（或猪血）放入离心管中，于冰箱中放置过夜。次日离心除去血凝块，上层透明清液即为血清。吸出 1mL 血清加到 50mL 容量瓶中，用蒸馏水稀释至刻度，混匀备用。溶液如果显浑浊，加少量氯化钠再混匀。

　　（3）卵清蛋白　取 2g 卵清蛋白溶于 0.9％NaCl 溶液并稀释至 100mL。如有不溶物，离心取上清液备用。

　　3. 消化

　　① 取 5 支消化管并编号，在 1 号、2 号、3 号管中各加入精确称取的干燥样品，加催化剂 0.5g、混合消化液 3mL；在 4 号、5 号管中各加相同量的催化剂和混合消化液（若样品是液体时，还要加与样品等体积的蒸馏水）作为对照，用以测定试剂中可能含有的微量含氮物质。

　　② 摇匀后，将 5 支消化管放在通风橱内的远红外消煮炉上消化。先用小火加热煮沸，不久看到消化管内物质变黑，并产生大量泡沫，此时要特别注意，不能让黑色物质上升到消化管的颈部，否则将严重地影响样品测定结果。当混合物停止冒泡，蒸汽与二氧化碳也均匀地放出时，适当加强火力。在消化时，应是全部样品都浸泡在消化液中，如在瓶颈上发现有黑色颗粒，应小心地将消化装置倾斜、振摇，用消化液将

它冲洗下来。通常消化需要 1～3h（对于赖氨酸含量较高的样品需要更长的时间）。

③ 待消化液变成褐色后，为了加速消化完成，可将消化管取出，稍冷，加 30% 过氧化氢溶液 1～2 滴于管底消化液中，再继续加热 0.5h。消化完毕，取出消化管，冷却至室温。

4. 蒸馏

（1）仪器的洗涤　仪器应先经一般洗涤，再经水蒸气洗涤，目的在于洗去冷凝管中可能残留的氨。对于处于使用状态的仪器（正在测定中的仪器），加样前使蒸汽通过 1～2min 即可；对于较长时间未使用的仪器，必须用水蒸气洗涤到吸收蒸汽的硼酸-指示剂混合液中指示剂的颜色合格为止。洗涤方法如下。

取 2～3 个 100mL 锥形瓶，加入 10mL 2%硼酸、2 滴混合指示剂，用表面皿覆盖备用。现煮沸蒸汽发生器，其中盛有 2/3 体积的用几滴硫酸酸化过的蒸馏水，样品杯中也加入 2/3 体积蒸馏水进行水封。关闭夹子使蒸汽通过反应室中的插管进入反应室，再由冷凝管下端逸出。在冷凝管下端放一空烧杯以承收凝集水滴。用蒸汽洗涤 5min 左右，在冷凝管下口放一个准备好的盛有硼酸-指示剂的锥形瓶，位置倾斜，冷凝管下口应完全浸泡于液体内，继续用蒸汽洗涤 1～2min，观察锥形瓶中的溶液是否基本上不变色，若不变色，则证明蒸馏器内部已洗涤干净。下移锥形瓶，使硼酸液面离开冷凝管口约 1cm，继续通蒸汽 1min。最后用蒸馏水冲洗冷凝管外口，排废开始。用右手轻提样品杯中棒状玻塞，使水流入反应室的同时，立即用左手关闭夹子，盖好玻塞。由于反应室外层中蒸汽冷缩、压力降低，反应室内废液通过反应室中插管自动抽到反应室外壳中，再在样品杯中加入 2/3 体积蒸馏水，如此反复 3 次既可排尽废液及洗涤液。打开夹子将反应室外壳中积存的废液排出，关闭夹子再使蒸汽通过全套蒸馏仪 1～3min，可进行下一次蒸馏。

（2）样品及空白的蒸馏　取 5 个 100mL 锥形瓶，分别加入 2%硼酸 10mL，混合指示剂 2 滴，溶液呈紫红色，用表面皿覆盖备用。把消化管中的消化液全部转移到样品杯中，用约 2mL 蒸馏水冲洗消化管，重复 3 次，把洗涤液都倒入样品杯中，打开样品杯的棒状玻塞，将样品放入反应室，用少量蒸馏水冲洗样品杯后也使之流入反应室，盖上玻塞，并在样品杯中加约 2/3 体积的蒸馏水进行水封。而后将装有硼酸-指示剂的锥形瓶放在冷凝管口下方，打开存放碱液杯下端的夹子，放 10mL 40%氢氧化钠溶液于反应室后，立即上提锥形瓶，使冷凝管下口浸没在锥形瓶的液面下。反应液沸腾后，锥形瓶中的硼酸-指示剂混合液由紫红色变为绿色，自变色时开始计时，蒸馏 3～5min。移动锥形瓶，使硼酸液面离开约 1cm，并用少量蒸馏水冲洗冷凝管下口外面，继续蒸馏 1min，用少量蒸馏水冲洗冷凝管下端尖嘴，将锥形瓶取出，用表面皿覆盖以待滴定。排液和洗涤等操作与前面相同。排废洗涤后，可进行下一个样品的蒸馏（每一个样品要同时做三份，以求得准确结果）。待样品和空白消化液蒸馏完毕后，同时进行滴定。

5. 滴定

全部蒸馏完毕后，用 0.001mol/L 标准盐酸溶液滴定各锥形瓶中收集的氨量，直至硼酸-指示剂混合液由绿色变回淡葡萄紫色，即为滴定终点，记录所耗 HCl 溶液量。

6. 计算

$$样品的总氮含量（\%）=\frac{(V_A-V_B)\times0.001\times14.008}{m\times1000}\times100\%$$

若测定的样品含氮部分只是蛋白质（如血清），则：

$$样品中的蛋白质含量（\%）=\frac{(V_A-V_B)\times0.001\times14.008\times6.25}{m\times1000}\times100\%$$

式中　V_A——滴定样品用去的盐酸体积，mL；

V_B——滴定空白用去的盐酸体积，mL；

m——称量样品的量，g；

0.001——盐酸的浓度，mol/L；

14.008——氮的摩尔质量，g/mol；

6.25——系数（1mL 0.001mol/L 盐酸相当于 0.14mg 氮）。

若样品中除有蛋白质外，尚有其他含氮物质，则样品蛋白质含量的测定要复杂一些。首先，需向样品中加入三氯乙酸，使其最终浓度为 5%，然后测定未加入三氯乙酸的样品及加入三氯乙酸后样品的上清液中的含氮量，得出非蛋白氮含量，从而计算出蛋白氮含量，再进一步折算出蛋白质含量。

$$蛋白氮含量=总氮含量-非蛋白氮含量$$
$$粗蛋白质含量（\%）=蛋白氮含量\times6.25$$

五、注意事项

1. 蒸馏时实验室中切忌有碱性雾气（如氨），否则将严重地影响实验结果的准确度。

2. 若反应室内液体太多，超过 1/2，又不易排出时，只能拆开仪器倒出储液。但是一般尽量避免发生此种情况。拆卸时应特别小心，防止损坏仪器。

3. "空白"滴定值包括水及氢氧化钠溶液中含有的微量的氨。因此，水质对"空白"滴定值的影响甚大。"消化样品"最后用"消化空白"进行校正计算，"不消化的样品"最后用"不消化的空白"进行校正计算。而且，在实验中，稀释样品的水与"空白"的水应当取自于同一瓶中。

六、思考题

1. 指出下列试剂的作用：

（1）消化含氮样品时使用的浓硫酸、硫酸钾及硫酸铜粉末。

（2）蒸馏滴定中的 30% 氢氧化钠溶液、2% 硼酸溶液及 2% 硼酸溶液中的指示剂。

2. 正式测定未知样品前为什么必须测定标准硫酸铵的含氮量及空白？

3. 写出以下各步的化学反应式：

（1）蛋白质消化

（2）氨的蒸馏

（3）氨的滴定

实训三　过氧化氢酶活性测定——高锰酸钾滴定法

一、实训目的

掌握高锰酸钾滴定法测定过氧化氢酶活性的原理和方法。

二、实训原理

过氧化氢酶（catalase）属于血红蛋白酶，含有铁，它能催化过氧化氢分解为水和分子氧，在此过程中起传递电子的作用，过氧化氢则既是氧化剂又是还原剂。可根据 H_2O_2 的消耗量或 O_2 的生成量测定该酶活力大小。在反应系统中加入一定量（反应过量）的过氧化氢溶液，经酶促反应后，用标准高锰酸钾溶液（在酸性条件下）滴定多余的过氧化氢，即可求出消耗的 H_2O_2 的量。

三、实训用品

1. 实训器材

研钵；三角瓶；酸式滴定管；恒温水浴；容量瓶。

2. 实训试剂

① 10％ H_2SO_4。

② 0.2mol/L pH7.8 磷酸缓冲液。

③ 0.1mol/L 高锰酸钾标准液：称取 $KMnO_4$（AR）3.1605g，用新煮沸冷却蒸馏水配制成 1000mL，再用 0.1mol/L 草酸溶液标定。

④ 0.1mol/L H_2O_2：市售 30％ H_2O_2 大约等于 17.6mol/L，取 30％ H_2O_2 溶液 5.68mL，稀释至 1000mL，用标准 0.1mol/L $KMnO_4$ 溶液（在酸性条件下）进行标定。

⑤ 0.1mol/L 草酸：称取优级纯 $H_2C_2O_4 \cdot 2H_2O$ 12.607g，用蒸馏水溶解后，定容至 1000mL。

3. 实训材料

小麦叶片。

四、实训步骤

1. 酶液提取

取小麦叶片 2.5g，加入 pH7.8 的磷酸缓冲溶液少量，研磨成匀浆，转移至 25mL 容量瓶中，用该缓冲液冲洗研钵，并将冲洗液转至容量瓶中，用同一缓冲液定容，4000r/min 离心 15min，上清液即为过氧化氢酶的粗提液。

2. 滴定

取 50mL 三角瓶 4 个（两个测定，另两个为对照），测定瓶加入酶液 2.5mL，对照加煮沸灭活酶液 2.5mL；再加入 2.5mL 0.1mol/L H_2O_2，同时计时，于 30℃ 恒温水浴中保温 10min，立即加入 10% H_2SO_4 2.5mL。

用 0.1mol/L $KMnO_4$ 标准溶液滴定，至出现粉红色（在 30min 内不消失）为终点。

3. 结果计算

酶活性用每克鲜重样品 1min 内分解 H_2O_2 的毫克数表示：

过氧化氢酶活性 $[mgH_2O_2/(g \cdot min)] = (V_A - V_B)V_T/(m \times V_S \times 1.7 \times t)$

式中　V_A——对照 $KMnO_4$ 滴定体积，mL；

$\quad\quad V_B$——酶反应后 $KMnO_4$ 滴定体积，mL；

$\quad\quad V_T$——提取酶液总量，mL；

$\quad\quad V_S$——反应时所用酶液量，mL；

$\quad\quad m$——样品鲜重，g；

$\quad\quad t$——反应时间，min；

$\quad\quad 1.7$——1mL 0.1mol/L $KMnO_4$ 相当于 1.7mgH_2O_2/mL。

五、注意事项

所用 $KMnO_4$ 溶液及 H_2O_2 溶液临用前要经过重新标定。

六、思考题

本实验中影响过氧化物酶活性的因素有哪些？

实训四　卵磷脂的提取及鉴定

一、实训目的

1. 加深了解磷脂类物质的结构和性质。

2. 掌握卵磷脂提取鉴定的原理和方法。

二、实训原理

磷脂是生物体组织细胞的重要成分，主要存在于大豆等植物组织以及动物的肝、脑、脾、心等组织中，尤其在蛋黄中含量较多（10%左右）。卵磷脂和脑磷脂均溶于乙醚而不溶于丙酮，利用此性质可将其与中性脂肪分离开；此外，卵磷脂能溶于乙醇而脑磷脂不溶，利用此性质又可将卵磷脂和脑磷脂分离。

新提取的卵磷脂为白色，当与空气接触后，其所含不饱和脂肪酸会被氧化而使卵磷脂呈黄褐色。卵磷脂被碱水解后可分解为脂肪酸盐、甘油、胆碱和磷酸盐。甘油与硫酸氢钾共热，可生成具有特殊臭味的丙烯醛；磷酸盐在酸性条件下与钼酸铵作用，生成黄色的磷钼酸沉淀；胆碱在碱的进一步作用下生成无色且具有氨和鱼腥气味的三甲胺。这样，通过对分解产物的检验可以对卵磷脂进行鉴定。

三、实训用品

1. 实训器材

小烧杯、试管、红色石蕊试纸。

2. 实训试剂

95％乙醇、10％氢氧化钠溶液、钼酸铵试剂（将 6g 钼酸铵溶于 15mL 蒸馏水中，加入 5mL 浓氨水；另外将 24mL 浓硝酸溶于 46mL 的蒸馏水中，两者混合静置 1d 后再用）、丙酮、乙醚、3％溴的四氯化碳溶液、硫酸氢钾。

3. 实训材料

鸡蛋黄。

四、实训步骤

1. 卵磷脂的提取

称取约 10g 蛋黄于小烧杯中，加入温热的 95％乙醇 30mL，边加边搅拌均匀，冷却后过滤。如滤液仍然浑浊，可重新过滤直至完全透明。将滤液置于蒸发皿内，水浴锅中蒸干，所得干物即为卵磷脂。

2. 卵磷脂的溶解性

取干燥试管，加入少许卵磷脂，再加入 5mL 乙醚，用玻棒搅动使卵磷脂溶解，逐滴加入丙酮 3～5mL，观察实验现象。

3. 卵磷脂的鉴定

（1）三甲胺的检验　取干燥试管一支，加入少量提取的卵磷脂以及 2～5mL 氢氧化钠溶液，放入水浴中加热 15min，在管口放一片红色石蕊试纸，观察颜色有无变化，并嗅其气味。将加热过的溶液过滤，滤液供下面检验。

（2）不饱和性检验　取干净试管一支，加入 10 滴上述滤液，再加入 1～2 滴 3％溴的四氯化碳溶液，振摇试管，观察有何现象产生。

（3）磷酸的检验　取干净试管一支，加入 10 滴上述滤液和 5～10 滴 95％乙醇溶液，然后再加入 5～10 滴钼酸铵试剂，观察现象；最后将试管放入热水浴中加热 5～10min，观察有何变化。

（4）甘油的检验　取干净试管一支，加入少许卵磷脂和 0.2g 硫酸氢钾，用试管夹夹住并先在小火上略微加热，使卵磷脂和硫酸氢钾混溶，然后再集中加热，待有水蒸气放出时，嗅有何气味产生。

五、注意事项

蛋黄的水浴加热残留物产生鱼腥味，证明是卵磷脂。而蛋清的水浴加热残留物无鱼腥味，证明不是卵磷脂。

六、思考题

1. 通过实验，将观察到的实验现象填到下表中。

鉴 定 项 目	实验现象
三甲胺的检验 不饱和性实验 磷酸的检验 甘油的检验	

2. 提取卵磷脂还可以用哪些材料和方法？

实训五　三磷酸腺苷二钠片的含量测定

一、实训目的

1. 熟悉电泳法的基本原理及纸电泳法的操作要点。
2. 掌握三磷酸腺苷二钠片剂含量测定的过程及分析特点。

二、实训原理

电泳法是指带电荷的供试品（蛋白质、核苷酸等）在惰性支持介质中，于电场的作用下，向其对应的电极方向按各自的速度进行泳动，使组分分离成狭窄的区带，用适宜的检测方法记录其电泳区带图谱或计算其百分含量的方法。

三磷酸腺苷二钠（ATP）在生产过程及储存期间均易引入二磷酸腺苷（ADP）与单磷酸腺苷（AMP）等杂质。ATP 分子中的腺嘌呤碱基具有双键，在适当 pH 介质中有强烈紫外吸收，可用紫外法测定。但直接测定时杂质有干扰，可利用纸电泳法分离 ATP，再用紫外法测定其吸光度，计算含量。

三、实训用品

1. 实训器材

紫外分光光度计、电吹风、水平式电泳仪、直流电源、色谱滤纸、容量瓶（10mL）、具塞试管（20mm×100mm）、刻度吸管、移液管（5mL）、微量注射器、紫外灯（254nm）。

2. 实训试剂

柠檬酸盐缓冲液（pH3.0），1mol/L 甲酸溶液，0.01mol/L 盐酸溶液等。

3. 实训材料

三磷酸腺苷二钠片。

四、实训步骤

1. 试液与滤纸制备

（1）柠檬酸盐缓冲液（pH3.0）　取柠檬酸（$C_6H_8O_7 \cdot H_2O$）39.04g 与柠檬酸钠（$C_6H_5Na_3O_7 \cdot 2H_2O$）4.12g，加水 4000mL 使溶解，即得。

（2）0.01mol/L 盐酸溶液　量取盐酸 0.9mL，加水至 1000mL 混匀。

（3）1mol/L 甲酸溶液　取甲酸（98%）75.5mL，加水稀释至 2000mL。

（4）滤纸　取色谱滤纸，置 1mol/L 甲酸溶液中浸泡过夜，次日取出，用水漂洗至洗液的 pH 不低于 4.0，置 60℃烘箱烘干，备用。

2. 供试品溶液的制备

取本品 20 片，除去肠溶衣后，精密称定，研细，精密称取适量（约相当于 ATP 0.25g），精密加水 25mL，振摇 30min，滤过，弃去初滤液，取续滤液作为供试品溶液（每 1mL 含 ATP 约 10mg），备用。

3. 点样

取 30cm×3cm 滤纸条，距底部 5cm 处划一基线，将供试品溶液 10μL 点于滤纸上，吹干、再点，反复数次，直至点完规定量的供试品溶液，然后用喷雾器将滤纸喷湿，点样处最后喷湿。

4. 电泳

将纸条置盛有柠檬酸盐缓冲液（pH3.0）的电泳槽架上，点样一端置负极一侧，同时作一空白对照，待纸条湿润后，调整电压梯度为 16～18V/cm，电泳约 1～1.5h，取出，立即吹干，置紫外灯（254nm）下检视，用铅笔画出跑在滤纸最前面的紫色斑点。

5. 含量测定

剪下供试品斑点和与斑点位置、面积相近的空白滤纸，剪成细条，分别置试管中，各精密加入 0.01mol/L 盐酸溶液 5mL，摇匀，放置 1h，待纸纤维下沉，倾取上清液，按照分光光度法，在 257nm 波长处测定吸光度，按 $C_{10}H_{14}N_5Na_2O_{13}P_3$ 的吸收系数（$E_{1cm}^{1\%}$）为 263 计算，即得。2 份样品的相对误差应不大于 3%。

6. 结果计算

$$三磷酸腺苷二钠片标示量 = \frac{\dfrac{\dfrac{A}{E_{1cm}^{1\%}} \times \dfrac{1}{100} \times V \times D}{m} \times 平均片重}{标示量} \times 100\%$$

式中　A——吸光度；

$E_{1cm}^{1\%}$——吸收系数，263；

V——供试品溶液体积，25mL；

m——称取供试品的质量，g；

D——稀释倍数，为 $\dfrac{5mL}{10\mu L} = 500$。

五、注意事项

1. 柠檬酸盐缓冲液离子强度与 pH 均对电泳有影响，以 0.05mol/L（pH3.0）的分离效果与分离速度为最佳。

2. 色谱滤纸薄型较厚型对 ATP 吸附少，回收率高。色谱滤纸经甲酸处理后，可除去纸中金属离子，使 ATP、ADP、AMP 的斑点集中，分离完全，且使滤纸的空白吸收值减小，有利于提高结果的精度。

3. 点样用微量注射器需校正后使用，$10\mu L$ 注射器的实际容积与标示容积相差应不大于 $1\% \sim 2\%(0.1 \sim 0.2\mu L)$。

4. 点样位置在阴极，样品应在 $2 \sim 3min$ 内点完，立即开启电源进行电泳，否则造成斑点扩散，使测得的含量偏低。

5. 样品测定的相对标准偏差可为 $0.5\% \sim 2.5\%$，为便于结果判断，卫生部药品标准规定用 3 份结果的均数。若 2 份结果的相对标准偏差 $>3\%$，应进行重复试验。

六、思考题

1. 电泳法的基本原理是什么？可分哪几类？各有何特点？

2. 三磷酸腺苷二钠的紫色谱带为何跑在滤纸的最前面？

实训六　葡萄糖的一般杂质检查

一、实训目的

1. 掌握一般杂质检查的原理、操作方法及杂质限量计算方法。

2. 熟悉药物中一般杂质检查的目的和意义。

二、实训原理

根据葡萄糖生产工艺特点，应进行氯化物、重金属、砷盐等一般杂质检查，进行蛋白质、可溶性淀粉等特殊杂质检查。

1. 氯化物检查法

氯化物在硝酸酸性溶液中与硝酸银作用，生成氯化银白色浑浊液，与一定量的标准氯化钠溶液和硝酸银在同样条件下生成的氯化银浑浊比较，测定供试品中氯化物的限量。

2. 硫酸盐检查法

药物中微量硫酸盐与氯化钡在酸性溶液中作用，生成硫酸钡微粒而显白色浑浊液，同一定量标准硫酸钾溶液与氯化钡在同样条件下，用同法处理生成的浑浊液比较，判断药物中含硫酸盐的限量。

3. 铁盐检查法

三价铁盐在硝酸酸性溶液中与硫氰酸盐生成红色可溶性硫氰酸铁络离子，与一定量标准铁溶液用同法处理后进行比色。

$$Fe^{3+} + 6SCN^- \longrightarrow [Fe(SCN)_6]^{3-}$$

进行葡萄糖的铁盐检查时，需在显色前加硝酸 3 滴，煮沸 $5min$，使 Fe^{2+} 氧化为

Fe^{3+}。由于硝酸中可能含有亚硝酸，亚硝酸也能与硫氰酸根离子反应生成红色的亚硝酰硫氰化物，影响比色，因此加入显色剂之前加热煮沸有助于除去氧化氮，以消除氧化氮产生的亚硝酸干扰。

4. 重金属检查法

重金属是指在实验条件下，能与 S^{2-} 作用生成硫化物而显色的金属杂质，如银、铅、汞、铜、镉、铋、砷、锑、锡、锌、钴、镍等。在药品生产过程中遇到铅的机会较多，且铅在体内易积蓄中毒，故检查时以铅为代表。硫代乙酰胺在弱酸性（pH 约 3.0）溶液中水解，产生硫化氢，可与重金属离子结合生成有色硫化物的均匀沉淀，可与对照标准液同法处理比较。本方法的适宜目视比色范围为 27mL 溶液中含铅 10～20μg，相当于标准铅溶液 1～2mL，检查中根据规定含重金属的限量确定供试品的取用量。

$$CH_3CSNH_2 + H_2O \longrightarrow CH_3CONH_2 + H_2S$$
$$Pb^{2+} + H_2S \longrightarrow PbS\downarrow + 2H^+$$

5. 砷盐检查法

《中国药典》主要采用古蔡法检查砷盐。其原理是用金属锌与酸作用产生新生态的氢，与药物中的微量砷作用生成具挥发性的砷化氢，遇溴化汞（或氯化汞）试纸，产生黄色至棕色的砷斑，与定量标准砷溶液所生成的砷斑比较，可判定药物中含砷盐的限量。

6. 干燥失重测定法

干燥失重是指药物在规定条件下经干燥后所减失的质量，根据所减失的质量和取样量计算供试品干燥失重的百分率。干燥失重检查法主要控制药物中的水分，也包括其他挥发性物质如乙醇等。

7. 炽灼残渣检查法

炽灼残渣是指有机药物经加热炭化后再被硫酸破坏，于高温（700～800℃）炽灼，有机物质被破坏分解为挥发性物质逸出，残留的非挥发性无机杂质成为硫酸盐，称为炽灼残渣。如炽灼残渣需留作重金属检查，则控制炽灼温度在 500～600℃。

三、实训用品

1. 实训器材

电热恒温干燥箱，高温电炉（马弗炉），普通电炉，水浴锅，50mL 比色管，量筒，50mL 烧杯等。

2. 实训试剂

硝酸银，硝酸，硫酸，氯化钡，硫氰酸铵，硫代乙酰胺，甘油，氢氧化钠，溴化钾，碘化钾，20 目无砷锌粒，氯化亚锡，乙酸铅，溴化汞，磺基水杨酸等。

3. 实训材料

葡萄糖。

四、实训步骤

1. 酸度

取本品 2.0g，加水 20mL 溶解后，加酚酞指示液 3 滴与氢氧化钠滴定液 (0.02mol/L) 0.20mL，应显粉红色。

2. 溶液的澄清度与颜色

取本品 5.0g，加热水溶解后，放冷，用水稀释至 10mL，溶液应澄清无色；如显浑浊，与 1 号浊度标准液比较，不得再浓；如显色，与对照液（取比色用氯化钴液 3.0mL、比色用铬酸钾液 3.0mL 与比色用硫酸铜液 6.0mL，加水稀释成 50mL） 1.0mL 加水稀释至 10mL 比较，不得更深。

(1) 浊度标准储备液的制备　称取于 105℃ 干燥至恒重的硫酸肼 1.00g，置 100mL 容量瓶中，加水适量使溶解，必要时可在 40℃ 的水浴中温热溶解，并用水稀释至刻度，摇匀，放置 4~6h；取此溶液与等容量的 10% 乌洛托品溶液混合，摇匀，于 25℃ 避光静置 24h，即得。本液置冷处避光保存，可在 2 个月内使用，用前摇匀。

(2) 浊度标准原液的制备　取浊度标准储备液 15.0mL，置 1000mL 容量瓶中，加水稀释至刻度，摇匀，取适量，置 1cm 吸收池中，照紫外-可见分光光度法，在 550nm 的波长处测定，其吸光度应在 0.12~0.15 范围内。本液应在 48h 内使用，用前摇匀。

(3) 浊度标准液的制备（1 号）　取浊度标准原液 5.0mL 加水 95.0mL，摇匀，即得。

3. 乙醇溶液的澄清度

取本品 1.0g，加 90% 乙醇 30mL，置水浴上加热回流约 10min，溶液应澄清。

4. 氯化物

取本品 0.60g，加水溶解使成 25mL（如溶液呈碱性，可滴加硝酸使遇石蕊试纸显中性反应），再加稀硝酸（取 105mL 硝酸加水稀释至 1000mL，即得） 10mL，溶液如不澄清，应滤过；置 50mL 纳氏比色管中，加水使成约 40mL，摇匀，即得供试液。另取标准氯化钠溶液 6.0mL，置 50mL 纳氏比色管中，加稀硝酸 10mL，用水稀释使成约 40mL，摇匀，即得对照液。向供试液与对照液中分别加硝酸银试液 (0.1mol/L)1.0mL，用水稀释使成 50mL，摇匀，暗处放置 5min，同置黑色背景上，从比色管上方向下观察，如发生浑浊，样品管不得比对照管更浓 (0.01%)。

标准氯化钠溶液的制备：称取氯化钠 0.165g，置 1000mL 容量瓶中，加水适量使溶解并稀释至刻度，摇匀，作为储备液。

临用前，精密量储备液 10mL，置 100mL 容量瓶中，加水稀释至刻度，摇匀，即得（每 1mL 相当于 10μg 氯离子）。

5. 硫酸盐

取本品 2.0g，加水溶解使成约 40mL（如溶液显碱性，可滴加盐酸使遇石蕊试纸显中性反应）；溶液如不澄清，应滤过；置 50mL 纳氏比色管中，加稀盐酸（取 234mL 盐酸加水稀释至 1000mL，即得）2mL，25％氯化钡溶液 5mL，加水稀释使成 50mL，摇匀，放置 10min，如发生浑浊，与标准硫酸钾溶液 2.0mL 同法制成的对照液比较，不得更浓（0.01％）。

标准硫酸钾溶液的制备：称取硫酸钾 0.181g，置 1000mL 容量瓶中。加水适量使溶解并稀释至刻度，摇匀，即得（每 1mL 相当于 100μg 的硫酸根）。

6. 亚硫酸盐与可溶性淀粉

取本品 1.0g，加水 10mL 溶解后，加碘试液（0.05mol/L）1 滴，应即显黄色。

7. 干燥失重

取本品约 1.0g，然后在 105℃ 干燥至恒重，减失质量不得超过 9.5％。

8. 炽灼残渣

取本品 1.0～2.0g，置于已炽灼至恒重的瓷坩埚中，精密称定，缓缓炽灼至完全炭化，放冷，加硫酸 0.5～1mL 润湿，低温加热至硫酸蒸汽除尽，在 700～800℃ 炽灼使完全灰化，移置干燥器内，放冷，精密称定后，再在 700～800℃ 炽灼至恒重，所得炽灼残渣不得超过 0.1％。

9. 蛋白质

取本品 1.0g，加水 10mL 溶解后，加磺基水杨酸溶液（1→5）3mL，不得发生沉淀。

10. 铁盐

取本品 2.0g，加水 20mL 溶解后，加硝酸 3 滴，缓缓煮沸 5min，放冷，加水稀释使成 45mL，加硫氰酸铵溶液（30→100）3mL，摇匀，如显色，与标准铁溶液 2.0mL 用同一方法制成的对照液比较，不得更深（0.001％）。

标准铁溶液的制备：称取硫酸铁铵 [FeNH$_4$（SO）$_2$·12H$_2$O] 0.863g，置 1000mL 容量瓶中，加水溶解后，加硫酸 2.5mL，用水稀释室刻度，摇匀，作为储备液。

临用前，精密量取储备液 10mL，置 100mL 容量瓶中，加水稀释至刻度，摇匀，即得（每 1mL 相当于 10μg 的 Fe）。

11. 重金属

取本品 4.0g 置于 25mL 纳氏比色管中，加 23mL 水溶解后，加乙酸盐缓冲液（pH3.5）2mL，加硫代乙酰胺试液 2mL，放置 2min 后，与标准铅溶液（10μg/mL Pb^{2+}）2mL 用同一方法制成的对照液同置白纸上，自上向下比较，不得更深（百万分之五）。

乙酸盐缓冲液（pH3.5）：取乙酸铵 25g，加水 25mL 溶解后，加 7mol/L 盐酸溶液 38mL，用 2mol/L 盐酸溶液或 5mol/L 氨水溶液准确调节 pH 至 3.5（电位法指示），用水溶稀释液至 100mL，即得。

硫代乙酰胺试液的配制：取硫代乙酰胺 4g，加水使溶解成 100mL，置于冰箱中保存。临用前取混合液［由氢氧化钠液（1mol/L）15mL，水 5.0mL 及甘油 20mL 组成］5.0mL，加上述硫代乙酰胺溶液 1.0mL，置水浴上加热 20s，冷却，立即使用。

标准铅溶液的制备：称取硝酸铅 0.160g，置 1000mL 容量瓶中，加硝酸 5mL 与水 50mL 溶解后，用水稀释至刻度，摇匀，作为储备液。

临用前，精密量取储备液 10mL，置 100mL 容量瓶中，加水稀释至刻度，摇匀，即得（每 1mL 相当于 10μg 的 Pb）。

配置与储存的玻璃容器均不得含铅。

12. 砷盐

取本品 2.0g，置检砷瓶中，加水 5mL 溶解后，加稀硫酸 5mL 与溴化钾-溴试液（取溴 30g 与溴化钾 30g，加水使溶解成 100mL）0.5mL，置水浴上加热约 20min，使保持稍过量的溴存在，必要时，再补加溴化钾-溴试液适量，并随时补充蒸发的水分，放冷，加盐酸 5mL 与水适量使成 28mL，加碘化钾试液 5mL 及酸性氯化亚锡试液（取氯化亚锡 1.5g，加水 10mL 与少量的盐酸使溶解，即得。本液应临用新配）5 滴，在室温放置 10min 后，加锌粒 2g，迅速将瓶塞塞紧（瓶塞上已安放好装有乙酸铅棉花及溴化汞试纸的导气管），保持反应温度在 25~40℃（视反应快慢而定，但不应超过 40℃），反应 45min 后，取出溴化汞试纸，将生成的砷斑与标准砷溶液一定量制成的标准砷斑比较，颜色不得更深（0.0001%）。

标准砷溶液的制备：称取三氧化二砷 0.132g，置 1000mL 容量瓶中，加 20%氢氧化钠溶液 5mL 溶解后，用适量的稀硫酸中和，再加稀硫酸 10mL，用水稀释至刻度，摇匀，作为储备液。

临用前，精密量取储备液 10mL，置 1000mL 容量瓶中，加稀硫酸 10mL，用水稀释至刻度，摇匀，即得（每 1mL 相当于 1μg 的 As）。

标准砷斑的制备：精密吸取标准砷溶液 2mL 置另一检砷瓶中，加盐酸 5mL 与水 21mL，自"再加碘化钾试液 5mL 及……"起，依法操作即可。

五、注意事项

1. 纳氏比色管的选择与洗涤。比色或比浊操作一般均在纳氏比色管中进行，因此在选用比色管时，必须注意使样品管与标准管的体积相等，玻璃色质一致，最好不带任何颜色，管上的刻度均匀，如有差别，不得大于 2mm。纳氏比色管用后应立即冲洗，比色管洗涤时避免用毛刷或去污粉等洗刷，以免管壁划出条痕影响比色或比浊。

2. 平行操作原则。进行比色、比浊、砷盐检查时，样品液与对照液的实验条件应尽可能一致，严格按照操作步骤平行操作，按规定顺序加入试剂。比色、比浊前可利用手腕转动 360°的旋摇使比色管内试剂充分混匀。比色方法一般是将两管同置于白色背景上，从侧面观察；比浊方法是将两管同置于黑色或白色背景上，自上而下地观察。

3. 实验中应准确选用量具，杂质检查中允许的误差为±10％，量筒的绝对误差为1mL，刻度吸管的绝对误差为0.01～0.1mL。在实验中，应根据样品、标准液的取用量正确选用量器。例如，取标准液2mL应选择刻度吸管或移液管吸取标准液。取样品2g，允许的误差为0.2g，可选用称量精度为0.1g的普通天平。

4. 进行铁盐检查时，采用硝酸将 Fe^{2+} 氧化为 Fe^{3+}，标准液应与样品液同法操作。样品液加硝酸煮沸时，应注意防止暴沸，必要时补充适量水。

5. 砷盐检查时采用湿法破坏葡萄糖，在酸性溶液中用溴进行有机破坏使砷游离。有机破坏可在检砷瓶中进行。20min 内要保持过量的溴存在，随时补充消耗的溴化钾-溴试液和水分，使溶液呈黄色，20min 后必须将多余的溴除尽，使溶液无色，否则溴将氧化碘化钾生成碘，干扰检查。

加砷粒前安装好乙酸铅棉花和溴化汞试纸，乙酸铅棉花的填塞松紧度应适宜，溴化汞试纸应盖住检砷管孔，并盖紧盖子，勿漏气。加砷粒后必须立即塞紧检砷管，在规定温度下反应1h。

砷盐检查中所用锌粒应无砷，并能通过20目筛。如所用锌粒较大时，用量可酌量增加或应适当延长反应时间。

6. 酸碱度检查用水必须是新煮沸放冷的水，应用刻度吸管量取酸碱滴定液。

7. 重金属检查中，应根据杂质限量计算公式，计算出标准铅溶液的取用量。

六、思考题

1. 比色、比浊操作中应注意什么原则？

2. 是否所有药物都要对各种一般杂质进行检查？

3. 砷盐的检查中加入各种试剂起什么作用？

参 考 文 献

[1] 国家药典委员会. 中华人民共和国药典. 北京：中国医药科技出版社，2015.

[2] 罗卓雅.《中国药典》2015 年版药品微生物限度检查方法实例. 北京：中国医药科技出版社，2015.

[3] 赵斌. 药物质量检测. 广州：广东高等教育出版社，2015.

[4] 王道武等. 现代药物分析. 北京：化学工业出版社，2013.

[5] 王金香. 药物检测技术. 北京：人民卫生出版社，2013.

[6] 杭太俊. 药物分析. 第 7 版. 北京：人民卫生出版社，2011.

[7] 李丽等. 中药抗氧化成分的现代分离和分析技术. 北京：科学出版社，2011.

[8] 杨根生. 生物药物合成学. 杭州：浙江大学出版社，2012.

[9] 李发美. 分析化学. 北京：人民卫生出版社，2011.

[10] Satinder Ahuja. Handbook of Modern Pharmaceutical Analysis，Volume 10，Second Edition. Academic Press，2010.

[11] Daniel L. Purich. Enzyme Kinetics：Catalysis & Control：A Reference of Theory and Best-Practice Methods. Elsevier，2010.

[12] 吴梧桐. 生物制药工艺学. 第 4 版. 北京：中国医药科技出版社，2015.

[13] 吕正兵. 生物工程制药学. 北京：科学出版社，2012.

[14] 刘霞. 分析化学实验. 北京：科学出版社，2016.

[15] 郑淑霞等. 分析化学实验. 北京：石油工业出版社有限公司，2015.

[16] 吕宪禹. 蛋白质纯化实验方案与应用. 北京：化学工业出版社，2010.

[17] 伯吉斯（Burgess R. R.）. 生命科学实验指南系列：蛋白质纯化指南（原书第 2 版）. 北京：科学出版社，2013.

[18] 付志峰等. 电化学发光免疫传感技术在生物药物分析中的研究进展. 中国科学：化学，2011.

[19] 彭俊文等. 离子色谱在药物分析中的应用进展. 中南药学，2016.

[20] 杨洪淼等. 反相离子对色谱法对寡核苷酸药物分析进展. 中国生化药物杂志，2015.

[21] 孙庆春. 现代分析技术在药物分析方面的应用进展. 黑龙江医药，2015.